失能者家庭照护指南

主 编　李文利　崔　晓

副主编　章　洁　励　莉

东南大学出版社
·南京·

图书在版编目（CIP）数据

失能者家庭照护指南 / 李文利，崔晓主编. —南京：
东南大学出版社，2020.12

ISBN 978-7-5641-9328-7

Ⅰ. ①失… Ⅱ. ①李… ②崔… Ⅲ. ①老年人 – 家庭
– 护理 – 指南 Ⅳ. ①R473.2–62

中国版本图书馆 CIP 数据核字（2020）第 257707 号

失能者家庭照护指南

主　　编：李文利　崔　晓
出版发行：东南大学出版社
地　　址：南京市四牌楼 2 号　邮编：210096
出 版 人：江建中
网　　址：http ://www.seupress.com
经　　销：全国各地新华书店
印　　刷：兴化印刷有限责任公司
开　　本：700 mm × 1000 mm　1/16
印　　张：15.5
字　　数：295 千字
版　　次：2020 年 12 月第 1 版
印　　次：2020 年 12 月第 1 次印刷
书　　号：ISBN 978-7-5641-9328-7
定　　价：48.00 元

本社图书若有印装质量问题，请直接与营销部联系。电话：025-83791830

编　委　会

主　编　李文利　崔　晓
副主编　章　洁　励　莉

编　者（以姓氏笔画为序）
方水芹　上海市浦东新区大团社区卫生服务中心
冯　颖　上海市长宁区卫生学校
李　华　上海市长宁区精神卫生中心
李文利　上海市长宁区卫生学校
李　煜　上海市长宁区华阳社区卫生服务中心
励　莉　上海市长宁区天山中医医院
沈妙莉　上海市长宁区精神卫生中心
张梅芳　上海市长宁区卫生学校
崔　晓　上海市长宁区天山中医医院
章　洁　上海市长宁区卫生学校
董莉娟　上海市长宁区卫生学校

前　言

早在2000年,世界卫生组织(WHO)就出台了重要文献——《建立老年人长期照顾政策的国际共识》。2016年,WHO在两个重要文献中强调了"照护依赖(care depends)"。按国际共识,对有照护依赖的失能、失智老人提供照护服务已经形成了一种制度,这就是"长期照护(long-term care)"。

长期照护的"护"又被赋予了两重含义:一是康复护理,失能老人的生活照护离不开一些最基本的康复护理,而这些康复护理常常又没有很高的医疗技术门槛,便于居家操作;二是权益保护,保持失能、失智老人"最高可能的生活质量"和"独立、自主、参与、个人充实和人格尊严",这也将是相关制度制定的终极目标。

医学面对着两组不同的征象:一组是客观的生理与病理指征;另一组则是主观的,是患者因为疾病改变了社会、心理角色后所带来的情感变化,以及所隐含的观念、信仰。

失能是身体、心理、感官、精神或社会层面的。它影响着占全世界人口中相当高比例的人群。国际护士会对于护理效果达到最大极限的策略包括:

1. 确认护理教育对失能的预防、失能者的照护与复健能发挥其功能,也能对失能者及其家属面对特殊问题,增加进一步的了解,进而在社区中提倡知识与技能的课程与资源。

2. 帮助及支持失能者及其家属较易于获得教育、信息与支持性服务,使他们能自控整体生活。

近年来,"叙事医学"一词引起医学界、社会、媒体、网络的关注热议。医学除了具有生物科学性外,更有着社会和心理学的特性,同样的疾病,不同的患者就会衍生出不同的故事版本。医学和叙事两个空间界域具有共通之处,可以彼此导入、有机融合。著名作家史铁生1972年双腿瘫痪,从此坐了近40年轮椅,1981年患肾病,靠透析维持生命。他曾自嘲"职业是生病,业余在写作"。他这种通过叙事将医学与文学有机结合,直面疾苦,优雅豁达地面对死亡的精神,值得我们尊敬。叙事医学在医疗道德建设上也具有首创精神,具备叙事能力的医生主体能与患者主体共同观察和见证疾病故事,深入观察到暴露在疾病状态的患者的个性自我的深层状况。这个跨学科的生命文化模式可以实现医生和患者间的视域融合以及动态认可,有效提高医方和患方的互通互信,提高治疗效果。

本书以失能、失智者及其家庭为主线,采用叙事医学的模式,尝试以医学视角的文学表达——知识启蒙、医学叙事、人文关怀,"倾听患者及家庭的故事、想象患者的境遇、理解他们的痛苦、尊重患者的感受与选择"。通过叙事关注失能者疾病的个人负担、家庭改变、失能者在家庭及社区中的复健与融合,用文字搭起失能患者、照护者、社区爱心人士、医者等沟通、互助的桥梁,是编者编辑本书的初衷。

最后,愿这些鲜活的故事中的人们,能健康如初,生活幸福,更愿故事外的那些经历创痛的丧失部分身体机能的人们,都能心怀希望,积极治疗,走向康复。

同时,由于作者水平的限制,难免挂一漏万,出现偏差,不能完美地组织材料,故期待广大读者在阅读时随时加以批评指正。

李文利

2020.5

目 录

第一部分　失能照护医学叙事

第二部分　失能老人居家照护

第三部分　社区康复护理

第一部分　失能照护医学叙事

人类的大脑是中枢神经系统中最大和最复杂的结构,是调节机体功能的器官,也是意识、精神、语言、学习、记忆和智能等高级神经活动的物质基础。中枢神经系统所包含的亿万神经元通过神经递质的传递进行信息交流和相互作用,如果神经递质失去平衡,神经元接收到的信号就会减弱或改变,人就会出现失眠、焦虑、强迫、抑郁、恐惧等症状。可见,神经递质是中枢神经系统、突触传导、精神疾病以及药物作用的基础。

失能是老年人体力与脑力的下降和外在环境综合作用的结果。引起老年人失能的危险因素包括身体衰弱、肌肉萎缩、营养不良、视力下降、听力下降、失智等老年综合征和急慢性疾病。

同时,不适合老年人的环境和照护等也会引起和加重老年人失能。积极治疗原发病,可有效地预防失能,对提升老年人的生活质量,减轻家庭和社会的照护负担具有重要意义。根据国家统计局统计数字,我国现有60岁以上老年人口约2.4亿,65岁以上老年人口约1.6亿,其中还包括部分失能和半失能老人。对于家庭来讲,失能和半失能老人使家庭负担加重,除了经济上的负担,更难的,是对这些老年人的照护。目前,国家卫生健康委员会正在从老年人最急需的医疗照护问题入手,研究相关政策,逐步推进、落实老年护理和老年照护相关工作。

　　失能老人照护,离不开家庭这个最原始的单位,家庭是个体最重要的关系网络和生活环境,家庭中的许多问题都直接或间接地影响着家庭成员的健康。追溯关于"家庭"的历史,评估家庭的功能,在现今又被赋予了新的社会及时代的意义。

第一章　关于家庭

从文字上分解，"家"，甲骨文字形上面是"宀"（mián），表示与室家有关，下面是"豕"，即猪。房子下有猪就成了家。为什么一定是要养猪而不是养牛、养马、养狗呢？从用途上来看，狗护院，牛耕地，马拉车，这三类更多地表现为生产资料，而只有猪，才是完全地作为肉食之用，是生活资料。养猪是为了生活之享受，不一定必需。可见，能够养猪，这是生活富足的表现，也是农夫们的奋斗理想。

由此来看，中国人自古就重视家庭的物质基础，但对于物质又没有太高的要求和奢望。无房不能称其为家，家里不能养猪，就不能被称为"小康之家"。家里有亲人，家中有亲情。

用哲学的观点来看，中国古人对"家"的解释是唯物主义的，但又是朴素的。它仅仅是从物质基础方面来理解"家"的意义，而没有反映出"家"的精神生活方面，这是不完整的。

因此，"我的家"的"家"，首先要有一座房子，更重要的是房子里的内涵——房子里的人、房子里的财富、房子里的情感。

在英文里，家是婚姻关系、情感、承诺、血缘、供养，是具有法定血缘、领养、监护及婚姻关系的。

一、家庭的概念

家庭是由两个或多个人组成的，是家庭成员共同生活和彼此依赖的场所，是构成社会的基本单位，具有血缘、婚姻、供养、情感和承诺的永久关系，家庭成员共同努力以达到生活目标和满足需要。家庭的产生、演化、发展，是随着社会的进化而逐步由较低阶段向较高阶段发展，由较低的形式演化到较高的形式的。

通常认为家庭经历了血缘家庭、普那路亚家庭、对偶家庭、专偶家庭（一夫一妻）
4种形式。

二、我国常见的家庭类型及特点

家庭类型是指根据家庭关系或家庭结构的不同进行的分类。划分家庭的类型，可以根据不同的需要，采用不同的标准，划分为不同类型的家庭。根据家庭的代系和亲子关系分为：

1. 核心家庭（nuclear family）：指由父母及未婚子女组成的家庭（如仅有夫妻两人的家庭也属于核心家庭），占比67%。特点：小家庭；结构简单，关系稳定、相对牢固，有什么事情可以内部解决，床头吵架床尾和，没有其他人参与；但是可利用的社会资源少，遇到危机容易破裂。

2. 主干家庭（linear family）：指由父母和已婚子女及孙子或外孙等第三代人组成的家庭，在我国主干家庭的形式较国外普遍，占比24%。主干家庭是由扩大家庭向核心家庭过渡的模式，特点是结构复杂、人口多，家庭中有两对夫妻、两个中心，因而由谁执掌家庭权力问题难以解决。婆媳冲突就是一个方面。但是主干家庭在实现老年经济、精神保障方面有优势，有利于老年人在精神、物质生活中获得帮助。

3. 联合家庭（composite family）：指由父母和几个已婚子女及其孙辈居住在一起的家庭。由核心家庭及其较近的亲戚组成，如叔叔、姑姑、姨妈等。特点：家庭关系复杂，难以处理，矛盾重重，但家庭资源丰富，不容易破裂。

4. 其他类型的家庭：如兄弟姐妹组成的家庭、单亲家庭、单身家庭等，这样的家庭或父母离异，或自愿单身，或非自愿单身。特点：问题一般较多，如老人缺乏照顾、经济困难、孤独等。

5. 特殊类型的家庭：如同性恋家庭（homosexual family），同居家庭非传统家庭（cohabitation or living together），其中主要包括异性恋同居者组成的家庭和由同性恋者组成的家庭。

其中，空巢家庭（只有老人没有孩子的家庭）、丁克家庭（即夫妻都有收入、无子女的家庭）、单身家庭、单亲家庭等的出现，也是我国家庭类型近年来的重大变化，这些变化也带来了许多新的社会问题，对我国和谐的家庭生活造成影响。其他，还有养父母和养子女组成的家庭、重组家庭（reconstituted family）等。

调查发现，从家庭结构和居住格局看，家庭小型化已成为中国城市中突出的社会特征。事实上,目前在60岁及以上的老人中,独居家庭、两口之家和三口之家之和,占比近六成;无子女家庭和独生子女家庭之和,要占到一半。这可能也与老人的婚姻状况有关,因为丧偶、离异和未婚的要占到1/5。

三、家庭结构

家庭结构(family structure)是家庭中成员的构成及其相互作用、相互影响的状态,以及由这种状态形成的相对稳定的联系模式。家庭结构包括家庭人口要素和家庭模式要素。家庭人口要素即家庭由多少人组成,决定家庭规模大小。家庭结构可以分为家庭外部结构与家庭内部结构。

1. 家庭外部结构:是指家庭人口结构,即家庭的类型

我国独生子女政策实施近30年来,普遍出现富有鲜明人口构成特色的"四二一"家庭结构。所谓"四二一"家庭,是指有四位祖辈(祖父母、外祖父母)、父母二人共同抚养一个孩子的家庭。从时间推算,在20世纪80年代形成的第一代独生子女群体繁衍出他们的孩子,即第二代独生子女。随着我国生育政策的改变,"二孩"政策落地,家庭结构又会有新的变化。

目前,"四二一"家庭在我国的社会生活中普遍出现。核心家庭模式家庭化的趋势将进一步得到加强。许多独生子女结婚后与第二代独生子女(即他们的孩子)组成核心家庭模式的三口之家。当然,也有因独生子女结婚之后独立生活能力不强,而扩大为三代同堂的。造成这种状况除了受计划生育政策特别是独生子女政策的影响外,还由于家庭的共同生产功能日减、大家庭的人际关系不易协调、住房逐渐增加、社会流动扩大等因素。

"独生子女家庭",作为该家庭中的第一代独生子女,大都经历了被长辈捧为"小太阳"或"小皇帝"的特殊阶段。他们曾经是时代的"宠儿",但面对快速发展的社会、日益加剧的工作竞争,很快他们成了艰难的独立支撑者,既要到社会上去角逐、竞争、奔波,又要为家庭中的四位父辈尽赡养义务,还要抚育下一代"独苗"。经历了如此跌宕的第一代独生子女,面对着他们的孩子,势必会引起强烈的反思,反思他们曾经走入的被捧为"小皇帝"或"小太阳"的误区,将自身的感受(更多的是痛苦的体验)同新时代的要求结合起来,倾心集中到对下一代的培养上。由此,可以推论到由四位祖辈呵护着、父母双亲疼爱着的独生子女,将会走出家庭过分关爱、娇宠的误区,而被置于21世纪的大背景下,作为支撑新世纪的栋梁之"苗"而加以精心的培育。

2. 家庭内部结构：是指家庭成员间的互动行为，包括家庭角色、家庭权利、家庭沟通方式、家庭价值观。

家庭内部结构可以了解、评估一个家庭的家庭关系怎么样，可以通过家庭成员互动的特征来确认。如谁做饭、谁刷碗；谁做主，谁听谁的；什么样的沟通方式，是商量式的，还是命令式的，或者撒娇式的……

（1）家庭角色：是指家庭成员在家庭中所占的特定地位。一般来讲，家庭对某一角色的期望是一致的，各家庭成员都能适应自己的角色模式；家庭的角色模式符合社会规范，被社会公众接受；家庭角色能满足成员的心理需要，乐意而不反感；同时，家庭角色具有一定的弹性，能适应角色转换，承担各种不同的角色。

家庭角色结构是指家庭对每个占有特定位置的家庭成员所期待的行为和规定的家庭权利、责任和义务。家庭角色结构，受家庭人口结构和家庭价值观的影响：如在单亲家庭，父亲（母亲）除承担本身角色外，还必须承担母亲（父亲）角色；一些家庭认为，母亲应承担看护孩子的角色，而另一些家庭则认为父亲也应承担看护孩子的角色。

家庭角色又可分为公开性角色和不公开性角色两种类型。公开性角色又称正式角色，是大多数家庭都具备的、维持家庭正常功能所必需的角色，如性别角色、供应者角色、持家者角色、照顾孩子者角色等。不公开性角色又称非正式角色，是家庭以外成员不易了解的角色，如家庭统治者角色、麻烦制造者角色、安抚者角色、责罚者角色、受虐者角色等。其中有些角色不利于维持家庭的正常功能，并有损家庭成员的健康。

良好的家庭角色结构应具有以下特征：①每个家庭成员都能认同和适应自己的角色范围；②家庭成员对某一角色的期望一致，并符合社会规范；③角色期待能满足家庭成员的心理需要，符合自我发展的规律；④家庭角色有一定的弹性，能适应家庭的变化。如果自己处于相应的角色位置，却没有履行其角色义务，就会造成角色冲突，影响家庭及家庭成员的健康。

（2）家庭权利：家庭权利结构是指家庭中，夫妻间、父母与子女间的影响力、控制权和支配权之间的相互关系。家庭权利结构一般的类型有：传统权威型、情况权威型、感情权威型、分享权威型。

① 传统权威型来自传统文化，如父系氏族传承下，一般父亲就是一家之主，具有鲜明大男子主义色彩，"要面子，要自尊"。而在新时代，这种传统权威

型家庭正在减少。

②　情况权威型也称工具权威型,由养家能力、经济情况决定谁是一家之主,即谁挣钱多,就听谁的。

③　感情权威型,由感情生活中起决定作用的一方做决定,如"妻管严"。

④　分享权威型也称民主型,家庭成员间彼此协商,根据各自的能力和兴趣分享权利,有什么事情大家商量着来。

家庭权利结构不是一成不变的,随着家庭周期、社会价值观、家庭变故而改变。护理过程中进行家庭权利评估,是采取家庭干预措施的重要参考。必须能确定谁是家庭中的主要决策者,与之协商才能有效地提出建议,实施护理干预。

（3）家庭沟通方式:是指家庭成员之间在情感、愿望、需求、价值观念、意见和信息等方面进行交换的过程。家庭成员间相互作用的关键是相互间交换信息、沟通感情、调控行为,是维持家庭稳定的有效手段。

家庭沟通方式最能反映家庭成员间的相互作用与关系,家庭内部沟通良好,是家庭和睦和家庭功能正常的保证。家庭沟通方式根据沟通的内容可分为情感性沟通和机械性沟通;根据沟通时信息是否直接指向具体的接受者,可分为直接沟通和间接沟通;又可分为开放式沟通或封闭式沟通;以及横向沟通和纵向沟通。

家庭内部沟通过程良好的特征是:①家庭成员间能进行广泛的情感交流;②家庭成员间能够互相尊重对方的感受或信念;③家庭成员能坦诚地讨论个人和社会问题;④家庭成员间极少有不宜沟通的领域;⑤家庭根据个体的成长发育水平和需求分配权力。

家庭内部沟通过程障碍的特征是:①家庭成员自卑;②家庭成员以自我为中心,不能理解他人的需求;③家庭成员在交流时采取间接或掩饰的方式;④家庭内信息的传递是不直接的、含糊的、有矛盾或防御性的。

（4）价值系统:指家庭在价值观念方面所特有的思想、态度和信念,是家庭判断是非的标准以及对某件事情的价值所持的态度,影响着家庭成员对外界干预的感受和反应性行为,是家庭成员在价值观念方面所特有的思想、态度和信念。家庭价值观受文化背景、宗教信仰和社会价值系统影响,决定家庭成员的行为方式及对外界干预的反应性;也是家庭判断是非的标准,共同文化背景下,一起形成的对客观世界的认识、价值观。

例如:家庭访视遭拒绝——"不用!!!""你们怎么知道我的电话的?""不

需要,我们自己可以""他就那样,锻炼也白搭"等等。有病不重视,觉得无所谓,吃药好了就不吃了;有的人一旦哪儿不舒服,就想得比较多,能及早发现,及早去医院;不懂的,可能会耽误。

健康家庭的疾病观、健康观、宗教观直接关系到家庭成员的就医行为、遵医行为、健康保健行为等。

四、家庭功能

1. 家庭功能:家庭对人类生存和社会发展起着重要的作用,家庭功能健全与否与个体的身心健康密切相关,是家庭评估中最重要的部分。家庭功能指家庭自身所固有的性能和功能,它反映了家庭成员是否满足其生理、心理及社会各方面、各层次的需求。

2. 家庭的五种功能:

① 情感功能:指家庭成员间的彼此关系。家庭成员以血缘和情感为纽带,通过彼此的关爱和支持满足爱与被爱的需要。如夫妻之间、父母和子女之间、兄弟姐妹之间的关爱与支持,可以使家庭成员获得归属感和安全感,成为形成和维系家庭的重要基础。

② 社会化功能:主要指家庭有培养其子女走向社会的责任和义务,对其子女有教育义务,帮助子女适应社会。家庭还依据法规和民族习俗,约束家庭成员的行为,给予文化素质教育,培养正确的人生观、价值观和信念。

③ 生殖功能:指家庭具有生养子女和培养下一代,维系人类种族的功能。它体现了人类作为生物世代延续种群的本能与需要。

④ 经济功能:指维系家庭生活需要的经济资源,包括金钱、物质和空间等。

⑤ 健康照顾功能:指家庭有抚养子女、赡养老人、维护家庭成员健康的责任和义务,家庭成员间有相互照顾的义务,并且在家庭成员生病时,能向其提供多方面的照顾。

五、家庭危机

家庭危机:是指当家庭压力超过家庭资源,导致家庭功能失衡的状态。家庭压力主要来自:①家庭经济收入低下或减少,如失业、破产;②家庭成员关系的改变与终结,如离婚、分居、丧偶;③家庭成员角色改变,如初为人父(母)、退休、患病等;④家庭成员的行为违背家庭期望或损害家庭荣誉,如酗酒、赌博、犯罪等；⑤家庭成员生病、残障、失能等。

家庭为了维持其基本功能，应对压力事件或危机状态所需的物质、精神与信息等方面的支持，称为家庭资源。家庭资源按来源可分为家庭内部资源和家庭外部资源两种类型。家庭内部资源包括：①经济支持，如住院费用的分担；②精神与情感支持，如对家人的关心、爱护、鼓励、安慰等；③信息支持，如提供医疗服务信息或保健知识；④结构支持，如改变家中设施、装修，以方便家人的生活。家庭的外部资源包括：①社会资源，如亲朋好友和社会团体的支持；②文化资源，如欣赏戏剧、音乐、参观文物古迹等，可陶冶情操，愉悦心情，提高家人的生活质量；③医疗资源，如医疗保健机构；④宗教资源，家人可从宗教信仰中得到精神支持。

面对因疾病引起的失能、失智相关的家庭危机，家庭成员及相关护理服务人员，必须清醒并正确地认识家庭结构和功能，才能维护家庭健康。实施家庭健康护理的主要任务如下：①支持家庭成员。促进家庭成员掌握与疾病相关的基础知识，增强其应对健康问题的能力；通过相关教育改变家庭成员的认识，促进家庭成员正确判断和认识家庭的发展任务和家庭功能，指导家庭成员促进健康和预防疾病的具体方法，支持其自学，指导家庭成员掌握克服困难的技巧、日常生活护理技巧以及简单的护理技术及康复护理理念和技术；给予病人和家庭成员心理支持，使他们有信心、放心地在家生活，增强其战胜疾病的信心。②促进家庭成员间的互动。当家庭事件出现时，护理人员要协助家庭成员改变其角色功能，进行自身调节，促进家庭成员间的相互理解，调整家庭成员的情绪和相互间的关系，促进成员间的交流。③促进家庭与社会的关系。促使家庭成员重视其环境的调节，协助调整社会资源，促进家庭成员的决策力。

附一：失能患者家庭故事分享

来 日 方 长

作者：方水芹

我是上海市浦东新区大团社区卫生服务中心的一名护士，1985年参加工作。生活中我始终恪守着"爹娘面前能尽孝，一孝就是好儿女；翁婆身上能尽孝，又落孝来又落贤"的格言,十几年如一日,无怨无悔地侍奉体弱多病的公婆和父亲,给予他们无微不至的照料,用自己的言行诠释着新时代孝老爱亲的含义,在亲人面前树立了榜样,赢得了亲朋好友和邻居们的一致称赞,谱写了一曲孝亲敬老的赞歌。

一、至亲的健康守门人

我婚后一直与公婆同住,五口之家,相敬相爱,其乐融融。我的公婆常年患病,需要有人照顾,而我的婆家就姐弟俩,姐姐住在南汇,身体也不好,照顾二老的责任就落在了我们夫妇俩的身上。我认为人都有老的时候,照顾好老人使其安享晚年是自己义不容辞的责任。因此,我竭尽全力,尽心尽责地照顾好两位老人。

1997年,当时70岁的婆婆因胆道结石而住院手术。时隔两年,婆婆又被查出结肠肿瘤,再次住院。手术期间,我白天上班,晚上陪夜,无微不至地照顾着婆婆,毫无怨言。出院后的六次化疗都是我亲力亲为,关爱有加。多次手术和化疗使婆婆的身体弱不禁风,需要长期细心照护,可我也未曾有半刻懈怠。

俗话说"福无双至,祸不单行",在婆婆身体稍有缓解之时,公公却在2003年国庆期间因脑梗死住院治疗。虽经治疗病情稳定,但这15年来,随着病情的发展,血管性痴呆也越来越严重。

八年前那个惊险的周六上午发生的种种,已经刻在我的脑海中。当时婆婆和公公外出散步,在回来快到家门口的一刹那,公公突发心肌梗死,扶着大门,面色苍白,大汗淋漓,呼吸急促,婆婆慌了神。幸运的是我当天正好休息在家,当即凭借着丰富的临床经验、扎实的院前急救技能,及时地把公公转送到了上海市浦东医院重症监护室。那一晚我和丈夫就在监护室外焦急守候,彻夜未眠。公公由于对陌生环境的恐惧,整晚在监护室里吵着闹着要回家。为了不影响其他重症病人,无奈之下医生和我们夫妇俩商量,把老人转入普通病房。这一转,把老人的监护重任转嫁给了作为护士的我的身上。我连续三天三夜不离病房,无微不至、尽心尽责地照顾着公公,包括输液的看护和吃喝拉撒等生活照护,直至公公病情稳定。出院后不久,公公又查出了糖尿病。脑梗死、心肌梗死、糖尿病等多种疾病并发,使公公先后多次住院。其间我爱人的姐姐也经常来帮忙。但好景不长,由于姐姐家有了小孙女,她自己又患有哮喘,经常发病,姐姐来照护的次数越来越少,因此陪护问题,老人因大小便失禁、生活不能自理等产生的现实问题全部落在了我们夫妇俩肩上，我们担起了照顾两位老人的重担，不论严寒酷暑，每天悉心照料，十几年如一日。尤其是公公，随着病情的加重，生活自理能力丧失，穿衣、洗漱、吃饭、洗脚、换尿布、通便、理发、修剪指（趾）甲、刮胡子等日常生活护理工作都是由我来做。我每天都在重复着这些烦琐而又必需的护理程序，还包揽了病情观察、康复锻炼、抽血送检、配药输液等专业护理工作，事无巨细。四年前，公公曾多次半夜起床后突然倒地，呼吸暂停，大小便失禁，生命危在旦夕，我凭借着自身过硬的急救技能，一次次把公公从死亡线上拉了回来。

虽然二老多病缠身，生活不能自理，可得到了我们全家的悉心照料，老两口过着幸福安逸的日子。我们的行动也感染着儿子，为儿子树立了标杆。在我们的影响下，儿子也非常孝顺爷爷奶奶，买尿布、尿垫等生活用品均由儿子负责，他还买了助步器、轮椅送给爷爷；爷爷吃饭时几乎餐餐打喷嚏、流鼻涕，可他也从不嫌弃他们，照样坐在一起吃饭，一起生活，是邻居、好友心目中的好孩子。

有邻居曾多次好奇地问我："像你公公婆婆这么大年纪，还和你们住在一起，吃在一起，你不嫌弃吗？"我笑笑说："谁都有老的那一天，我自己也有儿子儿媳，也有需要他们照顾的时候，我现在好好孝敬两位老人，给小辈做个榜样。"这就叫"孝媳能把公婆孝，下辈孝儿照样还"。我是这么说也是这么做的。常言道"久病床前无孝子"，何况是儿媳呢！可我用实际行动改写了人们的观念。我的婆婆逢人就说："有好儿不如有个好媳妇，我们之所以能熬到现在，全是托儿媳的福啊。"

2008年，我的老父亲也被诊断为脑梗死住院治疗，2010年又因骨折住院，四个月内骨折两次，手术两次。我肩上的担子更重了，我张罗着住院、手术、陪护、康复指导……在我的精心照料下，如今父亲能够借助辅助工具下床，生活还能少部分自理。近五年来，父亲的记忆力明显下降，经常忘记吃药，我就把父亲吃的药每周安排好，每天三顿，分成早、中、晚三个袋子，还买了"服药提醒闹钟"，每日三餐提醒督促吃药。2014年10月，父亲腿部意外深度灼伤，我利用中午或晚上的时间，天天上门换药，不管刮风下雨，连续两个多月，直至伤口痊愈。

目前，四位老人均年事已高，除我母亲外，三位老人经常生病，药不离身，可是我身为一名医务工作者，不管工作多忙、多累，家中几位老人的病情观察、体检、抽血、配药、健康管理等均由我一人承担，毫无怨言。虽然无法与父母同住，但我坚持每天打个电话，询问父母的身体及生活状况，每周去看望父母都会给他们做个简单的体检，了解病情和服药情况，及时提出健康管理建议，确保老人的身心健康。面对生活中的各种困难与压力,我勇敢地把这一份责任、亲情与义务担当了起来。这种尽职尽责、任劳任怨、甘于奉献的精神,诠释了坚守责任、勇于担当的价值理念,受到小区居民的一致赞誉。

我常说:"父母给予我生命,公婆赠予我呵护,现在他们老了病了,回报他们是应该的,我的辛苦与付出也是值得的。作为一名小辈,维护和促进家人的健康,也是我工作的一部分,我最多就是苦点累点,远比他们受病痛和折磨要好得多。赡养老人、善待老人是我义不容辞的责任!也是为人子女、为人儿媳最起码的道德与良知。"

二、社区老年人的健康守门人

老吾老以及人之老。我还将我对待父母公婆的那一份孝心,扩大到了身边的老人身上。近年来,我一直致力于社区老年护理服务工作,积极参加各类志愿者服务、居家护理、上门服务、社区健康讲座等活动,为敬老院和老年护理院的养老护理员上课培训,提高护理员的日常照护能力,严格执行清洁消毒技术规范,为提高和促进老年人身心健康而忘我工作。103岁的马奶奶,长期卧病在床并留置导尿管。长期留置尿管需要定期更换,我得知后二话不说,主动承担起了上门服务的任务:更换尿管、告知家属和保姆尿管护理的注意事项、检查皮肤情况,指导翻身,更换衣裤、床单、尿垫,床上洗头方法,等等,还经常电话回访,随时掌握老人的近况,就像对待自己的亲人一样。我想,现在社区高龄老人增多了,他们的子女也年事已高,这些高龄老人特别需要社会的关爱,作为社区护士理应理解他们的难处,奉献爱心,为这些特殊人群排忧解难。

本着"用心服务,从心开始"的服务理念,我用真心、爱心、细心、责任心,诠释着"健康守门人"的博爱情怀。我积极探索家庭医生制度下的全科团队服务,开展了家庭病床、居家舒缓疗护、组建慢病自我管理团队、家庭访视、居家养老护理员和照顾者培训等特色服务,为提高老年人生活质量,减轻社会和家庭负担,大胆创新,无私奉献。在我的带领下,我所在护理病区的"医患一家人"亲情护理服务项目获得2015年上海市卫生系统"人文关怀、医患沟通"培育项目;我本人也荣获2015年第四届"提升社区卫生服务金点子"大赛全国优秀奖、上海市优秀奖。在成绩面前,我从不止步;在荣誉面前,我从不自满,扎根农村33年,我始终坚持奋斗目标不动摇,抱定追求不泄劲。近三年定期组织居家养老护理员和居家照护者培训,受益人数达2 000余人次,近五年服务人数近三万,活跃在浦东新区大团镇50.7平方公里的街头村委,是社区居民心中的爱心天使。

　　常怀一颗慈善之心、一颗仁爱之心、一颗感恩之心,用自己的大爱使家人和病人舒心愉快地生活,我以自己崇高的道德素养演绎着人间纯真的孝德情怀。我的实际行动,感染着身边的每一个人,儿子、儿媳在我的影响下,孝敬长辈、奉献社会,这份孝亲敬老的精神将一直延续和传承下去。辛勤的付出总有回报,荣誉是对我孝老爱亲的最好褒扬,我也因此荣获第六届全国道德模范提名奖,2017年全国"最美家庭",2014—2015年度上海市五好文明家庭等殊荣。

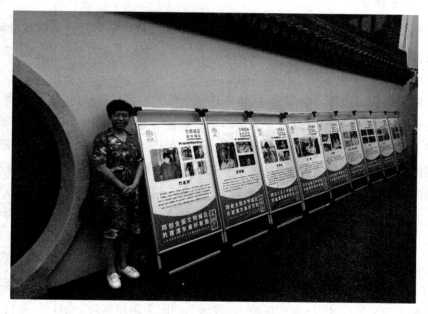

图1-1　2020年6月方水芹在黄炎培故居"文明浦东,因你精彩"方水芹事迹展板旁

　　备注:方水芹,女,1966年2月出生,大学本科,副主任护师,中共党员,1985年8月参加工作至今已有33年。先后担任上海市浦东新区大团社区卫生服务中心病区、手术室、门诊护士长,护理部总护士长,现任科教科科长,兼医院感染办公室主任。

2018年12月1日

附二：失能患者家庭故事分享

生命之重　患难与共

作者：怡　锦

一、生死之际

2004年10月24日，一个彻底毁了我人生幸福的日子。我的人生从此分为两段，之前的无忧无虑从这一天起烟消云散，无影无踪。那一天起，我懂得了孤独无助，我知道了什么叫"无回天之力"。

那天老公上夜班。晚饭后，我带着连续十几天出差后的疲惫，简单收拾了一下行李及居室，便搂着没过八岁生日的儿子早早睡了。孩子刚上小学二年级，由于没人接送，一年级时外公便从老家来，每天负责接送外孙上下学并做午餐，退休后的父母开始了异地分居生活。一年过去了，我和老公商定，由奶奶照顾孩子一段时间。奶奶家在本市，所以周末可以回自己家。10月24日是星期日，奶奶晚上赶来了，第二天一早送孩子到学校。这一天，本是一个平常得不能够再平常的日子。

迷迷糊糊的我被婆婆叫醒了，是小姑子的电话，原来我的手机欠费停机了。小姑子说话语速很慢，尽量放缓语速显得平静，告诉我，我老公上夜班巡线时从平房的房顶上掉下来，已送到医院，让我马上到医大附属医院。懵！！！晕！！！老公在供电局的城区分局工作，从事线路维护维修工作。我们从认识到结婚，到养育孩子，再到现在已有12年多了，他是个性格稳重、行动缓慢的人。我从来没有担心过他会有什么意外，而且他在单位人缘也好，喜欢读书思考。他们单位同事总体的学历水平不高，有什么写写画画的事都找他做。对于那些需要体力的或是风险大的活儿，一般都不让他干，大家都知道他的一条腿有点儿残疾。

我匆匆穿上衣服，跑出去打了个出租车。现在想来应该是晚上十点左右，坐在车上我才感觉到越来越害怕，感到心慌、口干，催着司机师傅快点、快点、再快点！午夜路上的车不多，应该是很快就到了医院。我双腿发软，双手不停地抖着，怎么也掏不出钱付给出租车司机，好心的司机师傅只收了我手里掏出来的一张钱，说不要再掏了，赶快去吧。我上气不接下气地跑到医院急诊室，迎面看到走廊里床上躺着的老公，嘴里吐着血沫儿，脸色煞白不省人事……怎么办？怎么办？既没有医务人员，也没有亲人朋友，就这样一个人在走廊里躺着？！

我疯了一样地冲进医生办公室，抓住一个穿白大褂的人就喊为什么不管他！白大褂淡淡地说，已经做了CT（可能是核磁共振）检查，同班陪同送医的同事在等结果出来，再考虑是否做手术。这时候供电局单位的同事也过来了，说刚从CT室过来，没有等到检查结果（好像没找到人），并简单地说了一下事情经过，但大家都说不清楚事故的具体过程：因为供电线路故障而导致停电，他们都在平房上查找线路故障原因，只听见"啊"的一声，下来一看是我老公已躺在地上。当时他还清醒，说好痛好难受，人没有站起来，等到了医院已经不省人事了……这时候，小姑子也来了，我让她赶快联系医院一个大夫好朋友，等大夫来了，CT结果还没出来，于是一方面安排值班医生做术前准备工作，一方面催促CT结果。我用剪刀亲手剪开了我一针一线为他织的毛衣毛裤，那时他已经大小便失禁；负责剃头备皮的师傅一边剃头一边告诉我，很多人都是来医院后，剃了最后一次头！我"哇"的哭了，这是我从听到消息后第一次出声地哭，第一次意识到：我的爱人，可能会死！！！

颅内出血！手术从深夜12点开始，好像做了四五个小时，真的不知道有多久，我好像在另一个世界——虚幻的世界里，整个人都是轻飘飘的，守在手术室门口的我，只记得有工作人员送了两次血。后来，人终于出来了……

他全身插满了管子，还有各种颜色的液体，头上缠着厚厚的绷带，仅露着眼睛、鼻子和嘴。我喊他、喊他，医生无奈地对我说，病人一时间是醒不来的。

后来的事儿记不清了。我忙着照顾病人，其实我的意识已经模糊了，不知是几天几夜没有睡觉，也不知道是否吃过饭、喝过水，只记得在走廊里一个人悄悄地哭时，一个医生过来用像下医嘱，抑或是不耐烦，或者是带点"恶狠的语气"说"哭什么哭，赶快回去准备后事吧！"这句刺耳的、寒彻我骨髓的话，这是那几日里我唯一有记忆的一句话。

接下来的记忆就是我公公不明原因的行动。医生说手术后的几天是危险期，病人绝对不能动，头部动会直接影响到生命，过了危险期即使保住生命，也会是个植物人。就在医生千叮咛万嘱咐不能动的期间，公公要求再做一次核磁共振检查，医生坚决不同意挪动病人，公公坚决要求做检查。无奈之下，医生要求家属签字：后果自负！公公命令我去签字，他说检查的理由就是要心里明明白白到底手术后情况怎样。在医院工作、见多了现实版家庭纷争的闺蜜提醒我，坚决不能签字,围手术期移动病人做检查等于亲手要了他的命,若签字就请做父亲的签吧。后来,由于没人签字,也没做成核磁共振检查,配合着医师的节奏,我老公度过了危险期,命保住啦!

二、漫长的植物人阶段

他虽然睁着眼,但没有任何表情,也没有任何动作,眼神涣散,全身纹丝不动。我使出浑身解数来陪护他,来唤醒他,他的亲人、朋友都不停地叫,但是没有一点儿反应。

在大约第二十天的晚上,我流着泪,边按摩边说话:变天啦、刮风啦、降温啦,你是不是感到身上很痛,也不知道儿子能不能找到厚点儿的衣服穿上。恍惚之间,我感觉到他好像听懂了我说的话。至今,我也描述不出他当时有什么表情动作,但是我兴奋地跑去告诉医生,他醒啦,值班医生也很高兴,立即随我到病房检查。但是没有任何苏醒的指征,医生怜悯地对我说:好好侍候着吧,亲情的力量是无穷的!

我意识到,医生当时认定是我的幻觉,他们已经确认病人不可能醒来,能保住命已经相当不错了。但我坚信,虽然他没有任何表情动作,但肯定是偶然有意识的。

第二天我就和医生商定,试着让儿子唤他爸爸。说实话,我心里很矛盾,孩子太小了,从他爸爸出事到现在已经20多天了,我只是轻描淡写地和孩子说你爸爸碰着了,需要住院治疗一段时间。孩子也很乖,不多问(一年之后我问起孩子,他说一出事儿他就听到大人们的话儿,知道怎么回事啦)。他爸爸全身插着管子,气管也切开了,头上缠着绷带,头肿得看不出是谁,我担心孩子小小的心灵受到刺激,可再看看躺在病床上只出一口气的老公,我咬咬牙,决定让孩子刺激他爸爸。医生一再叮嘱,提前和孩子沟通好,千万不能伤害了孩子,否则一个女人,今后将怎么生活?

儿子天生性格淡定,也许是早就有了心理准备,坦然地和我来到了医院。那天的情景永生难忘,儿子穿着绿色校服,手提小提琴,跟在我身后。那天是星期天,我轻轻地推开病房门,先到老公身边,他正睁着一只眼睛(另一只眼睛散着淤青,肿得不能睁开,我当时以为永远不能睁开了)。我说:"志强,你儿子来看你啦。"孩子在门口轻轻地叫了声"爸爸"。天哪,奇迹出现了,一滴眼泪顺着他眼角流淌下来……虽然还是没有任何面部表情,也没有任何肢体动作,但那一滴眼泪,不就是表情,不就是动作吗!20多个日日夜夜,我第一次感到自己还活着,第一次发现病房里有阳光,正洒在老公的病床上和孩子绿色的校服上……

三、为母则刚,为妻则难

虽然手术之后出现了一系列症状,比如肿胀、青紫、半身出汗、躁动等,但病人还是逐渐地从无意识到有意识,从无动作到手指动,再到右侧肢体对外界刺激有反应,状态越来越好,神经外科的手术可以定性为圆满成功。

我呢?此时的我才意识到自己的存在,仿佛刚刚想起解决自己的问题。2004年10月24日,我出差回来当天就和老公说好像怀孕了,决定周一他下夜班休息,两人一起到医院做检查……到现在已经过去两个多月了,得解决这个事儿。于是我请了两个护工(一个白班、一个夜班),在医院陪护老公。我独自去医院做了检查,等检查单出来,胚胎形状、胎心多少次等一系列指标显示胎儿已经大了,妇产科医生拒绝门诊手术,建议住院终止妊娠。从意外发生,老父亲第一时间赶来,全面负责孩子的读书、生活,以及买菜烧饭……爱人还在住院,有了一点点意识,我和夫家人每天24小时双人轮流坚持陪护。现在我再住院?谁来照顾我?重男轻女意识深重的婆婆的意见是生下来,如果是男孩子就继续抚养,女孩子就再做处理。天知道,生儿子的时候,我是顶着多大的压力!那时婆婆就说,如果生个女孩儿,就不要喊她奶奶,这不就是不要孩子或是不要我吗?!言者无心,听者有意,我的新生家庭,就是在这样的亲情交流中,存活下来的。作为公职人员,违反计划生育政策,后果本已严重,假如这次生下姑娘被婆家残忍地处理,我能承受得起吗?闺蜜从优生优育的角度分析,重压下的我,怀的孩子会有生理抑或性格缺陷的可能。我开始认真地从国家政策的角度考虑,决定不能生下这个孩子,于是通过朋友的介绍到了私人诊所做了刮宫手术。为此,婆婆和我记了仇,这是我知道的第一笔仇:一是我将她的孙子处理掉了;二是我需要休养身体,暂时不能陪护他的儿子(我的爱人)啦。我在手术台上全身冰凉,双手痉挛,浑身战栗,医生不停地抚慰我,让我放松,其实手术没几分钟就做完了,医生看着我的异常反应也害怕啦,怎么这么点儿刺激都承受不了。同去的我的姐姐(从老家请假专程陪护我)介绍了我的家庭情况后,医生才放心,一再嘱咐我一定要好好休息,作为家里的顶梁柱,不能够再出意外!我在医院诊室的病床上足足躺了一个小时才缓了过来,可以翻身下床。

我必须在家休息了,都是从老家赶来的父亲和姐姐照顾我的家,照顾我。这个"小月子"里，白天根本不能睡觉，婆家人随时、轮番给我打电话、发信息，"请示"我应该给老公吃什么、喝什么，汇报病情，甚至连医生查房、现在输着什么液体、尿了多少毫升等情况也不停地和我说，我当时真是心力交瘁，感觉他们已经不是依靠、信赖我，而是故意骚扰我了。躺在床上，回想在医院照顾病人的20多个日日夜夜，以及从我做手术及休养后的这一段时间里，婆家没有一个人问过一句关于我身体情况的话，更不要说看看我了。每天不停地电话骚扰，而我又不敢关机，一是想随时知道病人的病情，二是怕得罪了婆家人处不好关系。晚上只要我一躺下睡着的时候，就全身剧烈地抽搐；睡着时经常抽搐，常常是在噩梦中哭醒，每夜不论睡多长时间，只要醒来就再也无法入眠……这种情况一直持续折磨我到现在。

就这样，休息了20天，姐姐假期已满，回去上班了。不顾家人的劝阻，在阴冷的冬天，我重回医院继续陪护我的爱人。此时，我已经明显地感觉到婆家人都不爱搭理我了，专职雇的护工趁婆家人不在的时候，悄悄地和我嘀咕说，他们都说我是故意躲在家中，不来照顾病人。此时的我已经欲哭无泪，但是身体是实实在在支撑不了当时的日夜陪护。于是，父亲不忍心眼见我一天天憔悴，让老家还未退休的哥哥来，我白天照顾，他夜里守护，以缓解家庭压力及家庭关系。不管婆家谁在，护工几个，我们兄妹两人就这样又坚持了一个多月，其间姐姐派姐夫每星期五晚上下班后乘火车来，连续陪护两个黑夜后再赶着周日夜里的火车回去，周一上班。

四、康复之路

病人的病情逐渐稳定并好转，康复治疗已介入，开始主要是中医按摩与针灸。每天一次针灸、一次按摩，因为是左侧头颅动脉出血，导致右侧肢体偏瘫，影响语言中枢致失语，脑CT显示脑干挫伤，脑部分布着不均匀的斑斑点点，都是出血压迫致死的脑组织，已经分不清是什么区域受损。病人在床上每天左手左脚不停地抓，身上盖的被子掀掉再盖上，再掀掉，看到谁在身边就开始抓人的衣服，有时能把别人的衣服抓脱了，但是右侧肢体却没有任何动作。右胳膊的大关节已经粘连，必须每天人为地往开拉，医生满头大汗，病人满头大汗，肩膀脱臼与受力造成水肿，好在右侧没有知觉，他也不知道痛。

在此期间所有的医疗费、陪护费都是供电局实报实销，到了年底，需要报全年安全事故，局里没有上报，据说如果报了事故会影响全局人的年终奖以及领导们的业绩。我也顾不上这些了，只要人好了，医药费用全报销了，其他事情也没心情考虑。

大的费用实报实销，小的费用也就无所谓了，比如婆家人专门建立了一个账本，凡是他们出的钱，小到一卷卫生纸，大到安利的各系列保健品，都给我一一记录并要求我偿还。说实话，虽然看着密密麻麻的账本我心里很不是滋味，但出了人命关天的事儿，人已经保住了，其他的都是小事儿，因此我每次都是照单全还。算下来，其实这些费用也不小，因为以病人当时的工资收入，加上我一个公务员的工资也难以支撑，好在我们一家三口的小家庭是省吃俭用型的，平时有点积蓄，现在可以说是倾家荡产了。

医院一再催着出院，我们一次次地与医院沟通协商，再加上供电局出面，一直在医院里住了三个半月，2005年春节前出院回家。老公苏醒后，听医院建议，我们就开始联系康复中心，希望继续治疗。结果永远是没有床位，后来托了许多关系，终于可以春节后办理入院手续。这一次在康复医院住了半年，通过系统康复训练，病人非常见效，虽然右侧肢体偏瘫依然，但可以借助拐杖在平坦的地方移动了。当时我就坚信肯定能康复，看到周围病人有住几年坚持康复的，我也下决心一定要让他恢复行动能力，但是病人非常不配合，每天又哭又闹要回家，情绪非常不好。我雇了一个白天12个小时的护工，半年换了三个，其间供电局报销费用已经有难度了，这个规定、那个制度，有很多项目不能报销，多次去找供电局领导，求领导，总算把大部分医疗陪护费用给报销了。

康复医院的康复方案非常科学，但感觉医务人员匮乏，医生和护士大致的比例是1∶4或1∶5，让主治医师亲自做康复治疗非常难。每天的PT、OT、ST训练，需要经常换大夫。通过一段时间的训练，感觉PT大夫的手法很重要，因此我们想让一个手法好的康复医师做，于是献上一份"专家费用"，病人继续顺利接受治疗。一个月整，该大夫说他很忙，不能给我们治疗了，于是继续献上一份"专家费用"，继续治疗……一月一份"专家费用"，一份"专家费用"一个月。

为了平复病人的情绪，儿子一放暑假就马上带到医院来。每天儿子推上轮椅陪着父亲去各处做康复训练，在儿子的影响下，老公的情绪明显好转，偶尔还会有笑意。盛夏的日子里，酷暑难当，儿子基本上24小时浑身都是汗水。儿子是过敏体质，被满身的蚊子包折磨着，他爸爸的病痛刺激着幼小的心灵。就是这个暑假的经历，在儿子的心里烙下深深的印记。儿子暑假很快就要结束了，他爸爸的情绪却更差了，拒绝治疗，坚持要回家，经常放声大哭、绝食，拿拐杖打人……我也是实在不能再坚持了，要崩溃了，与儿子、婆婆等商议后决定出院回家。

医院可以不住，病还得治疗呀。回到家，我们又重新制订门诊康复方案。我的一位朋友每天早晨接上我的父亲和老公去医院，中午再送回来，这样坚持到冬天，朋友不能接送了。于是我从外面包租一辆面包车继续接送治疗。至此，病人情绪反应更加严重，喜怒无常。虽然很见效，但他已经很抵触了，不能再配合做康复训练，此段治疗告一段落了。

休整半个月后，怀着对康复治疗的信心和憧憬，我私下同医院原康复理疗师联系，请他继续到家里治疗，除了周日，每周六天理疗师到家里做治疗，每天结清当日的账单。记得应该是100元/小时。其余时间就是我父亲承担了理疗师的任务。父亲心很细，又有爱心，从来都是儿女的事儿比自己的事情重要。他不顾自己身患肺心病，70多岁的年龄，全身心当起了女婿的康复全科医生、护工、营养师，每天不停地辅助病人做康复运动、语言训练，换着花样为女婿做小锅饭，每当晚上躺下，老父亲浑身酸痛，自己翻身都能痛醒来，但他从没有叫过一声苦，鼓励女婿坚持锻炼，不厌其烦地教他说话、说话、说话。

考虑到经济上的原因，父亲建议不用再请理疗师到了，他自己完全可以胜任这些工作。老公当然不会算计开销了，但他也坚持不用理疗师来了，我判断他那是想逃避康复锻炼，大约半年的家庭医生康复治疗又告一段落。

经历了半年的住院康复治疗，和近三个月的门诊康复，其间各种费用都高，病人极其不配合和不能够用语言表达的烦躁，加之婆婆经常和我闹情绪，我回家看儿子、回单位上班，再长途到医院陪护，每天浑浑噩噩，唯一的感觉就是我不想活了。精神与经济上的压力让我喘不过气来，我只想解脱，只想逃避，想到唯一的方法就是死。太累了，真的不想活了！结束治疗，回到家，接受现状。

五、一个人一家子

感谢我的儿子，感谢我的父母，是他们让我有牵挂，让我有生活下来的勇气，让我不能离开这个世界。有一次，我忍不住当面与儿子交代，问儿子：假如有一天妈妈不能陪伴你了，你怎么办？刚满8岁的儿子想了想说，想和外公外婆在一起，但他们没文化不行，那就和二舅一起生活。我当时被泪水淹没了，我是家里唯一的大学生、唯一的公务员。我要走了，儿子就成了孤儿；我要走了，儿子相伴一个瘫痪的父亲，永远没有未来……回头看看白发苍苍的父母，为了我，抛弃了自己的家、家乡，把我的年迈的外婆送到二姨家，外婆那时是多么的不情愿，但没有办法，临终都没有实现想在我娘家闭眼的凤愿。母亲身体不好，因为女婿的事儿深受打击，患上了一种失忆的病，常常精神恍惚。太多的亲人也使我有太多的牵挂，我不能撒手，不能不负责任……

无助啊！昔日的爱人，如今没有任何情感交流，每天怒目相对，已经不会再顾及我的感受。在他最困难的时候，有我在身边安慰、关心、陪伴着他。在我最伤心无助的时候，他却失去了作为丈夫的本能。刚出事时，每次从医院出来，我总会大哭一场，释放我的痛苦、委屈、不满、无奈……接踵而来的是刚从监狱被释放出来的感觉，我需要深深地呼吸，我需要全身放松，我不想和任何人来往。昔日最好的朋友我也不愿意见面，更不愿意和她们谈我的心、我的事儿。我整天犯困，就想睡觉，在医院陪护不能睡觉，回到家里，上午上班，下午睡觉，晚上吃完饭再睡，只要睡着了就噩梦不断，但还是沉沉地睡去……现在回想那段时间，就是一场梦，人生的一场噩梦。

那一年，儿子9岁，老公貌似"3岁"。

不知是出于对我父亲制订的严格训练计划的逃避，还是对他母亲的依赖，老公经常要求回他母亲家里住一段时间。刚开始为了调整他的情绪，经常是送过去几天再接回来，后来我婆婆表示出不能把病人送到她那里的情绪和心思，我就不愿意再送老公到婆婆家了。最主要的原因是，每次从他母亲家回来，我就发现老公的肢体运动能力会有所下降，多住几天回来，会说的几个字就又不会说了。为此，我父亲也不愿意再让他回婆家了，我、儿子、我父母极力劝他，哄他，安抚他，但尽管如此，有时他还是用绝食来反抗，父亲让他做的任何动作都不配合做了，没办法，我让儿子告诉他奶奶来接她的儿子，然而我婆婆却以各种理由不接走，这边病人却硬闹着回婆婆家。我儿子和他奶奶沟通未果，我和老公协商不定，儿子就把电话给了他爸爸，他爸爸虽然不会说话，但会喊、会哭，这边又喊又哭，那边就心软了，来接我老公回家了。由此我作为媳妇的另一个罪名又背上了——不好好在家侍候老公，甚至虐待老公，不想让老公待在家里。

这一天，我终于明白一个道理：一个人，一家子，不同的家庭角色，都要有另外一个社会角色。在娘家，我是20世纪80年代应届中榜的大学生，又能够如愿考取公务员，是一家人的骄傲！全家总动员帮我共渡难关，是大家希望我的"小家庭"能够恢复正常。而婆婆是一个没有读过一天书，进城后，相夫教子一辈子的家庭妇女。她希望我辞掉工作，做一个全职的保姆型妻子。

随着在婆婆家里住的频率加大，住的时间加长，之前康复的疗效倒退了不少。半年后，我们再一次制订康复计划，许多病友推荐到一家民营康复医院。经过咨询和实地观看，我们决定继续到医院做康复。病人病情稳定，但是情绪很不稳定，我向他妥协，虽然办理住院，但晚上可以回家住。在医院雇了护工，每天早晨出租车将他送到医院交给护工后，我再乘公交上班，晚上下班后打车接病人回家。由护工安排两人午餐，有时在医院餐厅吃饭，有时到医院附近饭店买饭。刚住院时，有输液，训练安排就比较宽松了，我让护工在没有训练课时陪着他做各种锻炼，可无数次我中途去医院发现护工在医院病床上躺着、坐着，每次护工都是说刚休息下，病人累了不愿意动了。老父亲感受到了我的焦虑，自告奋勇辞掉护工，由他亲自陪护并陪他锻炼，这样既省下护工费用，病人又很乐意岳父陪伴，于是父亲尽心尽责地又当起了护工。每天晚上回到家后，父亲吃好饭就上床躺下了，而且说话也少了许多，看得出父亲很累很累，但他为了女婿的康复坚持着，心情特别好。两个月后，病人又开始反抗，不去医院了。于是我进一步妥协，让医生把治疗项目尽可能地安排在上午，这样下午就可以回家了。每天妈妈在家做好饭，儿子放学、病人治疗完都能回家吃饭，下午在家里父亲再给他做一套康复治疗训练。

一件意外再一次改变了我们回归常态生活的奢望。又是一个周日，我休息在家，让病人在阳台上靠着墙体练习腿，同时想让他晒晒太阳，看看外面的人（自打老公偏瘫后，我将原来的房子卖了，置换了一个一楼的房子，这样方便出门），我到卫生间，刚进去就听见"咚"的一声，跑出来一看，他顺着墙滑倒了，坐在地上无助地哭着，无论如何我都扶不起来他。闻声过来的儿子和我的父母一起上手，总算把他扶起来，发现左侧瘫痪的脚一点儿也不能承重了，于是马上送到康复医院的急诊室。医生简单判断分析，考虑是"骨折"。由于康复医院没有诊断仪器，又转到附近综合医院检查，确诊脚踝骨骨折，立即转到骨科医院就诊。

骨科的手术治疗开始了，由于是瘫痪侧肢体，所以不用打石膏，做手术后静卧，等康复后就又恢复到按摩、翻身、关节活动阶段。经过这次骨折，病人有了心理阴影，肢体运动能力也有了很大退步，即使在家里也不能独立行动了，必须有人陪着才能够站立、行走。如果没人陪着，他的左侧肢体就高度紧张，带动全身痉挛；只要有人在身边，他便有了安全感，肢体放松，又可以挪着行走了。

看着这么大的退步，我泄气了，将近两年的努力，前功尽弃。无论全家人怎么鼓励怎么哄，他都不再去医院，也坚决不做那些他认为难的动作了。在家住不了几天,就又开始要求回婆婆家,我婆婆也一意孤行地认为我们全家人没有好好照顾好她儿子,逐渐愿意接受她儿子回家了,她儿子便更加愿意回去了。

我还能怎么样?!我说再坚持一下,能走一步尽量就走两步,婆婆马上就阻止,说"我儿子是病人,不想走就歇着"。老公是左撇子,所以完成很多事儿都是使用左手的,之前有很多事儿他都能独立完成,比如自己拿暖水瓶倒水,现在都由婆婆代劳了。以前每天要求他写几个字,说实话左手写出的字,一笔一画非常不错,后来也没人再管了。现在偶然试着让他拿暖水瓶倒水,哆哆嗦嗦地看得让人心慌。

康复的最佳时期是前一至两年,有计划的康复就这样结束了。

九年后,儿子读高二,学校离家太远,就试着让他住校一个月,经常会吃完学校餐厅的饭就闹肚子。由于儿子学校是省重点学校,所以学校周围租房子特别贵。还好有朋友有空房出租,费用较低,离学校骑自行车在半小时之内,于是我就和儿子一起搬到租的房子里。我上班不能按时给儿子做饭,我姐姐主动来家里居住烧饭,一日三餐,照顾我和儿子。这样的格局,老公就顺理成章地长年居住在他妈妈家了。

插　记

手术之后需要排气后才可进水进食,可怎么知道他什么时候排气呢?我便一只手一直在他屁股下放着,一天一夜也没有动静。他嘴唇干裂,只能用棉签蘸水擦拭,后来护士教我用香油涂抹干裂才有所缓解。之后,不管谁来替换我,我都要求必须手捂屁股。在两天一夜后,不知是陪护人员没有耐心了,还是确实排气了,总之不是我亲手感受到排气。

六、自由成长的儿子

儿子说话较晚,过一周岁生日时既不会走路也不会说话,大约过了两个生日,一般的表达大家才能基本听懂。婆婆当时还责备我说,回家两个大人都是哑巴,孩子怎么会说话?!可是说来奇怪,自从孩子会说话起,就有超强的语言表达能力,而且还有丰富的想象力。大约是在4岁的时候,他就自己编故事讲给我听,而且用词准确。记得自编的两只大灰狼的故事,结尾是"从此它们浪迹天涯"。自己摆弄玩具时也是一个人边玩边说。记得家里在他刚满三岁时装了固定电话,只要电话铃声响了他就要接电话,与对方叽里呱啦唠上一阵子,才喊妈妈接电话,问他是谁打来的电话,他说不知道。我曾经望子成龙,教过他识字,可惜教学效果不明显,没想到在他5岁的时候,居然发现他一个人自己读画册,一字一句地读,而且一字不差!开始以为是他记住了每次读给他的画面了,于是就拿了不同的画册考他,结果100分!再拿来我单位的资料让他读,他基本能读下来,令我大吃一惊。儿子在7岁之前已经能快速阅读报纸了。他自己编的故事已经是科技方面的了,比如他说:妈妈,等我长大后,给你做一个磁悬浮的床,一个按钮,想让床到哪里就让床漂移到哪里,想要什么温度就调到什么温度,而且床垫是水温加热,还可以调整软硬度,再也不用我给你暖被窝了(我经常手脚凉,先搂着儿子暖被,等儿子热得受不了了,才放他走)。当时乘飞机的机会比较少,我出差回来,儿子就会问这问那,比如说飞机起飞时牵引力是多少马力,我似乎已经不能和儿子在一个频道里对话了。

　　1995年,通过公开考试,我被政府机关单位录用,当时单位里的大学本科生寥寥无几,2004年3月,我已经是最年轻的科长了。那时的我,对儿子满怀希望,对事业充满激情,对未来生活充满向往。可能是从小家境贫寒的缘故,本人特别容易满足,经常和老公说,我们孩子不用操心,双方父母都年富力强,这是我们最美好的时光。我给儿子经常唱的一句歌词就是"我们的生活多美好、多美好"。每当亲手给儿子理完发,儿子总会对着镜子说:"妈妈,你真是天才理发师。"给儿子端上我自己亲自腌制的咸菜,儿子高兴地说:"妈妈,你开咸菜店吧,就叫咸菜大王。"我心里乐开了花。那时的我积极上进、乐观自信,觉得自己身边处处都开满了幸福的花儿。

　　儿子上小学二年级时,记得刚开学一个多月,祸从天降,从此我就忽略了儿子,虽然我父母及时赶来,无微不至地照顾外孙的生活起居,但很少有人顾及他的想法,他也从此不和别人说起自己的事情。我儿子是婆家的长子长孙,是全家人的宝。但是从他爸爸出事那天算起,我顾不上儿子,婆家也没人搭理他,只有外公外婆更加细心地照看他的饮食起居。外公每天按时接送孩子上学放学,外婆每天准时把热腾腾的饭菜端上来。遇到周末或节庆日放假,我们几家朋友会经常带上孩子一起玩、一起吃饭。就在他爸出事的那年元旦,几家人组织孩子们一起去唱歌,后来大家都惊奇地告诉我,我儿子不仅有渊博的知识,而且还有很强的组织能力。比如看到冷场时,他就给大家出道抢答题:水是由什么组成的?同龄孩子们答不出来,大人们故意不回答,他便解释起来:水是由氢二氧组成,两个氢原子,一个氧原子……一顿炫耀之后,搞得大家惊愕不已。看到哪位不唱歌,他就拿着话筒送过来"叔叔来一首歌!""阿姨你想唱什么?"……这些都是朋友后来津津乐道的话题。有个叔叔到现在见了儿子还高兴地逗他:水是由氢二氧组成。

后来家里的气氛太压抑!我父母每天愁眉苦脸,我每天唉声叹气,儿子也闷不作声……我和婆家的矛盾越来越大,无论是精神压力还是经济压力,再或是身体压力,都好像越来越大!我有三年不会笑了,自己曾对着镜子笑,可无论如何找不到笑的表情了,到了单位还要认认真真做人,认认真真做事。回家就到处找儿子的不是,儿子委屈地说:"我就是你的出气筒。"确实也是这样。

就这样,儿子越来越不愿意与家人沟通了,在家里也越来越不愿意说话了。学校老师通知我到学校,说孩子上课经常走神,学习成绩明显下降,警告我不能放弃孩子的学业。

小学四年级开学的第一天晚上,儿子一改往日的拖拖拉拉的习惯,吃完饭,马上回自己房间把门关上开始学习。我悄悄推门进去,看到他在做暑假作业,儿子见我进来"哇"的一声哭了出来,说他这两年从来没写过假期作业,每学期开学也不交作业,老师从来也不知道。我奇怪老师怎么会不知道?怎么能不管?他说收上去的作业都被当废纸卖了(不知真假),这学期换了班主任,发现他没交作业,让他补交,看着儿子痛哭流涕,我内心充满自责。两年了,我从未问过孩子的学习,从没关心过他的想法,每天有我父母知冷知热地管着他,我就觉得放心了,我的过错呀!儿子的学习成绩在全班处于下中等,第二天一早,我就去找老师,这是儿子上学以来我第一次主动找老师。从此以后,每当儿子换班主任,我都会主动去和老师沟通,请老师重点关注孩子的心理状况及思想情况。

后来,所有老师对孩子的评价都令我欣慰,他在学校乐于助人、团结同学,老师们说看不出孩子性格有什么异样情况。记得有一次儿子邀请几个同学来家里玩,同学们看到他爸爸呆呆地坐在那里,就过来问候:"叔叔,你为啥不说话?"我儿子坦然地说:"我爸爸不会说话,他受过伤。"这一幕也让我释怀,儿子没有因为父亲的偏瘫而自卑,没有觉得自己与别的孩子不一样。

后　记

居然有这么一个主题:关于"失能",瘫痪,关于家庭。15年后,我们还在这里。老公,还在!久不见面的朋友、同事都说:岁月在他的脸上几乎都不留痕迹。准时吃饭、准时睡觉,心底无事。儿子成长着,已就读美国加州理工学院研究生。

父母，年过八十，一直和我们生活在一起。我的奶奶，与我早已退休的叔叔一家一起生活，也已经进入百岁老人的队伍。

2018 年 12 月 26 日

附三：失能患者家庭故事分享

钢铁般的意志

口述：国平　整理记录：李文利

我们每个人都在努力寻求更好的生活状态，但没有人知道，明天究竟会在我们身上发生什么。当噩运降临时，我们又该如何面对生命？生命中有一些东西，是疾病也无法改变的。遇见国平，是被他坚毅、执着而蹒跚的背影吸引。那个在清晨，抑或是夕阳下，热情地和每一个路过的老人或者小朋友打着招呼的、声音的分贝明显高于别人的人。

国平，一个非常大众化的名字。他今年 64 岁，明年 65 岁，2010 年 12 月，出差无锡时，毫无征兆地突发脑出血，昏迷，行开颅手术，20 天后才苏醒过来。九年后的今天，因"以失能者长期照护家庭为对象的叙事医学教育探索"项目，我们结缘。当我把意图告诉国平时，他抬起左手，抚摸着左耳上方曾经开颅手术的区域，随后左手沿着左侧脸颊顺滑到喉结部位，那里是九年前抢救他的生命时，气管切开，呼吸机辅助呼吸留下的手术瘢痕。而他的右臂、右手因中风后肩关节活动障碍，肩手综合征等原因，不能恢复功能，更不能握笔书写。但是，言语功能恢复 70% 的国平（自我评价），乐于谈及身体状况、故事分享、人生经历，诸多种种，愿意讲述自己的故事，接受李老师的记录和代笔。

就这样，两个陌生的人，因着这一段患病经历以及被改变的人生发展轨迹，认真叙述、互相交流、互相熟悉……希望我可以帮助他们记录下来一生中最难忘的人生经历、最辉煌的时刻、最重要的人……我们的叙事合作，就这样愉快地开始了。

一、遭遇脑出血

做梦也想不到，我这个不抽烟不喝酒，没有糖尿病、高血压，从没有住过医院的人，在2010年12月份的这一天，在江苏无锡出差期间，因"脑出血、昏迷"被送到无锡三院（无锡市第三人民医院）急诊，由于病情严重，又被紧急送到无锡市一院（无锡市第一人民医院）神经外科，"左侧脑出血"手术治疗，开颅止血，气管切开，使用呼吸机维持呼吸……昏迷20多天后，我才醒过来，却发现全身不能动，也不能说话不会说话，是神经外科的姜主任救了我的命。

（注：时隔9年后的国平，因说不清"姜主任"的"姜"，用他的左手捏笔，在纸上画出一个"羊"字，我默默地在下面补了一个"女"，国平哈哈笑着，举起左手大拇指，连说"好医生"！）

二、钢铁是这样炼成的

20世纪50年代出生的我，兄弟姐妹四人和父母在静安区度过了自己的童年和学生时代，在"广阔天地、大有作为"的大背景下，去无锡插队落户，一年后，由于表现优异，加之高中生的学历优势，当兵入伍，离开上海，离开江南水乡，远赴新疆，在原子弹爆炸的罗布泊从事技术兵种——通信兵！架起了大漠与核心机构间的空中通信纽带——电话、电报。

绿皮火车上的硬座时光对部队战士来说都是奢侈的，探亲是有严格规定的。21岁，在新疆，我由于吃苦耐劳、任劳任怨、训练积极、业务过硬，加之自己积极要求进步，光荣地加入了中国共产党。当兵四年，获所在部队嘉奖三次，其中二等功一次。新疆的军人岁月中，我每月有10多元的部队津贴，是家庭成员中收入最高的。记忆中最深刻的事，是1980年6月彭加木同志不幸在罗布泊失踪！刚刚入伍的我参与并经历了当时的过程，部队组织人员全力地寻找，我们负责通信联系。同为上海人，认识了彭加木同志的夫人夏女士，感受到那种遥遥无期、从希望到失望的揪心的等待，和绝望相伴的生离死别。

1985年，我从部队转业分配到上海市针织十二厂做工人，在需要布票和粮票购买生活必需品的计划经济时代，成家、立业、养儿……相对平稳的生活，在计划经济向市场经济转变的河流中，个人的命运再一次被改变。

"顺势而为、逆势而行"，在改革的浪潮中，作为业务骨干的我，成为个体经营者。在针织行业，求生存、求市场，业务、技术、销售，林林总总，一个信心满满的企业老板像陀螺一样旋转在东西南北的各种商业场所，没有假期、没有周休。企业运行已经踏上了正轨，业务健康发展，也挣了一些钱，但是也经历了家庭的离异与重组、新生命的诞生。

成长中的痛，淹没在收获的喜悦中，却永远刻在记忆中，成为生命中的过去。

三、只有自己，唯有自己，可以让自己站起来

改变命运的这一场病，来得猝不及防，却彻底改变了我的人生轨迹。这一年，我的女儿刚刚就读小学一年级；这一年，我的母亲已经85岁高龄。事业可以放弃，而家庭中，我也是一家之主。时间进入2011年，出院回家后，人生又进入新的阶段——重新学习翻身、坐立、下地、走路、吃饭、穿脱衣服、上厕所，还有说话……其间，脑损伤后癫痫发作八次，没有进行专业规范的康复治疗训练。出院后，开始遵医嘱用降血压、抗癫痫药物治疗。彼时彼刻、此时此刻，没有人会觉得被人搬上搬下、用轮椅推来推去是幸福；没有人会觉得包着尿布、插着鼻胃管、三餐被人喂食是幸福。军人的经历，时刻提醒着自己，只能靠自己，必须靠自己，唯有维持行动力，才有自主可言，才会让自己感到活着的尊严与自在。手术后半年，语言功能开始恢复，瘫痪的右侧肢体逐渐有了感觉，却僵硬地不听自己指挥。

为了帮助身体恢复功能，我在区中心医院进行了三个月的针灸康复，由于出行不便、交通不便，断断续续也没能坚持下来。部队锻炼了我的意志，钢铁般的意志！半年后，我自己，可以从床上爬起来！自己吃饭、上厕所、洗漱……身体的痛，可以忍！有些痛，更得忍。没有过不去的坎，只有过不去的人。勇敢不是不害怕，而是双膝颤抖仍然往前走。半年后，生活基本可以自理，恢复简单的语言功能。从可以独自下地的那一刻起，我就坚持不用辅具，蹒跚而又执着地从2米、5米、50米、100米……一路走来；用自己的左手协助右臂的活动，不言放弃……

现在的我，每天很忙，做的都是自己必须做的事。直到今天，我仍坚持这套适合我功能恢复的锻炼操，每天上下午坚持做两次，每次一个小时。自己买菜、烧饭、使用全自动洗衣机洗衣服；不会使用智能手机，没有微信，不用QQ，没有"马老板"的电子支付，不会"网购"，只能用现金。我40多年坚持收看每天的新闻联播，喜欢在小区东门口锻炼，这里是千户住宅区唯一一个没有车辆出入、刷卡步行进出的通行门，方便和每一个熟悉的人大声问好。

走出家门，坚持走！我不能忍受我的右腿和右臂比左侧的细。每一天、每一

次,我要用我的左手抓住我的右手,抬起来、抬起来! 九年的时间,我坚持每一天,让我的右手举过头顶;每一天,坚持做下蹲的动作;每一天,坚持说话……我家兄弟姐妹四人,哥哥是2013年"高血压,脑出血",抢救一周后,离开人世;姐姐是肿瘤去世。每年我都要去无锡探望95岁的和70多岁大嫂一起生活的母亲(大哥已离世)。

四、同一屋檐下的陌生人

曾经的努力积累了一点财富,衣食住行曾经是好的。我珍惜这来之不易的生活,用钢铁般的意志活着,且生活! 后来,我给不了她们母女想要的生活……我不记得女儿有几年没有叫过我爸爸了……同一屋檐下,各自生活。这些年,坚持简单地生活,一如年轻时物质匮乏时一般简单。如今95岁的母亲生活可以自理;和前妻一起生活的儿子每周来探望我一次,定期接我或奶奶一起住一些日子;儿子工作忙,经常出差,如果是过去,儿子这个年龄早该有自己的家庭了。

五、一位退出"江湖"九年的老人的感悟

上苍不会让所有幸福集中到某个人身上,得到爱情未必拥有金钱,拥有金钱未必得到快乐,得到快乐未必拥有健康,拥有健康未必一切都会如愿以偿。向"95后"妈妈看齐,保持知足常乐的心态,生活自理、自立才是活着的常态。

活着不是为了谁,生活之所以美好,是因为我们自己可以积极地面对每一天。既然没有办法选择结局,那就勇敢地接受未来,不断前进。时间不会倒流,光阴不会倒转,不畏将来,不恋过往。社会、社区相关关爱项目逐渐增加,每年增加一次免费的体检,我对自己的检查结果表示满意。

后记

记得作家周国平说过:人生有三次成长,一是发现自己不再是世界的中心的时候;二是发现再怎么努力也无能为力的时候;三是接受自己的平凡并去享受平凡的时候。人生已经进入下半场,学会接受、接纳不一样的自己。当认识到自己的平凡,知道自己的边界,就不会虚耗生命的能量,做那些徒劳无益的事情,也不会膨胀自己的欲望,去追寻自己得不到的东西。人这一辈子不容易,酸甜苦辣,都要品尝一遍;悲欢离合,都要经历一番;生死离别,都要见证一次。

国平,把这段被改变的生活,活出新意;把被电子化薄情了的世界,活出深

情；重新定位自己的社会身份，重新学会独自生活，品尝与面对每一个明天，学会与疾病共处，带病生活，视病如友，不幻想身无一点疾病的安稳日子。

2019 年 8 月 26 日

附四：失能患者家庭故事分享

一粥一饭

作者：俞祖安家属

　　平凡的人都向往岁月静好、现世安稳的日子，但当有一天突如其来的疾病让人即便经过九死一生活下来，之后面对的却是不再健康的体魄、无法自如的行止、遗忘、抑郁和每时每刻无止境的痛苦，作为家人，我们能做的是坚定信念、不离不弃，自我调整，陪伴和鼓励，共同努力康复，祈望奇迹的出现。我们相信只要家庭中每个人都在，不论身在何处，家还完整。

　　脑梗患者的康复之路是患者本人和家人共同的征途，我们一家已经在康复之路上行走了三年多。先生于 2015 年 7 月 27 日发病，在重症监护室抢救了 28 天，直到今天我一直清楚地记得医生当时的话："像你先生这么大面积的脑梗很难救活，即便救活，之后的生存状态也大不如前，对家庭的经济是沉重的打击，对社会有限的医疗资源也是极大的占用和负担，我们碰到过许多家庭，家里倾家荡产也不一定能救回来，很多人因此选择放弃积极抢救，也是可以理解的。你们家属怎么考虑？"我毫不犹豫地说道："我只有一个先生，我们的家不能没有他，我要不惜一切代价救他。"我想我的坚定感动了医生，我们放手一搏，医生全力以赴，我的先生终于挺过来了。

　　正如医生当时的话，在先生度过脑梗急性发作期后，摆在我们面前的选择要么是让他在家或养老院躺着度过余生，要么是让他尝试康复，期盼他能够重新站起来。之后的日子里，我们在一家又一家的康复医院辗转，我鼓励先生积极配合康复治疗师，自己也向康复治疗师学习康复知识，无微不至地照顾先生，每天陪伴在他身边，观察在他身上发生的微小变化，为他取得的每一个点滴进步都雀跃不已。终于在一年后，我的先生能够重新站立起来，在我的搀扶下迈开颤抖的步伐。

有许多脑梗患者家属说自家病人发病前后判若两人，性情大变。我很能理解，也感同身受，我的先生在得病前性格开朗，幽默风趣，能说能写，家里的大事都是他做主。当他恢复自主意识重新清醒后，变得非常依赖我，每时每刻都要看到我才安心，只听我给他安排每天的吃药、吃饭和作息。女儿有时候不理解，说爸爸为什么样样事情都要问妈妈，妈妈一不在爸爸的视线里就要喊妈妈的名字，一次两次女儿急躁起来。我告诉女儿，爸爸患病后不像从前了，我们要调整好自己的心态和对他的期望值，更加耐心地对待他，让他不要产生恐惧无助的心理，这不利于他的身心健康，就把他当作是老小孩，要宽容。也因此，神经内科的医生没有给我先生开来士普、奥氮平这一类大面积脑梗死患者通常需要服用的抗精神抑郁惊恐类的药物。康复初期，先生曾有过轻生的念头，让女儿把他的轮椅推到河边。我们告诉他，家庭需要他，不能没有他，他已经在康复的路上一天比一天好，现在放弃是对家人最坏的回馈，家人和他一起面对现实；时下已经比躺在床上无意识好很多，通过康复说不定我们可以走路了，那就更好了。就这样我们每天鼓励他，生活完全围绕着先生的康复治疗安排，终于他重新站起来开步走路，这是对我们的辛苦和坚持最好的回报！

整整两年无间断的康复训练，帮助先生重新站起来并能够拄着拐杖稳稳地走路了，我们从医院搬回阔别许久的家，申请了居家养老服务，每天一个小时由护理师上门协助我给先生洗澡、打理个人卫生，我带着护理师小吴，把我从两年多住院康复中学到的护理经验手把手教给她，并将她的进步反馈给护理站，当年度小吴被评为上海市十佳护理员。我们平时经常带着先生在小区健身区域练习走路，帮助他活动患肢，即便回归家庭生活我们也鼓励先生坚持锻炼自我康复。我们一家人还经常外出旅游，每次都停留两周左右的时间，慢慢走慢慢看不让先生过分劳累。很多司机都说你们带行动不便的老人出门太不容易了，为什么不让他待在家。我想即便先生得了这个病，我们也要带他出去走走看看，让他恢复原来的生活状态，出门旅游能让他和社会环境多接触，放松心态，缓解长期康复的枯燥节奏，我们也需要放松调整，让康复之路有张有弛。

我们一家在康复道路上一路走来，获得了很多意想不到的帮助。由于社保规定，先生不得不在重症监护室抢救28天后出院，是华山医院康复科主任吴毅教授向绝望的我们伸出了援助之手，安排床位接纳先生，使他能够平稳度过大面积脑梗死的急性发作期。当我们跑遍上海，遇到的所有医生都说先生今后不会站起来，不接受先生住院治疗，只有吴毅教授看了我先生的CT片后，肯定地告诉我们接受康复训练,今后先生的手能动动,脚可以走走! 吴教授的话给了我们极大的心理支持和安慰,让我们在人生最黑暗的时候咬牙坚持下去,给我的先生打开了活下去的大门,而我的先生正如吴教授所说,站了起来,能走路,活得有尊严有质量! 我们感激吴毅教授救了我的先生和我们一家人,让我们的小家完整! 我们还非常感激华山医院中西医结合科的主任董竞成教授。先生大面积脑梗死的最后一道关口是肺部大面积感染,重症监护室的主治医生给先生用上所有的药物但没有效果让我们出院,董竞成教授在没有看到患者本人的情况下,仅凭借先生的CT片和核磁共振摄片,为先生用中药调理结合西药医治,将先生的肺部感染一点点控制住并最终扭转,救回了先生,还加强先生长期卧床后下降明显的心肺功能,为他之后的康复训练打下了坚实的基础。我们感激吴毅教授和董竞成教授的精湛医术和高尚医德! 女儿所在的单位也给予女儿很大的支持,给予我们一家五万美金用于先生的医疗救治,还同意女儿灵活上下班时间,方便照顾。这些帮助汇聚成一股力量支撑着我们一家在困难中前行,让先生转危为安,创造奇迹。

爱在一粥一饭间,我们相濡以沫,相伴一生。

2018 年 11 月 24 日

附五：失能患者家庭故事分享

陪伴夕阳的岁月——追忆我亲爱的妈妈

作者：李　华

我有幸在一次学术活动中遇到长宁区卫校的李老师。我们聊起她目前在做的"以失能者长期照护家庭为对象的叙事医学教育探索"项目,通过"叙事医学"的方法,关注失能者及其家庭遭遇的问题,并从问题中获得知识和力量。

我的妈妈恰巧也是一位失能患者,于是,我自告奋勇地尝试写一写妈妈在失能前后我们遇到的困难和问题,与大家分享。

妈妈早在1959年从上海去了外地支援经济建设。我们姐妹三人在奶奶、爸爸的辛苦抚养下长大。物质不丰富的年代,有快乐也有烦恼。时光匆匆,日子过得非常快,转眼到了1987年4月,那时我们姐妹三人都已经工作了。记忆中那一天的晚饭,烧一手好菜的爸爸烧了很多菜,大家围着餐桌有说有笑地吃着。味道实在是太好了,妈妈独自吃了一个蹄髈。妈妈的饮食习惯喜欢吃肥肉,特别喜欢吃带皮的肉,量也比较大。当天晚上,妈妈右上腹突然疼痛,十分剧烈,呈现绞痛样。疼痛使她弯着腰,大汗淋漓,同时伴有恶心、呕吐……当时的情形把我们几个吓坏了。一家人七手八脚把妈妈弄到自行车上,几个人搀扶着送到公交车站,去了医院。医生检查:右上腹有压痛、肌紧张,墨菲征阳性,白细胞及中性粒细胞计数增高,血清黄疸指数增高,B超可见胆囊肿大,胆囊壁增厚或毛糙,囊内有浮动光点,伴有结石时可见结石影像。医生诊断为急性胆囊炎、胆结石,接着禁食、抗感染治疗。

那时在医院工作年头不长的我,总以为妈妈仍然是那个结实能干不知疲倦的妈妈,那一刻才想起妈妈早就有慢性胆囊炎的症状:常常右上腹不适感;嗳气、反酸、腹胀和胃部灼热等消化不良;进食高脂或油腻食物后症状加重;右下肩胛区疼痛。妈妈一直是吃了不消化,时时出现的右背疼痛,总被误以为是累的,休息过后也就好了,谁都没有留意她会生病住院。作为护士的我,第一次因为妈妈的病而深深地自责。妈妈感染控制后,行胆囊切除术。住院期间大家分别放下工作,姐妹3人负责白天,2个准女婿负责晚上陪护照顾妈妈的饮食起居。在大家的精心陪伴下,妈妈很快康复出院。出院前,医生嘱咐:按时服药;进食应以清淡、易消化的食物为主,吃易消化的蛋白质;严格控制脂肪和含胆固醇食物,如肥肉、油炸食品、动物内脏、辛辣物;少吃多餐,不宜过饱。

通过药物和饮食控制,虽有反复,但无大碍,家人逐渐放松了警惕。1989年初,又一次红烧肉后,妈妈再次出现剧烈腹痛,面色苍白、冷汗、脉细、血压下降等休克症状,急送医院,诊断为急性胰腺炎。生命危急,当时下了病危通知书。急性胰腺炎死亡率较高,我们都焦急万分。经过医生积极抢救,妈妈转危为安。命是保住了,元气大伤。之后出现了血糖升高,空腹血糖15毫摩尔/升,诊断为2型糖尿病。发病前妈妈较胖,之后体重有所下降。

那时,我又开始翻出书本,复习糖尿病。糖尿病并发症较多,后果也很严重。比如,糖尿病肾病、糖尿病眼部并发症、糖尿病足、糖尿病心血管并发症、糖尿病性脑血管病、糖尿病神经病变、糖尿病所引起的颅内大血管和微血管病变。据统计,2型糖尿病患者有20%～40%的概率会发生脑血管病,主要表现为脑动脉硬化、缺血性脑血管病、脑出血、脑萎缩等,并发症是糖尿病患者的主要死亡原因之一。在我的知识普及下,全家上阵,督促妈妈服药,控制饮食。刚开始口服降糖药,之后使用胰岛素注射，但是血糖控制得不是特别理想。后来还是发生了两次脑梗，2007年第二次脑梗住院，右侧肢体偏瘫，语言也受到影响。那时还能够认识家人，记忆力出现明显减退；有时晚上出现谵妄的现象，意识清晰度下降，注意力涣散，偶然会出现幻觉，易激惹。晚上睡觉，经常下意识地用手敲病房的床栏，同室的病友也非常痛苦，叫我妈妈："阿姨，你能不能不要敲了。我已经吃了4片安眠药了，还是不能睡觉。"陪床的妹妹妹夫，也非常辛苦，还要给同病室的病患赔礼道歉。那时他们4人吃不好，睡不好，一个一个疲惫不堪、面色苍白。大家都是上班调休来照顾妈妈，他们家里的生活秩序也打乱了，两个外甥女也没有饭吃，都住到各自奶奶家去了。而作为长女的我在2005年10月随老公调来上海工作，所以妈妈住院我照顾得很少。

病情稳定一些后，妈妈回家康复。开始爸爸还能勉强照顾妈妈，妹妹们经常回去帮忙。渐渐地，妈妈开始不认识爸爸和妹妹了，而且大小便经常弄在身上，反应迟钝，后来都不能自己吃饭了，不能和爸爸交流，情感淡漠，时常表现得比较幼稚，哭笑无常。爸爸弄好的饭，妈妈会用手打翻在地上。爸爸那时也是70多岁的人了，而且有肺气肿、肺心病，自顾不暇。我们要请住家保姆，爸爸说那样太浪费，自己能行。妈妈有空就睡觉，白天坐在轮椅上也能睡着，这样她晚上睡觉不太好，爸爸没有一个晚上能睡好觉，妈妈一有动静，爸爸就要起来。爸爸很快就病倒了，因为肺部感染，住院治疗。接下来，妹妹妹夫马不停蹄地到处找住家保姆。虽然妈妈不能说话，但她好像有感觉，"骂"保姆，甚至还咬她们，用左手扔东西……保姆很快就离职不干了。无奈之下，大家商量送妈妈去养老院。

大家又开始在安徽老家满世界地找养老院。当年的养老院，还没有现在这么多，或者还有一些选择的可能。那时，好不容易找到了一家愿意接收妈妈的养老院，可是，送去不到两周，我们发现原来还会借助助行器走路的妈妈，路也不会走了。于是，小妹妹每天都去养老院带妈妈走路，大妹妹也常去。有一天，小妹妹去了，看见妈妈把大便弄得身上、手上、头上到处都是，护工不给换尿片和衣服，也不帮着洗一洗，说是等家里人来自己换。房间里旁边床上的一个老人，拿着茶杯在叫：我要喝水，我要喝水！窗口有走来走去的护工，没有一个人理她。妹妹就哭了，帮妈妈洗干净身体，换好衣服，直接就接妈妈回家了。

那些日日夜夜，因为妈妈吵闹，家里走马灯一样地换保姆，也不知道换了多少保姆。一方面找保姆，一方面要帮助爸爸照顾妈妈，大家都筋疲力尽。最后终于找到一个踏实肯干也善待老人的阿姨，才相对安定下来。在爸爸妹妹们和保姆的照顾下，妈妈又能够走路了，自己可以吃饭，也能说一些简单的话。当妈妈能重新认识我们姐妹和爸爸，也能表达自己的想法时，一家人重新有了希望，妈妈也渐渐地有了笑容。每一次，当她吃到喜欢的水果，孙子辈推着轮椅陪外婆晒太阳，女儿们推着轮椅陪妈妈逛商城时，妈妈都会笑得非常开心。有时，妈妈下雨天也要出去。有一次，我们陪妈妈逛街，妹妹指着银行的招牌，妈妈竟然还能认出"工商银行"四个字，我们激动地一个劲地表扬妈妈，搂着妈妈的脖子，开心地笑着。

生活中，小妹家离妈妈家比较近，妈妈洗澡又不太配合，每次都是妹妹和保姆一起帮妈妈洗澡。洗好澡，大家都汗流浃背的。渐渐地，妈妈出现明显的记忆减退，尤其是短期记忆。不知道早晚、春夏秋冬的季节，不知道冷暖，时间定向困难，缺乏主动性和积极性。伴随着妈妈病情的发展，我也成了她的"家庭医生"，那时，她出现了血管性痴呆的晚期表现：失语，失认，失用，执行功能障碍，重新又不认识我们了，包括爸爸，只能简单地无意识地发声，没有明确的意思，难以理解。后来又不会自己吃饭，不会穿衣服。再后来只能吃一些半流质饮食，而且胃口也很不好，每次喂饭要一个小时。饭冷了，再热，喂一口，哄五分钟，人也明显消瘦。工作的时候，妈妈的绰号叫"大块头"，病的后期，人极其消瘦。由于很长时间卧床、不站立、不走路，肌肉萎缩很严重，腿非常细……看着妈妈被病痛折磨的样子，我们都很心疼。妹妹们轮流去照顾妈妈，我在上海工作，照顾得最少，现在想来，非常内疚。现在我已经退休，有时间照顾妈妈了，但已经没有机会了。

妈妈在2012年6月的一天离开了我们。《世说新语》中写道："生老病死，时至则行。"如今品味，这八个字蕴含着多少的无奈与辛酸。谁也控制不了生老病死，儿女也终究有一天不得不面对与父母的生离死别。母亲生我们时，剪断的是血肉的脐带，这份割舍是生命诞生的喜悦；而母亲离世时，剪断的却是我们情感的脐带，这份割舍是锥心裂骨的痛苦！愿天堂里的妈妈，没有病痛。

备注：李华，女，主管护师，长宁区精神卫生中心护士长，现已退休，继续在上海金之福护理院从事自己热爱的护理管理工作。

2018年12月10日

附六：失能患者家庭故事分享

照顾认知障碍母亲八年

作者：禾　禾

在养老这件事上，没有人能给出一个标准答案。每个家族的长寿基因不同，家庭成员结构不同，赡养的具体情况就千差万别，很难找到一个适合每个家庭的方案，面对家中亲人的突发状况，都是摸着石头过河，认认真真、提心吊胆，只要安安全全平稳"渡劫"就是好的方法吧。

在养老与生活之间寻求平衡的每个人心里也都明白，父母和自己的缘分，大概就只剩下目送他/她的背影渐行渐远了。时至今日，回想八年来照顾认知障碍母亲的经历，从全家总动员、手忙脚乱的情形，到现世安稳、平稳过渡的过程，和大家分享我们的经历，希望给类似家庭一点帮助。

一、简单说说我们的故事

我的母亲是一名退休小学教师，现年84岁有余，父亲离世多年。我是长女，今年59岁，也是一名退休人员，我有一个弟弟，还没有退休，弟弟在外地工作。

八年前，母亲在复旦大学附属华山医院检查，确诊为中度阿尔茨海默病。自己的至亲至爱得了"老年痴呆"，当时对我以及整个家庭来说，就像是一个巨大的灾难降临。为了方便照顾母亲，那时还没有退休的我把母亲接到家里一起生活。

我母亲从发病初期，出现过有幻觉、猜疑、情绪暴躁、打人骂人、捡垃圾"收藏"、看不明白电视剧剧情等症状，为方便照顾她，我们接她过来和我们一起居住。刚确诊的一年，我和家人被折磨得痛苦不堪，稍不随她意，就会被她骂、吐口水，甚至被她用东西砸、用脚踢，稍不顺心她就吵闹着回自己的老公房，甚至离家出走。那段时间我们被折磨得死的念头都有。

当时我儿子远在国外读书。弟弟只有放假时回沪探望、陪伴、照顾母亲，主要的重担还是在我一个人身上。

那段时间我也处于更年期，还未退休的我心急如焚、欲哭无泪，经常通宵失眠，心力交瘁甚至生不如死，每天上班也心不在焉，"身在曹营心在汉"，是对我当时处境的最恰当的比喻。就在我最艰难度日的时候，在外地高校工作放假的大弟夫妇回沪，接妈妈回她自己的老公房生活。他们一边积极查阅与该病相关的各种资料，一边千方百计想办法、出主意，积极寻求专业心理医生咨询，用亲情"链接"唤醒妈妈对于过往的记忆，安抚妈妈的过激行为。查阅有关阿尔茨海默病的药物和非药物干预知识，打印出来，全家一起学习，还主动去参加医院或社区组织的相关培训讲座。也许是妈妈又回到了自己熟悉的生活环境，也许是作为子女的我们也慢慢接受了妈妈认知障碍的现实，总之，弟弟一家在我照顾母亲最艰难的时刻，给予了非常重要的缓冲和支持，成为我的坚强后盾。时至今日，每个假期，弟弟一家都会回沪陪伴妈妈。所以，家庭照顾者及时获得可靠的信息、培训和咨询，可以有效改善患病亲人以及整个家庭的生活品质。

母亲得病至今已经八年多了，我们都没有把她送到养老院，贴身生活照顾，应该说病情不但没有恶化，还有所缓解。

几年前她出现的那些认知及行为改变，除了仍然看不明白电视剧情和喜欢在垃圾桶里捡垃圾"收藏"外，其他问题都渐渐消失了。现在，她的精神和情绪特别平和，每天都开开心心的，对家人也是笑容满面，一副天真可爱的模样。有时，她还会主动地关心每一个家庭成员的冷暖病痛；遇到邻居和我的熟人朋友，也表现出十分友善的态度。

我退休后，时间自由了，也不会觉得妈妈动作慢了，妈妈完全回到自己家居住生活。我每天给她布置作业，她都主动完成，她还喜欢做一些力所能及的家务活，独自完成除洗澡外的个人洗漱卫生和内衣裤清洗，积极配合吃药，身体有什么不舒服的时候，还会第一时间告诉我。

如今的母亲可以与家人进行正常语言交流沟通。她的听力在退化，但能通过我的手势比画，很快理解我表达的意思。而且很可贵的是，对于我和其他家人给她提出的要求，她都能做到有求必应，不会反抗拒绝。

这说明我母亲目前的病情已经稳定下来，心情处在最佳状态。这一点让全家人都倍感欣慰。

二、照护经验分享

我母亲得病八年多，能做到病情稳定实在是不容易的。概括起来，我们主要做到了以下几点，分享给大家就当是抛砖引玉。

1. 关注家人日常言行，一旦发现异常，尽早就医检查我母亲多年来一直喜欢独居，随心所欲、自由自在地掌控自己的日常生活。

在她被医院确诊的前一年，我发现她不可思议地要去小区内的垃圾桶里翻捡垃圾，而且总喜欢把捡回的垃圾藏在衣柜、抽屉，甚至床下。而且，她并不像一般的拾荒者那样捡垃圾的目的是卖钱。后来，我在网上查阅了很多资料，发现捡垃圾与认知障碍可能有所关联。

对她看不懂电视剧情的问题，原以为是老年白内障和听力下降造成的，后来才意识到她的认知功能可能出现障碍了，于是立刻带她到华山医院专科门诊就医，被确诊为中度阿尔茨海默病。

反思：如果身边的老人出现记忆、思考和行为的显著改变，不要觉得这是自然衰老的一部分。及时就医诊断可以第一时间帮助亲人获得最佳干预时机。

2. 调整心态，学会勇敢坦然地面对

阿尔茨海默病是一种目前全世界医学还没找到确切的发病机制的疾病，而且没有治愈这种病的特效药物。

当我们的亲人得了这种疾病，作为照顾他们的家属，首先要认识、了解这个病，消除家属觉得难以启齿的"病耻感"。家属必须主动调整好自己的心态和情绪，让自己内心强大，才能理性地、坦然地面对得病亲人所表现出的各种看上去不可理喻的症状。当然，调整是需要有一个过程的，家庭全体成员需要共同努力，相互理解，相互帮助。

我母亲被确诊为阿尔茨海默病的消息犹如晴天霹雳，几乎让我完全崩溃。我的情绪低落到了极限，特别是母亲每天把大包大包捡回来的垃圾藏在衣柜里、床下、抽屉中的行为，让我深恶痛绝。

我不让她捡垃圾，她偏要捡回来；我的言语稍有不顺她意，她就抵触反抗；我越是试图指责教育她，她越是反其道而行，还大发脾气。我还时常被她出言不逊，甚至拳打脚踢。那时我和母亲的关系，就像我小时候，没有达到妈妈的要求，就会挨揍，随时都处在一触即发的"战争"状态。如此糟糕的心态，谈何照顾？

现在，我知道，母亲是因为脑部疾病，才行为举止异常，而不是她有意为之。她打我骂我，是她脑子里那个可恶的病魔所为。我们只有正视她的疾病，坦然接受，放弃那些徒劳无功、试图去批评教育甚至阻止母亲的那些错误做法，学会正确理解、理性面对、宽容体谅和认可，才能坦然地投入照顾她的日常中。

经过一年时间反反复复地调整心态、平和心情，通过家人群策群力，采取各种善意的谎言，与她周旋，并探讨如何处理捡回来的垃圾，解决办法也就越来越多。对母亲视为宝贝的垃圾,我或者告诉她说捐给灾区人民了,或者说拿去送给好朋友了,或者给她几元钱说替她卖了换成了钱,总之,她渐渐地接受了我的要拿走她的垃圾"宝贝"的各种理由。后来,母亲的心情越来越好,也习惯每天晚上看着我明目张胆地拿走垃圾。我要是忘了拿,她还会主动提醒我。

因为我调整好了心态,转变了观念,提高了认识,捡垃圾的问题就这样得以圆满解决,皆大欢喜。可见,作为家庭照顾者,调整好心态尤为关键和重要。

反思:认知障碍老人由于认知和情绪调控能力受损,照顾者的"教育"或"行为矫正"即便出发点是善意的,在认知障碍老人的眼中也可能是"挑刺儿""找麻烦"以及"想来控制我",从而导致反应式行为的升级。

3. 共同学习疾病知识,科学照顾亲人

认知障碍患者因为脑部受疾病影响的部位和程度不同,出现的症状也不同。有的疑神疑鬼,幻觉幻听,短期记忆为零,黄昏症候群,捡垃圾,藏东西,分不清春夏秋冬,没有时间概念,晚上不睡觉,不记得是否进食、无饱感,没有方位感,容易走失迷路,指鹿为马,骂人,不知大小便……和病友的家属交流,据说有几十种情况,家属照顾起来倍感辛苦。

反思:如果照顾者总是抓住一个问题不放,自以为可以按照自己的正确方向看到问题,那么问题就会层出不穷。有时候,换个角度试试? 行为的背后,有没有原因? 始终要记得,他们的世界与我们的已经不同。

4. 日常照护,科技助力

母亲刚患病时,我们接母亲一起居住。大弟来后,她又回到自己的老房子。大弟返回外地前,我们雇了一个住家阿姨和母亲一起居住。我每天下班后去看望她,陪她玩耍;其他都是她个人的自主时间,白天自由散步(当然也包括捡垃圾),晚上自己睡觉。刚开始的很长一段时间,出于安全需要,我必须不定时到她家进行探视监管,也嘱咐阿姨随时汇报。55岁退休后,我就辞掉阿姨,自己一天来回几趟照顾母亲,也是很累人的。

现在我已步入60岁的老人行列,还要每天为照顾母亲奔波操劳,如果不动脑筋想办法采用一些实用的设备来帮我一把,真是既很累,又提心吊胆。后来,儿子想到用一些科技仪器来做我的助手。

为了防止母亲走失和监控她在外散步区域的变化动向,我们首先给她佩戴了卫星定位跟踪设备。一旦她走出设定的安全范围,我们的手机就会报警,而且能根据定位跟踪导航及时找到她。

为了随时掌握母亲在家活动情况,我们在她的客厅、卧室等房间安装了24小时无线红外监控摄像录像设备,方便我和家人随时在手机上能看到她在干什么。还在她的床头安装了无线呼叫按钮。她只需举手按一下,我家的警报器就会立刻提醒我,确保我在第一时间赶到她房间。

为了防止母亲起夜上卫生间跌倒,我们安装了途经客厅到厕所的声光控自动夜灯,卧室的灯也是用枕边遥控器操纵开关。

就这样,科技成了我照顾母亲的好帮手。这些技术手段都是我儿子亲力亲为操办的,非常感谢我的儿子。

三、亲情和爱心,是比药物更重要的法宝

我母亲自从被确诊起,就不间断地采取了药物干预。八年过去了,我母亲病情稳定,我认为早期药物干预肯定起到了良好的作用,当然这也要结合病人个体差异。

我的照顾经验是,药物只能起到控制症状或延缓病情发展的作用,而非药物干预,就是我们说的用亲情和爱心、用好的方法去照顾和支持亲人的日常,也是不可或缺的重要手段。这个环节占了居家照顾阿尔茨海默病患者的70%甚至更多。如何减轻或者稳住病人的病情,减轻记忆力下降,保持动嘴动手动腿能力,保持说话交流能力,加强动脑能力,稳定身体基本功能等,是居家照护的重点。

阿尔茨海默病非药物干预的内涵,不仅仅是让她能吃能睡不闹腾,还应该要针对病人的症状,因人制宜。根据病人的生活工作经历,业余爱好特长,有意识、有计划、循序渐进地开展对调整病人情绪有益的诸多亲情活动,比如益智益脑娱乐游戏项目,以及适合病人的强身健体的活动。

也许正是由于在我母亲生病照顾期间,弟弟一家及时回来陪伴,返回她更加熟悉的居住环境,亲人相伴,聊不完的回忆,母亲才有明显的稳定病情的效果。我将这些做法经验分享给大家,希望给同样命运的人一些启发。

1. 给母亲找事做,不能让她成天闲着无聊发呆

对待认知障碍亲人,家属的过度照顾、大包大揽家务琐事,并不是明智之举。勤劳才能勤脑。要让亲人尽可能长时间地保持基本生活自理能力,例如做早餐,为保证安全,我给她配置了电磁炉,简便易操作,一目了然的数字标签,将操作步骤贴在电磁炉盘上,让她独立完成做早餐,自己收拾餐具及打理厨房。

为了保留母亲的业余爱好,我们还把闲置多年的缝纫机修好,让母亲用缝纫

机缝补衣物,还买些布料让她做些抱枕套、抹布、床单等。年轻时,她擅长针织毛衣、袜子,我就买毛线让她织围巾、织坐垫等。

到目前为止,母亲还能做折叠衣物、扫地、洗碗、倒垃圾、整理自己的卧室等力所能及的家务事。

2. 丰富娱乐生活,让亲情和兴趣更浓郁

母亲喜欢种花草,于是我就买些花花草草,让她把阳台打造成一个小花园,让她时常浇花赏花,打理花草,而且还让家人和亲朋好友来参观,不断鼓励表扬她,有时还提供小花盆,将新移植成活的花送给亲朋。这样不仅让她感受到荣誉感和成就感,而且还保持了勤劳好动、不懒惰的好习惯。

为了让她感受到家人在一起的温暖,除了常规的家庭聚餐,我们还带她外出旅游,家人还经常陪她玩游戏,例如打扑克牌、下跳棋等。

3. 加强认知刺激训练

有资料介绍,让认知障碍病人经常写字,可以通过字迹的变化,观察判断出她病情发展恶化的情况。于是从2015年开始,我以她是小学语文老师,字写得好为由给她布置作业,让她每天坚持抄写400个字;为了锻炼大脑的运算能力,每天做100以内加减算数题30道;母亲每天做作业已由过去的被动行为变成自觉主动的必修课。

4. 想方设法巩固她的记忆功能

我看到很多认知障碍老人,对家人的名字的记忆一片空白。为了延缓母亲对家人和亲朋好友的认知记忆能力的衰退,我专门收集了百余张家人和亲朋好友的照片,在照片背面标注时间和地址,以及名字,放在她的桌上,经常和她一起讲照片故事,回忆以前的事,帮助她记住照片上的人。这个办法还真是有效,直到现在,母亲都能将照片上的人和长时间没见面的亲朋好友叫出姓名。

5. 注重身体锻炼,减缓病情发展

我母亲年轻时就爱好体育运动,有良好的强身保健意识。得病后,每天坚持活动锻炼,在家做做广播体操,练练八段锦;我们只要有时间,坚持每天陪她散步,陪她做些简单的器械运动;或带她外出游玩,探亲访友接触社会,达到强身健体的目的。

母亲作息时间一直以来都很规律,很注重睡眠的质量,养成了每天按时睡觉、按时起床的良好习惯。

我们还很注重她每天的膳食营养,做到一日三餐蛋奶肉菜果多种营养成分合理搭配。

6. 维护个人卫生,避免感染

母亲得病之后,我们坚持注重母亲的个人卫生,特别是口腔卫生,培养母亲每天自理洗漱。坚持夏季天天洗澡,其他季节一周洗一到两次澡的良好个人卫生习惯;注重小痛小病及时看医生,防止小病拖成大病。

2018年1月,考虑到母亲83岁的高龄,为了加强对她的照顾,家人再一次齐心说服她,搬到我家来住,我和我先生一同照顾母亲。

现在,我和先生都已退休。每天都有24小时不离人的陪伴照顾,母亲也很开心。

母亲越来越老了,我也渐渐老去。但为了母亲和家人,我要好好地爱护自己的身体。无论照顾母亲的道路多么艰辛漫长,我都会用自己有限的生命,义无反顾,无怨无悔,尽心尽力,一直陪伴她走下去。

2019 年 10 月 10 日

第二章 预防为主,远离脑卒中

人均寿命的增加正导致全球人口迅速老龄化,与此同时,世界人口老龄化的进程也比过去明显加快。年老并不一定意味着健康状况不良,老年人面临的许多健康问题都与慢性病有关,特别是非传染性疾病。这些疾病中的大多数可以通过采取健康行为预防或延缓发生。而其他健康问题,尤其是在尽早发现的情况下,也可以得到有效控制。即使对于能力衰退的老年人,良好的支持性环境也可以保证他们有尊严地生活,并继续个人发展。不过,现实世界远非如此理想。相关证据显示:与老龄化相关的典型失能与一个人的实际年龄并非密切相关,"典型"的老年人并不存在。老年人的能力和健康需求的多样化并不是随机产生的,而是根源于整个生命过程中的所有事件和经历,而这些常常是可以被改变的,这也就凸显了贯穿生命始终的卫生保健服务的重要性。

我国正处于人口老龄化快速发展阶段,根据上海市老龄办和市统计局发布的最新统计数据:截至2019年底,本市户籍60岁及以上老年人口518.12万人,占总人口的35.2%;户籍人口预期寿命为83.66岁(男性81.27岁、女性86.14岁);全市100岁及以上老年人口共计2 729人,每10万人中有百岁老人18.6人。健康是保障老年人独立自主和参与社会的基础,推进健康老龄化是积极应对人口老龄化的长久之计。我国老年人健康状况不容乐观,老年人平均有8年多的时间带病生存,患有一种以上慢性病的比例高达75%,患病人数接近1.9亿,失能和部分失能老年人超过4 000万,老年人对健康服务的需求迫切。

脑卒中,又名脑中风、脑血管意外,俗称偏瘫。80%的中风个案都是由大脑中的血栓引起的。中风会切断大脑部分的供血及供氧来源。众所周知,脑的质量占体重的2%~3%,但脑血流量占每分心搏量的20%,葡萄糖和氧耗量占全身的20%~25%。脑组织几乎无葡萄糖和氧的储备,当脑的血供中断导致脑缺氧,两分钟内脑活动停止,五分钟后脑组织发生不可逆损伤。同时,脑血流量与脑灌注压成正比,当平均动脉压在60～160毫米汞柱时,可以维持脑血流量的稳定。脑卒中是目前构成生命威胁的第五号杀手,又是造成身体残障,即失能和部分失能的首要原因。中风致使大脑受到终生的损伤,而且给身体机能以及心理均带来极大的影响。

一、脑卒中的定义

脑卒中(中风)是一种急性脑血管疾病,是指由于急性脑血管破裂或闭塞,导致局部或全脑神经功能障碍所引起的神经功能缺陷综合征,持续时间大于24小时或死亡。

二、脑卒中的分类及表现

依据病理性质,脑卒中通常分为缺血性卒中、出血性卒中两大类。不同部位的脑卒中所导致的症状也不尽相同(具体见表2-1)。

1. 缺血性脑卒中——脑梗死(cerebral infarction,CI)

缺血性脑卒中占所有病例大约60%～80%。缺血性脑卒中,又称脑梗死,是向脑部供血的血管出现阻塞而造成的。造成这一类型阻塞的关键条件是血管壁内壁上发生脂肪沉积,这一情况被称为动脉粥样硬化。这些脂肪沉积会引起两种类型的阻塞:脑血栓形成(cerebral thrombosis,CT),是在血管被阻塞的部分所形成的血栓,即血液凝块;脑栓塞,在循环系统通常是心脏以及胸和颈部的大动脉形成的血液凝块。

多见于50岁以上有动脉粥样硬化、高血压、高血脂、糖尿病者。安静或休息状态发病,部分病人发病前有肢体麻木、无力等前驱症状或短暂性脑缺血发作(TIA),发作症状在发病24小时内缓解。起病缓慢,症状多在发病后10小时或1～2天达高峰,以偏瘫、失语、偏身感觉障碍和共济失调等局灶定位症状为主。部分病人可有头痛、呕吐、意识障碍等全脑症状。

临床类型又可分四型:完全型,起病后6小时内病情达高峰,病情重,表现为一侧肢体完全瘫痪甚至昏迷;进展型,发病后症状在48小时内逐渐进展或呈阶梯式加重;缓慢进展型,起病两周后症状仍逐渐发展;可逆性缺血性神经功能缺失,症状和体征持续时间超过24小时,但在1～3周内完全恢复,不留任何后遗症。可逆性缺血性神经功能缺失可能与缺血未导致不可逆的神经细胞损害,侧支循环迅速而充分地代偿,发生的血栓不牢固,伴发的血管痉挛及时解除等有关。

2. 出血性脑卒中——脑出血(cerebral hemorrhage)

脑出血是指原发性非外伤性脑实质内出血,也称自发性脑出血,占急性脑血管病的20%～30%,年发病率为(60～80)/100 000人、急性期病死率为30%～40%,是病死率最高的脑卒中类型,主要是由于脆弱的血管破裂出血、血液渗入周围的脑部位置而形成的。渗入的血液不断积聚并压迫周围的脑组织。出血性脑卒中可细分为以下两种:脑内出血和蛛网膜下腔出血。脑内出血80%为大脑半球出血,脑干和小脑出血约占20%。脑CT是诊断脑出血最有效、最迅速的方法。

脑出血的病因与高血压合并细、小动脉硬化,脑动脉粥样硬化,颅内动脉瘤和动静脉畸形,脑动脉炎、血液病,梗死后出血,脑淀粉样血管病,脑底异常血管网病等有关。最常见和最主要的病因是高血压合并细、小动脉硬化。在用力活动和情绪激动时,血压骤然升高,是脑出血最常见的诱因。高血压性脑出血最常见的部位是基底节区,供应此处的血管是从大脑中动脉之交发出的豆纹动脉。

脑出血多见于50岁以上有高血压病史者,男性较女性多见,冬季发病率较高。体力活动或情绪激动时发病,多无前驱症状。起病较急,症状于数分钟至数小时达高峰,有肢体瘫痪、失语等局灶定位症状和剧烈头痛、喷射性呕吐、意识障碍等全脑症状。

同时,不同部位出血的表现各不相同。壳核出血(占50%～60%),出现对侧偏瘫、偏身感觉障碍和同向性偏盲(俗称"三偏征");丘脑出血(20%),出现"三偏征",通常感觉障碍重于运动障碍;脑干出血(10%),突发头痛、呕吐、眩晕、复视、交叉性瘫痪或偏瘫、四肢瘫;小脑出血(10%),发病突然,眩晕和共济失调明显,可伴频繁呕吐和枕部疼痛;脑室出血(3%～5%),出血量较少时,仅表现为头痛、呕吐、脑膜刺激征阳性,出血量大时,很快进入昏迷或昏迷逐渐加深;脑叶出血(5%～10%),常由淀粉样脑血管病(CAA)、脑动静脉畸形、高血压、血液病等所致。出血以顶叶最为常见,其次为颞叶、枕叶及额叶。

表 2-1　脑出血与脑梗死的鉴别

	脑梗死	脑出血
发病年龄	60岁以上多见	50～65岁多见
常见病因	动脉粥样硬化	高血压及动脉硬化
TIA(短暂性脑缺血发作)史	多见	少见
发病状态	安静或睡眠中	活动中或情绪激动时
发病速度	缓慢,数小时或1～2日症状达高峰	快,数分钟至数小时症状达高峰
全脑症状	无或轻	多见(剧烈头痛、喷射性呕吐)
意识障碍	无或较轻	多见(较重,持续)
脑膜刺激征	无	可有(高颅压)
头颅CT	脑实质内低密度灶	脑实质内高密度灶
脑脊液	多正常	压力增高,可为血性

三、脑卒中的危害和负担

脑卒中发病率高、死亡率高、致残率高。据世界卫生组织统计,全世界每六个人中就有一人可能罹患卒中,每六秒钟就有一人死于卒中,每六秒钟就有一人因为卒中而永久致残。脑卒中的现患率高达1 114.8/100 000,发病率246.8/100 000,死亡率114.8/100 000。而中国的脑血管病现患人数高居世界首位,脑血管病已经成为我国农村居民第二位、城市居民第三位死因。即使治疗及时,部分脑卒中幸存者仍可能面临重大挑战,如肢体残疾、语言障碍、思维及知觉改变、社会关系缺失等。近年来,我国脑卒中发病率呈现上升趋势,约有3/4患者不同程度丧失劳动力或生活不能自理,给家庭和社会造成巨大负担。

四、脑卒中发作原因

罹患脑卒中的风险随着年龄增长而增加,年龄是不可干预的脑卒中危险因素。

在可干预的危险因素中,高血压、高血脂,还有吸烟、饮酒等不健康的生活方式都是重要致病因素。慢病发病率的增加以及长期以来不恰当的生活方式将卒中发生的年龄大大前移,使得中年人脑卒中的风险明显增加。

首先,我国中年人群缺乏对疾病的足够重视,公众认知存在误区,认为脑卒中属于老年疾病。脑卒中乃至高血压的筛查率都较低,很多患者直至发生偏瘫才知晓自己患有高血压。其次,中年人群对于病期干预的依从性差,未按照治疗要求坚持用药,疾病管理不规范,使卒中风险增加。最后,中年人群压力较大,长时间工作和精神压力会显著增加卒中风险。此外,短时间内的大量饮酒和情绪波动也是脑卒中的短期诱发因素。

相较于肿瘤,脑卒中的病因较明确,对中年人来说,早期发现早期干预,可以达到很好的防治效果。对于卒中早期发病的征象也需引起重视,短时间的无力、口齿不清可能是卒中先兆,必须及早就医。如果能够在急性期溶栓,疾病也能得到及时救治,在有效的时间窗内可以取得较好的疗效。

五、脑卒中的三级预防

预防脑卒中根据人群的不同可以分为一级预防、二级预防和三级预防。一级预防主要让未患卒中的人群避免卒中发病,做到防患于未然;二级预防指的是已经发生卒中的人群不再复发,做到亡羊补牢;三级预防是指让已经发生卒中的患者得到更好的治疗恢复,让患者"虎口脱险"。

（一）远离"三高"

在暗藏杀机的危险因素中,首当其冲的就是"三高",即高血压、高血脂、高血糖（糖尿病）。收缩压每升高10毫米汞柱,脑血管病的发病风险就会增加30%。糖尿病和高胆固醇血症同样可显著增加缺血性卒中及颅内出血的风险。

40岁以上男性和绝经后女性应每年检查血压、血脂、血糖,及早发现"三高"。健康的生活方式是防治"三高"第一步,应贯穿每个人的一生。早期或轻度"三高"患者,可首先采用改变生活方式治疗,戒烟、控制饮食、增加活动、减轻体重,效果仍不佳者,应采用长期药物治疗。

值得注意的是,很多中年人,甚至青年人因为工作和生活压力等原因,也早早地出现了高血压。一定要结合个体情况尽早测量并监测血压,如定期的体检,或每隔半年测量一次血压。一旦发现高血压,那么您就应该提高监测的频率。

（二）戒烟戒酒

吸烟和饮酒是脑血管病的第二类重要危险因素。吸烟可使缺血性卒中的风险增加90%,使蛛网膜下腔出血的风险增加近2倍。被动吸烟同样会增加脑血管病的风险。此外,过量饮酒也会大大增加脑血管病风险。

因此吸烟者应戒烟,不吸烟者也应避免被动吸烟。至于饮酒,有一种流行的观点认为适度饮酒可以养护血管,特别是红酒,少酌有益健康。然而,目前还没有充分证据表明少量饮酒可以预防脑血管病。2018年9月《柳叶刀》杂志发布的一项研究结果显示:最安全的饮酒量是零。饮酒不能带来任何健康收益,反而是全球范围内导致中青年(15～49岁)男性死亡的头号杀手!因此,饮酒者应尽可能少饮酒或不饮酒,没有饮酒习惯者更不要为了预防脑血管病而饮酒。

(三)减轻体重、多做运动

缺乏体育锻炼及超重是脑血管疾病的第三类重要危险因素。研究表明,身体质量指数(BMI)每增加一个单位,缺血性卒中风险会增加6%,肥胖(特别是腹型肥胖)更是脑血管病发病的强烈预测因子。

专家建议:增加规律的日常身体活动,无论是与工作相关的还是休闲娱乐的身体活动,都可以降低脑血管病风险。身体活动对于心脑血管疾病等40多种慢性病都有益,其防治效果甚至可能优于药物疗效。健康成人每周应至少有3～4次、每次至少持续40分钟的中等或以上强度的有氧运动(如快走、慢跑、骑自行车等)。对于日常工作以静坐为主的人群,建议每坐一小时就进行2～3分钟的身体活动,当然,体育活动应适度进行,注意活动强度和持续时长,过犹不及。

控制饮食,做到少吃盐(每天不超过6克),多吃鱼、蔬菜、水果,增加食用全谷、豆类、薯类和低脂奶制品,丰富膳食种类,减少饱和脂肪酸和反式脂肪酸的摄入,摄入合理能量,保证规律的饮食。

(四)控制情绪、避免激动

脑卒中的爆发就像点鞭炮一样,鞭炮与火引子缺一不可。激动的情绪,如观看体育赛事时的激动狂喜、在菜市场面红耳赤地讨价还价等,都有可能成为压死骆驼的最后一根稻草。这也就不难理解,为何有的老年人出门买菜却再没回家,有的球迷朋友激愤地倒在球场或电视机前……因此,不管是令人兴奋的顺境,还是令人气愤的逆境,我们都应该控制好情绪,不要激动,避免不必要的后果。

脑卒中的预防是系统工程,除了优化生活习惯以外,还要注意监测常见的疾病类危险因素,如房颤和其他心脏类疾病、颈动脉狭窄、代谢综合征、睡眠呼吸暂停、偏头痛等等,一旦发现,尽早就医、综合评估、规范治疗。对于正在使用口服避孕药或正在接受绝经后激素治疗的女性来说,也应该定期与医生沟通,正确及时评估脑血管病的风险。

（五）手术介入预防脑卒中

除了遵医嘱规律用药以外，手术和介入操作也是预防脑卒中的重要方法。

1. 颈动脉内膜剥脱术（CEA）、支架手术可以用来治疗颈动脉狭窄，从而减少无症状性颈动脉狭窄患者的脑卒中的发病风险。

2. 对于存在颅内巨大动脉瘤的患者，可以通过介入操作栓塞动脉瘤，或通过开颅手术夹闭动脉瘤，从而避免蛛网膜下腔出血。

需要注意的是，每一种手术和操作都有各自的适应证和禁忌证，需要操作者根据患者的综合情况来评估其是否符合手术指征，并不是每一个病人都有做手术或介入操作的必要。

六、脑卒中的危险因素及具体干预措施

脑卒中是由生活方式、环境、遗传等多种因素共同导致的疾病。大量临床研究和实践证明，脑卒中可防可治。早期积极控制脑卒中危险因素及规范化开展脑卒中治疗，可有效降低脑卒中的发病率、复发率、致残率及死亡率，改善脑卒中的预后。哪些征兆可能是中风？哪些生活习惯能预防中风？

我们已经知道，高血压、血脂异常、糖尿病，以及生活饮食习惯与脑卒中的发生关系密切，如高盐高脂饮食、吸烟、饮酒、缺乏体育锻炼等，都已证实是脑卒中的危险因素。脑卒中的预防要以"健康四大基石"为主要内容，即"合理膳食，适量运动，戒烟限酒，心理平衡"。世界预防中风组织曾权威发布世界预防中风指南，指南中指出预防中风的方法和建议如下：

（一）遵循以下六个步骤，降低中风的风险和危险

1. 了解您的个人风险因素：高血压、糖尿病和高血脂，将血压控制在120/80毫米汞柱以下。

2. 勤于进行体力活动并定期运动，控制体重，控制压力；以大肌肉群参与的有氧耐力运动为主，如健走、慢跑、游泳、太极拳等运动，活动量一般应达到中等强度。防止过度劳累，用力过猛。

3. 保持健康饮食，多食用水果和蔬菜并减少摄入盐类，让身体保持健康状态并将血压保持在较低水平。

4. 控制酒精摄取量，每日饮酒量不超过680毫升啤酒或280毫升葡萄酒或85毫升烈酒。

5. 避免吸烟。如果已经染上吸烟恶习,立即寻求帮助戒掉烟瘾。

6. 定期进行健康体检,发现问题早诊早治,学会识别中风的警报征兆。

（二）高血压脑出血相关知识解读

高血压是一种以血压升高为显著特征的疾病,在日常生活中较为常见。虽然常见,但是,大多数人对高血压并不了解,特别是脑出血便是高血压的严重并发症之一,严重时甚至危及人们的生命安全。

1. 高血压没感觉,不想吃药,医生说会脑出血,真的吗?

可能会。高血压导致的脑出血,有个专业术语叫"高血压脑出血"。高血压脑出血属于心脑血管疾病之一,该疾病属于高血压的并发症,且比较严重。人体长期在高血压状态时,可以导致动脉的血管壁发生病变,诱发微小动脉瘤,当这些微小动脉瘤由于阻力或者其他因素发生破裂的时候,就会出现高血压脑出血。

2. 脑出血来临时有哪些信号?

脑出血发生后需要尽快做CT检查鉴别,判断出血量,如果出血量多需要立即开颅手术治疗,否则有生命危险,而有时脑出血发生后,患者由于自身意识不清,需要家属协助立即就医,因此人人都需要知道脑出血的信号,或许这些知识能帮助你拯救身边的人。

（1）剧烈头痛:头痛一开始常是断断续续的,接着十分剧烈,同时伴随有头晕,感觉站不住,就可能是脑出血惹的祸。

（2）言语不清:与人交谈时突然说不清话,或者是舌根发硬、流口水等情况,都可能是脑出血的先兆。

（3）呕吐:呕吐中枢位于颅内,如果脑出血,颅内压升高,就会刺激到呕吐中枢,从而导致患者出现呕吐的情况。

（4）肢体偏瘫:一侧身体麻木、没有力气,也可能是脑出血的先兆,而在急性期,患者常常两眼凝视大脑的出血侧。

（5）嗜睡:昏昏入睡的状态,严重者甚至难以叫醒,这时不要以为患者是疲劳过度,最需要做的是呼"120"寻求医疗救助。

3. 高血压患者为什么需要低盐饮食?

为降低发生中风的风险,每天建议食盐摄入量应低于5克。食盐会使血压水平上升,血压越高,罹患中风的风险就越高。成年人每天食盐摄入量应低于5克,而儿童的摄入量应该更低。由于血压水平首先是从儿童期开始升高的,因此应在该阶段开始严格控制盐类摄取量。我们摄入的盐分大多数包含在每日的食品中,如面包、酱汁、奶酪和加工肉类,以及在餐桌上和煮食时加入的食盐。努力习惯食用低盐食品,减少摄入富含油脂和高糖的食物,限量食用烹调油,每天饮水要充足。

4. 吸烟会使中风的危险性增高吗?

数据显示,吸烟加高血压,发生中风的危险性比常人高18倍以上;吸烟、酗酒、超重、高血压、高血脂、糖尿病等危险因素中的四项或四项以上的人,则随时都可能发生中风。

(三)中风预防的24小时

根据生物钟,每天24小时,每时每刻注意细节,很可能会有效避免中风的发生。

1. 早起

(1)多喝水。早晨起床后先喝杯温开水,帮助肠胃蠕动,让排便更加顺畅。

(2)喝蔬果汁。早餐可以适量喝点蔬果汁,增加维生素摄入。降低坏胆固醇,还能维持动脉血管的健康弹性。

(3)注意保暖。研究发现,每年1~3月,中风死亡人数最多,通常20~24摄氏度是最不易发生中风的温度,以此为基准,温度越低越危险。

2. 上班

(1)午餐选五谷饭。五谷饭能增加膳食纤维的摄入。深绿色蔬菜、蒸鱼,则有助于控制血压。

(2)下午喝杯热茶。喝热茶可以暖胃,也可以促进血液循环。

(3)找时间动一动。办公室一坐就是一天,可以借去茶水间或厕所的机会动一动,爬爬楼多走动。

(4)定期量血压。高血压患者上班时,应注意测量血压,避免出现血压波动较大、突发的情况。

3. 下班

(1)多走走。下班后到家附近的公园走走,或者提前一两站下车,每天走路4次,每次10分钟,有助于稳定血压,预防疾病。

(2)陪家人、宠物。下班后尽量不要加班,多陪陪家人、孩子,多与宠物玩耍,能够舒缓压力,降低中风风险。

4. 晚餐

晚餐要清淡。清淡,少油少盐少糖,烹调时可用食物本身味道取代调味料,不仅健康也相当美味。

5. 睡前

音乐代替网络。睡前可听一些舒缓的音乐,有助于睡眠和血压平稳。

七、急性脑卒中的早期识别

（一）中风警报征兆

1. 眩晕明显。突然感觉天旋地转,站立不稳,抬脚费力,甚至失去平衡摔倒在地。

2. 剧烈头疼。无明显诱因,逐渐由间断性转为持续性,伴有恶心、呕吐等现象。

3. 一侧麻木。突然感到一侧面部、手臂、指头麻木,特别是无名指。

4. 经常呛咳。喝水或进食过程中经常出现呛咳。

5. 单眼失明。一只眼睛忽然视物模糊,或视物重影。

6. 白天嗜睡。非常疲倦,觉得睡不够,甚至在白天也睡意明显。

7. 哈欠连天。不分时间、地点而情不自禁地频打哈欠。

8. 握力下降。手臂突然失去握力,致使手中物品掉落,有时还会出现说话不清表达困难的现象。

9. 舌根发硬。忽然感觉舌根部僵硬,舌头胀大,说话不清楚。

有时,在发生严重中风之前的数天、数周或数月内,会有轻微中风或一种称之为短暂脑缺血发作(Transient Ischemic Attack,简称 TIA)的症状。这种症状只在几分钟内便恢复正常,但请勿忽视这些警告讯号,务必立刻就医。

（二）如何快速识别脑卒中

1. "FAST" 快速测试法

世界预防中风运动发布的 "FAST" 快速测试法,是一种便于每个人记忆,能够帮助识别中风征兆的有用方法。"FAST" 这四个字母分别代表面孔、手、说话和采取行动的时间:

面孔(face)——检查面部。嘴角是否耷拉下来了?

手(arms)——检查双臂。是否能够举起双臂?

说话(speech)——检查口齿。口齿是否不清? 能否理解他人的话语?

时间(time)——掌握时间最为关键。

如果注意到任何征兆,应立即采取行动,立即就近就诊。迅速思考,尽早发现,尽早行动,尽早治疗。中风是一种医疗紧急事件。

2."中风120"

我国还推出了适合中国人的急性卒中快速识别方法,即"中风120",它是一种适用于中国人的迅速识别脑卒中和即刻行动的策略:

"1"代表"看到1张不对称的脸";

"2"代表"查两只手臂是否有单侧无力";

"0"代表"聆(零)听讲话是否清晰"。

如果通过这三步观察怀疑患者是中风,可立刻拨打急救电话120。不论是脑出血还是脑梗死的患者,最短时间内送到医院无疑是最好的。

临床经常遇到这种类型的中风:很多患者一觉醒来,肢体不会活动了,说话不清楚了。这类患者如果无法明确自己是何时发病,则从患者知道自己状态正常的最后时间算起。例如,患者昨晚11点睡觉时完全正常,今晨醒来发现"讲话不清",那就需要从昨晚11点开始计算时间。

有时中风症状很轻,可能只觉得说话稍有不清楚,或仅是拿杯子的力量小些,还有一些症状可能几分钟就缓解了,这是医学上所称的"一过性缺血性发作"。这个时候千万不能放松警惕,若异常原因没有消除,短期内症状很可能复发,下一次的症状就可能会明显加重,因而也应尽早到医院检查。

八、脑卒中护理相关知识

（一）护理目标

1. 病人能掌握肢体功能锻炼的方法,并能够主动配合进行肢体功能的康复训练,躯体活动能力逐步增强。

2. 能采取有效的沟通方式表达自己的需求,能掌握语言功能训练的方法并主动配合康复活动,语言表达能力逐步增强。

3. 能掌握恰当的进食方法,并主动配合进行吞咽功能训练,营养需要得到满足,吞咽功能逐渐恢复。

（二）肌力分级（见表2-2）

表 2-2　肌力分级

分级	临床表现
0级	肌肉无任何收缩(完全瘫痪)。
1级	肌肉可轻微收缩,但不能产生动作(不能活动关节)。
2级	肌肉收缩可引起关节活动,但不能抵抗地心引力,即不能抬起。
3级	肢体能抵抗重力离开床面,但不能抵抗阻力。
4级	肢体能做抗阻力动作,但未达到正常。
5级	正常肌力。

（三）意识状态的评估（见表2-3）

表 2-3　意识状态的评估

意识状态	语言刺激反应	痛刺激反应	生理反应	大小便自理	配合检查
嗜睡	醒后灵敏	灵敏	正常	能	能
昏睡	迟钝	不灵敏	正常	不能	尚能
浅昏迷	无	迟钝	正常	不能	不能
昏迷	无	无防御	减弱	不能	不能
深昏迷	无	无	无	不能	不能

（四）常用护理操作技术

详见第二部分。

（五）康复护理技术

患者突发卒中后,患者的身体机能或多或少地会受到影响,此时的康复过程（功能恢复）就显得尤为重要,例如运动功能、语言功能、吞咽功能、认知功能和生活自理能力的康复等。除了在医院康复科、专业康复中心接受康复指导以外,家庭成员也应该注重与患者的互动,通过日常交流、亲密陪伴、悉心训练等措施来加速患病家属的康复。日常点滴的照料和陪伴是非常重要的！具体内容详见第三部分。

附七：失能患者叙事故事分享

医者仁心

作者：黄　翔

一、三个问题

我是一名脑外科医生，主要工作是为病人进行脑部手术，驱除病痛。在所有的外科科室中，脑外科应该算是最苦、最累的，挑战性也是最强的。为什么？因为大脑实在太复杂了，而且大脑对人而言，也太重要了。你爱一个人、恨一个人，或者忘记一个人，你的喜怒哀乐、七情六欲全是由大脑控制的。

因为大脑是如此神秘，所以，作为一名脑外科医生，经常会有病人问我各种问题。我总结了一下，问得最多的问题有以下三个。

第一个问题："大脑是不是真的像豆腐一样？"

对于这个问题，我想回答得严谨一些。一般来说，大脑比较柔软，可以变形，易于牵拉，有一定的韧性，不容易出血。但是，每个人的大脑是不一样的，有些人的大脑像嫩豆腐，一碰就出血，一碰就碎。所以在手术中，遇到这一类大脑，止血非常困难，要用特殊的止血材料才能把它压住。有时候，即使在手术台上止住了血，回到病房后可能又会出血。这个时候怎么办？只能让患者回到手术台上再开一刀。

第二个问题："脑瘤是什么样的？"说实话，很多脑瘤长得和脑细胞很像。肿瘤是怎么来的？肿瘤是正常的身体细胞突变而成的，所以它和正常的细胞组织属于一母同胞的"兄弟"。这就给脑外科医生带来一个问题——我们在做手术时必须把肿瘤和大脑分清楚。

怎样才能做到这一点呢？一方面，外科医生的经验是非常重要的。但经验和能力是主观的，不一定靠谱。另一方面，就要靠神经导航系统。我们现在开车很多时候靠导航，开刀同样也需要导航。我们给大脑开刀，首先要通过神经导航系统，找到肿瘤在哪里。其次，我们可以选择一条最合适的开刀路径，确保最低程度地伤害大脑，并且最大限度地切除肿瘤。而当我们开刀的时候，一旦偏离了手术路径,导航系统就会发出警报。最后,神经导航系统还能告诉我们肿瘤有没有被切除干净。

第三个问题:"你已经做过很多手术了,还怕不怕?"说句实话,刀开得越多,我胆子越小。到目前为止,我开刀已经超过6 000例,但我现在变得胆小如鼠。为什么? 有两个方面的原因。第一,你开刀越多,你见过的并发症就越多。所以,每次开刀,我都会害怕这些并发症出现。第二,我越是了解大脑,就越是对它敬畏。我有时摸着它,会觉得它就是一个宇宙。现代科学对于大脑的认知还处于比较初级的阶段。2018年,《科学》杂志上曾经刊登了一篇论文,科学家终于弄清楚了果蝇的大脑结构,一个果蝇的大脑里约有10万个神经元。那么人的大脑里有多少个神经元呢? 860亿个。科学家们到现在还不知道大脑是怎样处理数据的,到目前为止,我们离大脑的真正开发还非常遥远。

二、我一边开刀,他一边背诗

经常有朋友对我说,你们脑外科与我们的日常生活离得比较远。我觉得这其中有些误会,其实脑外科与老百姓的健康息息相关。

比如,现在我在演讲,一个人的讲话就是由大脑的语言功能区控制的。语言功能区在哪里? 在太阳穴稍微后面一点的地方。如果你是用右手写字,你的语言功能区就在左边;如果你是左撇子,用左手写字,你的语言功能区则在右边。

假如一个人不幸长了肿瘤,而且肿瘤长在语言功能区,那么只有一个办法,就是开刀切除肿瘤。

为了保护语言功能区,医生必须把肿瘤识别出来。怎么识别呢? 刚才我提到的神经导航系统,可以对肿瘤进行大致的识别。但具体到每一个人,语言功能区都是不一样的。比如,说汉语的人和说英语的人,语言功能区就不一样。假如你会说汉语,又会说英语,还会说点上海话和广东话,那么语言功能区又会不一样。病人到了手术台上,医生怎么去判断这个病人的语言功能区到底在哪里呢?

曾经有一个病人,他是一所中学的语文老师,他的脑瘤就长在语言功能区附近。一开始他去当地医院看病,医生对他说,你开了刀以后可能就不会说话了。他心想,如果真这样就不能再当老师了。他不甘心,于是找到我们,希望我们能够保留他的语言功能。

说实话,我们也不能给他保证,只能尽力而为。因为他是语文老师,所以开刀那天,我跟他说好,我一边开刀,他一边背诗。于是,我开刀的时候,他开始背诗："白日依山尽,黄河入海流。欲穷千里目,更上一层楼。"背完一首,再背一首。为什么要这样呢? 因为只有不断刺激他的脑回,才能确定他语言功能区的位置。我把他所有的语言功能区的脑回位置做好标记,然后从非语言功能区进入,把肿瘤切除了。开刀以后,他一开始不大会说话,但是能发出一个个单音节,能讲自己的名字。术后一个月,他讲话沟通基本上没有问题了。术后3个月,他又回到学校当老师了。

三、医生的职业成就感,无法用语言表达

作为一名医生,最开心的时刻就是看到你的患者经过治疗重新好起来,那种职业成就感是无法用语言表达的。当时,我做这台手术花了7个多小时,没下过手术台,也没喝一口水,肚子饿坏了。但是看到这位语文老师重返工作岗位,我觉得还是挺值得的。

我再举一个例子。有一天我刚开完刀,突然接到一个陌生人打来的电话。对方是个男的,他很激动地说:"我老婆给我生了个大胖儿子,谢谢你!"我一下子没有反应过来,正准备挂电话,对方急了:"黄医生,我是病人家属,我老婆两年前在你那里做过垂体瘤手术,你还记得吗?"我才突然想起来。

这对夫妻刚来医院的时候,看起来关系不太好。因为他们结婚多年一直没有孩子,查来查去,双方都没问题,吃了很多年的药,还是没有孩子。后来,一个比较有经验的妇产科大夫建议他们去做头部核磁共振,结果确诊妻子患有垂体瘤。这个微创手术是从鼻子里做的,创口很小。做完手术一年多,他的妻子就怀孕了。

原来,脑垂体虽然只有1.5厘米左右大小,却掌管着全身的内分泌功能,也包括生殖系统的内分泌功能。脑垂体通过分泌激素,就像把一份份文件从上往下传递,告诉卵巢什么时候排卵,告诉子宫什么时候来月经。而一旦垂体上长了肿瘤,激素不分泌了,生殖系统也就无法正常运转了。肿瘤被摘除以后,一切又恢复了正常。

所以说,我们脑外科并不神秘。大脑和人的生活是息息相关的,我们与老百姓的健康和生活也是息息相关的。

四、为什么很多外国医生来华山医院神经外科学习

在过去的10年里,我经常被派往世界各地学习,去交流脑外科的治疗技术

以及进展。

2019年是中华人民共和国成立70周年。其实,共和国的70年历程,也是中国的脑外科事业飞速发展的70年。20世纪50年代,我们向苏联学习,请苏联的神经外科医生到上海来开刀。当时开了七八台手术,很多肿瘤都是用手抠出来的,死亡率比较高,因为当时我们对脑外科的认知水平还处于比较初级的阶段。

而今天,我们医院一年的手术量达到了1.6万台,这个数字还在不断增长。这样的数量,在全世界的排名都是数一数二的。不仅如此,我们在脑肿瘤、脑血管病、颅底外科、功能神经外科等领域都位于世界前列。

以前,我们派医生到国外去学习新的技术,回来引进技术和设备,为中国人民服务。现在,我们成立了神经外科学院,吸引了全世界的医生到上海来学习脑外科新技术,其中包括韩国、日本、德国、意大利、英国、美国等发达国家的医生。

为什么越来越多的外国医生都来这里学习呢? 因为外科是一门实践的学科,你做的手术比别人多,你做的手术比别人好,人家自然会虚心向你学习。当然,今天我们取得的这些成就,是几代中国脑外科医生共同的心血。

五、要做一个好医生,真的很难

外科是实践的学科,外科医生是一刀一刀练出来的,外科事业也是拼搏出来的。只有吃得了别人吃不下去的苦,才能开别人不会开的刀。但是这个苦,有的时候真是太苦了。因为做医生本来就不容易,要做一个好医生,真的很难。

我的父亲也是一名医生,但是当年,他曾经坚决反对我当医生。那一年,我填写高考志愿的时候,他明确表示不许我填写医学院校。但是,那个时候的我比较叛逆,年少轻狂,并不理解父亲的苦心。我心想:你自己做了30年的医生,为什么不让我做医生? 所以,我不顾他的反对,人生第一次完全按照自己的意愿填写了高考志愿。

我的第一志愿是复旦大学医学院,第二志愿是厦门大学医学院,第三志愿是福建医科大学。填完以后,父亲看了我的志愿表,神情很复杂,但没有说什么。从第二天开始,他一改原先的反对态度,带着我去争取复旦大学医学院的推荐表。后来因为分数够了,推荐表也没用上。这件事我记了一辈子,因为他告诉我应该怎样去做一个好父亲。

后来我参加工作,做了十几年的医生,深刻体会到了这一行的艰辛。一年365天,没有节假日,每天都得去医院看病人,经常36个小时乃至48个小时不合眼。

这个时候，我才体会到父亲的苦心，也知道了他当初为什么反对我当医生，不是因为他不爱医学，更不是因为他不爱我，而是因为他舍不得。如果将来有一天，我的孩子也跟我讲，爸爸，我要报考医学院，我想我也会舍不得。但我也会像我的父亲一样，尊重且支持孩子的选择，并尽自己的努力去帮助他实现梦想。因为，当医生，一直都是一件对的事、好的事。我还会以身作则地告诉他，怎样做才算是一个好医生。

（摘自《解放日报》2020年2月21日）

附八：失能患者叙事故事分享

亲历脑梗

口述：洪先生　整理记录：李文利

做梦也想不到，我这个不抽烟、不喝酒，没有糖尿病，没有高血压，只是血脂和尿酸略高，平日里还比较重视身体健康，还喜欢游泳、打羽毛球、散步等活动的，自认为比较"年轻化"，60岁退休后也没有认为自己是老年人，还在外面兼职的知识分子，下半生会与脑梗结缘。尽管中风已经过去快7年的时间，但回想起那段时光，"我"依然充满了无助感，被那种极度的痛苦、绝望、尴尬，甚至是羞愧感所笼罩。

2012年3月的一天，下午五点多，我在体育中心游完泳后，感到左臂有些发麻，当时未以为意，还自己开车回家。吃晚饭时，左脸也麻起来了。夫人说快上医院吧。我们打车来到离家最近的区中心医院急诊科，值班医生对我的四肢等做了全面检查，量了血压，还开了脑CT检查。去做检查时，我感觉自己走路有些异常。CT结果显示也没有什么问题。医生说可能游泳水凉，脑血管痉挛。让我回家好好休息，注意保暖，有异常再来医院。脑CT也做了，悬着的心也放了下来，精神上彻底放松了。临近晚上十点，我和夫人没有叫出租车，散步近半个小时回了家。回家后，我还自己用电脑百度了一下，百度上面说，这种情况多由颈椎病引起，于是找了张膏药贴到后颈部。

第二天早上醒来，我发现左腿也开始麻了，起床时差一点摔倒，头也有一些晕。我这时情知不妙,匆匆吃了饭,赶快打车来到华山医院急诊部。护士把我分诊到神经内科。神内的值班医生对我的四肢、五官等再次做了全面检查,初步结论:脑梗死！要求我再去做脑部CT复查。CT结果也证明就是大脑右侧基底神经节区域脑梗死。

那时我才知道"脑梗"发病六小时内是治疗的黄金期,在此期间只需溶栓治疗。过了六小时的黄金期,必须连续输液14天以上。医院床位很紧张,要先在急诊输液室输液。有了昨天的教训,家人又挂了个神经内科的特需专家号,专家看后觉得老年人在脑梗进展期应该住院治疗观察更妥当。恰好当时他掌握的病床下午会有出院病人,于是当天下午,就住进了华山医院神经内科病房。刚入院时,病情还没有明显影响到认知,我甚至还自己打电话和单位请了假,说明了自己的病情,只不过,实际状况超过了我对自己病情的预判和想象。左侧肢体出现了功能障碍,仿佛不再是自己身体的一部分,左半边身子完全失去了感知。在最初的几天里,我大部分时间都在昏睡,仅有的几段记忆碎片也很是"扎心"。我分不清自己和他人的动作,也分不清身体和周围的环境。有一次,我以为自己把左臂举起来了,但实际上是查房医生抬起来的;我还曾错把靠垫当成了自己的胳膊,以为自己躺在地板上。还有就是心理的打击和人格变化,醒着的时候,总是担心自己会从床上、轮椅上摔下来,有关中风的糟糕记忆,不断在脑海中出现,使人变得过度警觉,充满恐惧、焦虑。那时,经历的这种种感受,让我开始怀疑我的往后余生。半个月后出院。出院诊断书确认,我患有脑梗死以及高血压、高尿酸、高同型半胱氨酸症。医生认为高同型半胱氨酸症(HCY)是主要原因,并建议长期服用他汀类药物和阿司匹林。

一、我的教训

1. 尊重生理规律,顺乎天理人情,年龄大了,遇到反常情况要尽快就医,不能盲目自信。

2. 努力学习了解医学知识

(1)我出院后,与别人说起同型半胱氨酸,很多人都知道这个指标是脑梗的标志性指标。目前我们单位每年的体检内容中没有这一项,所以体检指标正常,生活规律,也容易盲目自信。现在,我们退休的员工体检,很多人自费加上这项检查,其实也就几十元钱,而且很容易治疗,吃点叶酸、复合维生素B类药物即可。而我直到这次发病才有所了解。

（2）治疗脑梗有两个时间段,6小时内黄金溶栓期和24小时治疗期。

（3）脑梗发病前往往会感到全身发热。这是我与几位发过脑梗的病友的共同感觉。此外,发病前半个多月,舌头一直发麻,住院一周后才恢复正常,这是前兆,不可忽视。

（4）测血压要同时测左、右臂,取两者中的高值。我这次犯病时,左臂血压130/82毫米汞柱,右臂169/108毫米汞柱,才发现这个问题,请教医生,方知前述结论。

3. 相信医生,但不迷信医生

有病找医生是必须的,遵从医嘱服药治疗也毋庸置疑。但医生本身也会受到年龄、经验和知识的局限,对同一病症做出不同判断。

例如,对于我是否患有高血压病,这次住院做了24小时血压监测,神经内科的主任医师认为我不是高血压,而同科室的副主任医师（我的责任医生）则肯定地说,是高血压二级高危人群（严重的一种）,并写入出院诊断书。出院后按他们的要求,去心脏内科检查高血压。同样,年长的主任医师说,不能算高血压,不用吃药;该科年轻的副主任医师告诉我,你就是高血压。最后,我遵守了两位医生的共同建议,先控盐控油3个月,看血压动态变化情况。

所以,有时医生的结论还需结合自己的实际情况自我调理。

4. 我的健康我做主

进一步纠正不良生活习惯。这次犯病,我自己分析,主要诱因有三:其一,春节以来,亲朋好友来往,聚餐多,还送来不少点心,我觉得浪费了太可惜,加之嘴馋,每天一块糕点,直到犯病前一天。其二,为招待亲友,买了很多元宵在冰箱里存放,春节后还剩余不少,同样每天早晨用它当早饭。其三,发病时去体育馆游泳,外面空气冷,我只穿了件夹克,内加一件羊绒衫。

概括地说,我们这个年龄,不能再嘴馋,适当远离油、甜、黏,还有重口味含盐高的食物;对于寒冷不能逞强,要时时注意保暖,这样血流才通畅。

古语云,人生七十古来稀。要尊重客观规律,注意自我保养和调理。安度晚年,是家庭安宁和子女幸福的基础,是我们应该做也可以努力做到的。

二、三等公民

我是"文化大革命"前的工科大学生,出生在上海、读书在上海、毕业后留在上海工作,一直到退休。无论是在工作单位,还是在家里,我都一如既往地坚持

"自己动手，丰衣足食"的生活态度，是小家庭、大家庭里那个动手能力强、热爱劳动的不可缺少的成员。2010年5月，上海世界博览会在上海市中心黄浦江两岸，从南浦大桥到卢浦大桥以西的滨江地区举行，切身感受到"城市，让生活更美好"的我，真切地感觉到"偏瘫"所带来的不便和城市功能的转变。

住院后，我的左侧身体失去自由自主活动的功能，大脑的意识是清醒的。病情稳定出院，回到熟悉的家，却再也恢复不了自己在家庭、社会的功能，不能也不愿意联系自己的朋友，不能恢复以前的工作和人际交往。孩子在国外工作生活，也已经退休的夫人雇了"钟点工"帮助做些家务，我过上了"衣来伸手、饭来张口"的日子。直到有一天，弟弟弟媳来家探望，一起吃饭、聊天，临走前，弟弟亲自给我端来一盆洗脚水，非常周到地拿来擦脚毛巾，我将双脚泡进水盆的瞬间，突然就大哭起来……我的夫人和弟弟看着我泪流不止的样子，发现我的变化有些不正常，与病情恢复程度不相符，就联系去看精神科和康复科。

在上海市精神卫生中心，我发现我就是专家定义的"三等公民"。从医学的角度看，人的大脑和机体"用进废退"，全程的照顾是不利于病人疾病的控制和治疗的。另一方面，人们往往不会留意，病人并不愿过这样的生活。每天睁眼就是等早饭，接下来呆坐等中饭，之后又无所事事等晚饭，然后睡觉。家人无微不至的关心与关爱，其实是默认病人是丧失功能的、被照顾的群体，更是要求他们放弃努力，从社会职能中退出。那时我的语言功能下降，交谈能力变差，但喋喋不休地说个不停，言语发泄，根本也不想听别人说什么；要么情绪不稳定，要么哭泣。这样的性格与原来的我判若两人，让我爱人感到担忧。医师建议我们尽可能要保持生活内容，喜欢或习惯做的事情都可以继续，能参加的同学聚会等活动也尽量参加。

在华山医院康复科吴毅教授推荐下，我来到离家较近的长宁区天山中医医院康复科崔晓主任这里进行康复治疗。天山中医医院康复科也是国家中医药管理局"十二五"重点专科建设单位、长宁区卫健委"名科"、长宁区残疾人（肢残）康复中心、长宁区"中西医结合康复临床诊疗中心"，有功能齐全的现代化康复评价和康复治疗设备，可以提供中医治疗：针灸（包括浮针治疗局限性疼痛、电针、芒针、头皮针等）、推拿、中药、中药熏蒸（全身、半身、局部）、棍棒操等；现代康复治疗：物理治疗（PT）、作业治疗（OT）、言语治疗（ST）、平衡训练、认知训练、吞咽治疗、关节松动训练等；物理因子治疗：高频（微波、短波、毫米波）、中频、低频、牵引、激光疗法、脑电治疗、生物反馈、高压静电、气压治疗等。当年第一次住院康复治疗一个月。当时，左侧肢体运动障碍、感觉障碍，三根手指捏不住一个田螺，双上肢协调性差，手举不起来。人生的低谷比以为的更多，要不断"从头再来"。由于中风后许多功能出现衰退，在漫长康复过程中出现了不少困难，感染和精神压力经常让康复情况一筹莫展，也曾让我意志消沉。

三、七年回归路

在断断续续的治疗中，我重新建立起自己的"朋友圈"，大家一起交流治疗心得体会，鼓励新加入的病友。前几年我坚持每周推拿和针灸，现在每周在长宁区天山中医医院水城路诊疗区崔晓主任出诊时针灸一次。崔主任是我们这个"朋友圈"的群主，是我们的依靠。从心理上，一年多后，我能够接受不完美的自己。一个"理工男"开启了无事生非的新生活。

记忆最深的是康复训练开始时，当我终于可以试着站立甚至慢慢走几步时，我的肩膀和臀部就开始疼痛。尽管失去了触觉，但仍然有痛感，而且比中风前更强烈。疼痛经常使我筋疲力尽，疲劳加剧；睡眠也受到干扰，疼痛让我无法入睡，但医院里的噪音，夜间别人的说话声和打呼噜的声音也让我无法入睡，这一切都限制了我的康复信心。

有些患者把恢复行走能力放在康复目标的首位，而医生更希望在恢复认知能力方面帮助他们。我认为只有首先动起来，才有可能找回自我。为了保持尊严、重铸希望、拥有活下去的动力，我坚持下床、行走。为了锻炼"脑功能"，恢复"智商"，我保留了最原始的理科基础，每天抄公式，做计算，书写26个英文字母，背36计，倒背36计……放弃了游泳、放弃了打羽毛球，重建新的兴趣。为了锻炼我的手脚协调功能，锻炼我的眼、双手、脚的协调性，家里找来老式的缝纫机，把旧衣物或床单拆解后，供我做手工。旧技能新开发，寓娱乐于康复中。家人还买来"空竹"，让我在公园里加入抖空竹的队伍，从最基本的动作开始，练习手臂的力量，重新寻找身体的平衡。用我最熟悉的A4纸，做折纸，折了再拆，拆了再折。两年后，开始练习"金鸡独立"，从2秒、10秒到20秒，直到2015年的一天，我终于可以独自出门。避开上班高峰期，过马路时，即使是绿灯我也不过马路，必须等到"一个新的绿灯"开始时，再起步。每一次，计算好出行时间，到哪里待多久，计算走到厕所的位置需要的时间，提前做好规划，留出足够的时间……九年后的现在，只要别人不过度关注我，不要遇到急的情况，我都可以维持身体平衡，貌似"正常"行走，其实双侧肢体的感觉是不一样的。

　　理科生，曾经的职业习惯是"做表格"。脑梗前，每年的体检报告，我都做成表格，每年进行比对。脑梗后，我又恢复了"做表格"，对每一年的康复效果进行比对，观察指标、波动幅度、误差、偏差等，连续九年多，岁数增长了，也没有达到"出厂标准"。

　　七年后，我可以继续读书、看电视、做记录。有一个"苦难守恒定律"，很符合现时光景的我：每个人的一生都会吃一定量的苦，既不会凭空消失，也不会无故产生，但是它会从一个阶段转移到下一个阶段，或者从一种形式转化成另一种形式。我权且把自己作为出厂的"残次品"。现在，我可以负责家庭的物业管理事宜；网上购物，买菜买日用品；去年，还参加了单位组织的退休人员的杭州疗养活动。

　　七年康复之路，我一直坚信中医，坚持针灸疗法，做了崔主任七年的病人。人的大脑是储存信息、传递信息的，就像有线网络和无线网络，也是用来传递各种信息的，而中医针灸扎的穴位，就是无线网络的基站，可以帮助建立信息的联系。基站需要建设、维护，重点是防止黑客进入！

2019年4月

附九：失能患者叙事故事分享

走过四季，走过自己

口述：王立新　整理记录：李文利

　　为了能够更全面地了解失能者长期照护家庭，贴近他们的日常康复与生活，以及回归家庭、回归社会的漫漫路程，在天山中医医院康复科崔主任的引荐下，我才有机会遇到王立新，一个愿意分享自己因"病"而被改变的人生轨迹，更多的是生活的点点滴滴，归于平凡，坚守对生活、对家庭的责任与爱。

　　简要病情：2006年5月23日，因"高血压，脑出血，昏迷"在中山医院抢救治疗，七天后苏醒，保守治疗26天出院。出院时，遗留右侧肢体偏瘫，并感觉障碍。2016年，主因"头晕"，脑CT提示"脑梗死"，住院治疗20余天。既往因"肾结石"行"右肾切除术"。一晃走过十三年的复健康复之路。目前，拄拐杖可缓慢行走50米左右。

感慨之余,在征得王立新本人同意的前提下,分享他的一生。

一、少年壮志不言愁

我是1950年出生,1966年在市南中学完成初中学习的"老三届"学生。那时,"文化大革命"刚刚开始,在校的1966届、1967届、1968届三届初、高中学生,因"文革"造成在学校的堆积,到1968年出现了古今中外绝无仅有的三届初中和高中六个年级的中学生同年毕业的奇景,也造成了巨大的就业危机。因此老三届离校后几乎都一刀切响应党的号召,"上山下乡"当了"知青"。他们的成长,经历了"反右""大跃进"、三年经济困难时期和"文化大革命"。所以当时不满20岁的我和我的同龄人是高高兴兴地离开上海市到南汇海边的国营农场,当了六年农民。那是在海滩边开荒种地,种不出水稻,就种棉花;棉花苗都长不高,两年都不结果。六年后,在我们离开东海农场时,那里已经可以种植水稻、棉花,还有一些蔬菜……那时知识青年们有些就住在农民的鸡棚、猪棚等改建的草棚下,有些是住在海边的草棚中……那个年代,年少干劲足,真的也不觉得苦,不觉得累,每月还有18元的工资,可以养活自己。作为共青团员,我积极劳动,向党组织靠拢。

1974年,随着知识青年返城,我被安排到上海牛奶公司工作,从一线工人,到机关宣传岗位,30岁,成为一名光荣的中国共产党党员。由于机关工作需要,离开学校20多年后,我又参加了牛奶公司委托上海大学办的经济管理专业的三年制大专班学习,半脱产的社会班,17门课程,对于初中毕业的我来说,那时功课压力还是很大的,书背得很辛苦。为了留在机关从事自己所热爱的宣传工作,我更加珍惜学习的机会,工作之余,熬夜苦读,处处都不能掉队啊。心随所愿,40岁出头的我于1991年如期毕业,取得宝贵的大专毕业证书。同年又在淮海西路上成立可的广告公司,我做经理。那时我的思想是非常超前的。可的=可信+可亲+……+可行。上海牛奶集团提出了生产经营、资产经营、资本经营并举的经营模式,为大型国有企业的改革探索出一条新路,成立了光明乳业股份有限公司。面对乳业发展的大好趋势,上海牛奶集团进一步发挥牧业的主业优势,充分整合资源,以"一业为主、多元发展"的经营思路,以"超越、创新"的经营理念,以高效的运作模式致力于将上海牛奶集团建设成为国家级大型专业化养牛龙头企业。2006年,光明乳业股份集团建立了现代牧场奶牛项目同国际牧场接轨,我们参加了其中广告设计建设部分,在金山区建立现代牧场,4 000头奶牛的规模,许多设备都是进口的。将现代管理引入牧场和奶牛养殖,企业壮大、改革、走国际化道路……要经过区级、市级、国家级检查验收。为建立亚太地区牧业龙头地位,当时这个项目是由上海市委亲自主抓的。白天检查,晚上总结、提出整改方案……那是项目关键时期,工作压力大,睡眠时间不足,睡眠质量不好,也没有周末休息时间……其实,2006年4月份体检时,我第一次知道自己有高血压,当时想忙完6月份的检查验收,再去看门诊的。谁知5月23日,白天陪同领导检查验收,晚上在单位加班写小结,突发"晕厥",被120送到复旦大学附属中山医院,确诊为"高血压,脑出血,昏迷"。生活轨迹就此发生了大逆转……

二、天山中医医院康复科的重生之旅

2006年5月23日,我以"高血压,脑出血,昏迷"收住中山医院。由于出血部位特殊,开颅手术危险性大,医师交代病情,家人同意采用内科保守治疗。医院多次告病危通知,当时家里把寿衣都准备好了……昏迷七天后,苏醒过来,中山医院一共住院治疗26天。出院时,血压尚不稳定,恢复部分记忆,瘫痪卧床,失语。由于三级医院住院床位紧张,我必须出院。那时,单位和家人联系的是去复旦大学附属华山医院康复科吴毅教授处进行康复治疗,但是由于华山医院床位紧张,同时还需要长时间住院治疗,考虑离家近的原因,吴教授推荐我到天山中医医院康复科崔晓主任这里。2006年6月,天山中医医院康复科已开展4间病室20张床位。根据华山医院康复科吴毅教授制订的康复计划,我第一次入住天山中医医院,那时吴教授每周定期来查房。从此,天山中医医院陪伴我走过了12年的医途,为了重新学会走路,只有自己先动起来,才有可能找回自我。从此,我和崔主任结下了解不开的医患情谊,我见证了中医院康复科的发展壮大,这里的医护人员也证明了我的努力和对生命的爱。

按照吴毅教授的康复计划,四个月可以说话,六个月站起来……那时,单位领导经常过来探望,工作岗位还保留着。崔主任的康复团队,每天像教育幼儿园小朋友一样,要求我数数,记住并说出自己、家人及医务人员的名字;同时,接受针灸治疗以及控制颈部训练、控制躯干训练、平衡能力的训练、站立平衡的训练、控制肩关节训练、控制肘关节训练、控制腕关节训练、日常生活活动能力的训练等。住院康复治疗四个月后,我开始说简单的话;八个月,我终于可以站起来下地,扶着病室的床护栏,勉强移动两米,我哭了……这是我患病以后,第二次哭,是高兴的哭,是喜极而泣。第一次哭是在中山医院苏醒后,醒悟到自己不会动,

右侧半身没有感觉，连痛觉都没有，只有氧气管、鼻饲管、导尿管、输液管，还有无数的导线……窗外的世界，再热闹再生龙活虎也回不去了，这对于卧病在床的病人来说，只剩下深深的绝望。

第一次在天山中医医院住院四个月，由于医保住院管理的原因及崔主任外出学习，我又辗转入住静安区老年医院、徐汇区中心医院、普陀区中心医院、浦东的一家医院。2007年天山中医医院康复科搬迁新院时，我又第一时间转回到天山中医医院。经过一年多不同医院的住院生活，我渐渐明白：同一个病区、同一间病室、不同的病友，即便是慕名虔诚大老远跑来看病的，也不过是万千患者中普普通通的存在，更不会因为贫富贵贱、奔波不易而被特殊光芒笼罩，出现奇迹。病来如山倒，病去如抽丝。就医中，虽有心酸、不甘、无助和绝望，但似乎……我慢慢地接受了自己的现状，更深地感受到来自医务人员的温暖，是他们默默守护着我，鼓励着我的每一点进步。

2008年，天山中医医院康复科床位紧张，还有医保相关"平均住院日"的相关规定，针对我们这些偏瘫，功能需要不断支持恢复的病人，是否可以反复住院康复的问题组织协调了一个会。那时，我是住院15～20天按照规定项目进行康复，回家10～15天休养，再回医院时，活动功能都会进一步退化。家人当时考虑入住由中山医院托管的东海老年护理医院，那里也是我下乡的地方，环境优美，病室也相对宽敞，爱人年龄也大了……但那时有五个病友，先后入住护理院，一直有电话联系，先后有三个时隔不久就"走了"，都是由于病情复发。卧床瘫痪的人最怕便秘，三天不排便，五天不排便，用力排，血压就出问题，心脏和大脑的血管就要出问题。崔主任就积极申报长宁区卫生和民政的残疾康复项目，有了经费，开设了天山中医医院4楼的康复门诊，我是崔主任这里第一批住院的病人，也是第一批加入康复门诊的成员。这里的每一台康复设备，还有每一个康复医师，以及每一个推进推出的病友，都是我这10多年的"伙伴"。12年，我一直坚持康复治疗和锻炼。尽管我的右侧身体（包括右半边脸）还是没有感觉，但是，我的右手、右脚现在还是可以慢慢移动的，但前提是只有在我目光注视下。现在门诊康复，需要定期提供头颅CT检查报告，2016年，医院再一次确诊我患有"脑梗死"，我还是选择在天山中医医院内科住院治疗。我信任天山中医医院，熟悉这里的路线和就医流程，在这里治疗和康复，也能尽可能减轻家人的负担。天山中医医院康复科崔主任，是我生命中的引路人，是她，给了我坚守的信心。

三、九牛二虎

九牛二虎，是我的微信名。1950年出生，我属虎。下乡六年，在农场的日子，大家的好伙伴，就是"牛"；牛奶公司建现代牧场，我们的事业就是"养牛"！现在平凡的日子里，不屈不挠，费劲九牛二虎之力生活……这就是，我。

喜欢一首老歌《一条路》：山无言，水无语，走过春天，走过四季，走过春天走过我自己。十二年，一个轮回。春夏秋冬是一年。一年，开花的草木都已努力地开过了，不会开花的树木也尽力地翠绿过了。接受了自己，我又重新找回过去的爱好与乐趣。

我曾经是上海摄影协会会员、中国农垦摄影协会会员，热爱生活，热爱大自然，喜欢欣赏镜头中的美好。我喜欢摄影，最初是从淮海中路的海英照相馆租相机拍照。妈妈非常支持我的爱好，那时全家精打细算节衣缩食，16岁我拥有了我人生的第一部照相机。尽管我只接受了小学和初中的美术课教育，到知青农场后，因为我会画宣传画，帮助农场画马克思、恩格斯、列宁、斯大林、毛主席的油画，很快就进入农场的宣传组。在农场，我们办了三种黑板报，每周更新内容，都是用粉笔写字、画画。后来，我的学习、宣传工作就是从下乡起步的。我的农垦摄影作品常常获奖，经常有人请我去拍新闻图片，上海的摄影圈大多数人都认识我。家里拥有每一代的照相机，到现在都是我的收藏珍品。

四、生而无畏，从容过生活

1. 老王与松鼠

我家住在中山公园附近，2006年前，无论是广告工作需要，还是个人爱好，我都喜欢在这里拍照。大约在2015年，我又重新举起相机（左侧独臂单手操作），恢复摄影爱好。玩微信、开微博，记录生活中的美好，有部分作品通过美篇App记录了下来。

中山公园有一棵树，中午时分，几个松鼠来午餐了！为了捕捉到松鼠觅食的瞬间，好几天，我放弃自己中午吃饭，静静地等待、等待镜头里的主角，把享受自然的神奇作为自己的美餐！就这样，坐在残疾车里，独臂操作单反相机的"我"，也成了另外一个摄影爱好者镜头里的主角（见图2-1、图2-2）。

2. 生而无畏，从容过生活

如果你以宽阔的胸怀容纳一切、包容一切的时候，你就不会有想不通的事。

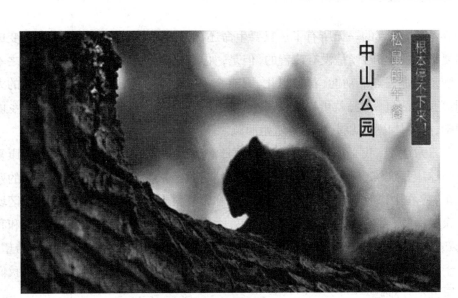

图 2-1　老王镜头里"安静"的松鼠

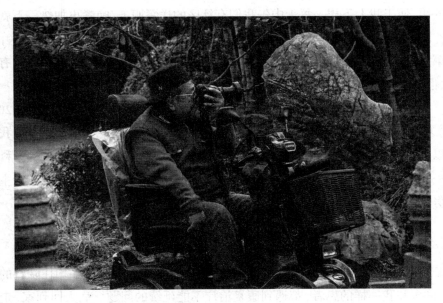

图 2-2　静静等待小松鼠的老王，成为互不相识的摄影师镜头的"主角"

面对重度残障，鼓足勇气生活的精髓就是稳定地活着，没有丝毫的自欺，执掌着非常强大的安全感，对天地有一种敬畏和信赖。如果心中没有希望，那么哪里都不是理想的抛锚地。看一切人都是好人，看一切事都是好事，看一切景都是好景。

放弃希望,就真的一无所有了。只要生命还在,希望就能萌生。康复治疗,变成康复训练,很多时候是没有改善的,但是,如果我一个月,没有来康复,我来之不易恢复的那一点点功能,都会退化,只有全力以赴地生活,才能拥有每一天的太阳。我们活过一生,就可以在突发事件面前从容淡定。我爱人是我一起下乡的同学,她身体以前就弱,也需要姐姐照顾。

日常生活,我必须自理自立。我的日常生活就是坚持在天山中医医院康复科门诊康复训练,爱人身体不好,不能陪伴。我经常都自己来,上午开着我的残疾车,停在中医院门口,换轮椅上四楼。和康复科十多年的就诊关系,这个区域的康复医师,都给我做过康复功能校正,大家都认识我,这里的病人及家属和我也熟悉,像我这样的老人都能够独自就医就诊,好多来康复的人也看到了希望。这十多年,非常感谢崔晓主任的帮助,无论遇到再大的困难,她都协调解决我们的康复治疗难题。

我家住四楼,没有电梯,居住的社区居委会,也第一时间在楼梯的另一侧加装扶手,便于我上下楼。每天中午我们有社区的送餐服务,晚餐再加热一下就好了。现在的长护险服务,也第一时间为我评估,并提供照护服务。我们小区,也是第一批申请加装电梯的启动社区,尽管因为达不成投票同意的比例,还没有签约,但是我也看到了新的希望。

我每天穿行在医院,面对很多的生老病死,后又出现了肾结石,去年(2018年)复查脑CT,再次出现腔隙性脑梗,在中医内科住院治疗。来这里治疗,我是可以自己往返的,我爱人的压力小很多。今年我爱人在市第六人民医院骨科做了一个手术,我去联系床位,签字,探望。开始时说需要用进口材料,后来老主任查房说可以使用国产材料,节省了不少费用。

五、我和我的残疾车

最初的两年,我辗转在各家医院住院治疗,因为医保规定的平均住院日的问题,许多和我一样的患者,都遇到康复治疗不能延续的问题。病人回到家,走出家门都有困难,一直卧床,就没有生的愿望。2008年,崔主任用自己申请到的项目经费加医院资金开设了四楼的门诊康复中心。但是,问题是每天需要从家到医院,从医院回家。我就需要有代步的残疾车,开始是普通的轮椅。

2010年世博会,主题就是"城市,让生活更美好"。残联主席邓朴方来上海参观,才有了四轮的残疾车,我是长宁区获得购买资格的第一人。车是电动车,充电是个大问题,是社区帮我解决了充电难题。这款电动残疾车,限速每小时8公里,这是国际标准。当时每台车的价格近一万元,长宁区残联补贴50%。(现在路上好多的电动残疾车,速度可以很快,主要是制动刹车的问题,对于真正的残疾人,大脑反应慢,车辆安全性不够。)这样,我独自出行时,只带好拐杖和助行器就好。

2015年,我换了第二部四轮电动残疾车,这个时候,充电就不是问题了。

后记

脑卒中后恢复自立自理的生活,由每分钟每小时每一天每一月每一年构成,点点滴滴,细细碎碎,斑驳的时光影像下,每一件事情的起承转合,都是一个短片。如果可以记录王立新的生活日常,将是失能居家自立生活的最好最真实课堂。

2019年3月

附十：失能患者叙事故事分享

以爱的姿势站起来

口述：安　宁　整理记录：励　莉

一、生而无畏，学海无涯

我是最后一批"上山下乡"的"知青"。那时返城的知识青年如潮水般,想尽各种办法,希望尽快回到上海,安置工作并落户。而我听从父母的安排,充分抓紧一个月的自学备考时间,利用哥哥留下的数理化课本,选择了参加1978年的高考。返沪落户是当时的第一愿望,出于成功率高的考量,我选择了报考中专院校,直接就被上海市卫生学校录取,开始了两年护理专业学习。

年轻时的我,在"书山有路勤为径,学海无涯苦作舟"的年代,作为"老三届"的高中生,我非常相信自己的学习能力。1980年毕业,我被分配到区中心医院工作,一直在各科室轮转。年轻的我不知疲倦地工作、学习,即使在怀孕休产假带孩子同时,我也同步完成了大学的学历教育和瑞金医院内科的进修学习,成为地段医院的一名内科医生。随着上海市社区卫生服务改革的需要、全科医学的需要,年近退休的我,再一次进入工作中学习、学习中工作的紧张状态,顺利转型成为一名全科医生。

就在工作生活继续向前时,2012年,我在工作岗位上,突发头痛头晕。当时,我的意识非常清醒,第一反应就是中枢神经系统——大脑出问题了。我口头医嘱给当班的护士,20%甘露醇250毫升,快速滴注……随后由于"脑出血"我被送到华山医院,救治的经历和所有"脑出血,左侧偏瘫"的病人一样,由于处理及时,出血量相对较小,病情相对稳定,神经科医师最终选择了内科保守治疗。病情稳定出院后的这六年,我作为偏瘫失能病人,与天山中医医院康复科、中医针灸科、高压氧科等科室,结下了不解之缘。一如我30多年从医的感受,病来如山倒,病去如抽丝。作为医生,我也改变不了生命中出现的病痛,以及左半身不听指挥的结局;但是我可以让自己有个积极的心态,接受它,帮助它……选择天山中医医院康复中心,是我对崔主任医德和医术的信任。

二、坦然面对疾病,每天进步一点点

无常也许正是生命的常态,但是最终我们还是挺起脊梁,昂起头颅接受生命的安排,甚至挑战。在我生病住院期间,我家先生放下手边工作,和女儿轮流照顾我。作为高校教授,除了日常课程,他还带着研究生做课题。而我作为医生,我也相信生命是自己可以掌握的。尽管突如其来的疾病使我暂时丧失了自理能力,并留下了后遗症,我也清楚地知道,康复过程,是一个急不得的过程、急也没有用的过程。

记得刚开始,我只能每天躺在床上,左侧的肢体,对蚊子的叮咬,没有多少感觉,而右侧的肢体被蚊子叮咬后又痒痛难忍,但我的左手却不能抬起挠痒痒。静脉输液时,左手的液体流到皮下,手肿得很高,而我却浑然不知。看着我身上的蚊子包,肿胀的手,女儿都心疼得哭了。

刚开始,独自站立的时候,身体失去平衡,我的左边脸,蹭到墙上有了一道浅浅的伤痕。我先生也深深地自责,对我照顾不周。我却坚持让他们不要耽误工作,自己克服困难。

每天,我都坚持完成规定的康复训练,只要能够站立,我就不坐下来;只要能坐着,我就不躺下。特别是,我坚持不让我的左侧肢体的肌肉出现萎缩,那个后果,是我在临床出诊时经常看到的。

身为患者,我还带领病友们一起做棍棒操。女儿在国外的代购网上帮我买了康复"袜"、康复"鞋",可以纠正运动时下肢失衡。一起康复的病友,和我的效果比对后,都愿意和我一起动起来。还有想要康复"袜"、康复"鞋"的病友,我都无偿帮他们买回来。

三、家的味道

由于住院环境的条件限制,作为医生和病人的双重身份,我更加愿意选择居家治疗。家里备有半成品,我可以烧简单的饭菜,做简单的家务。每周不定期到天山中医医院四楼的康复门诊做两次诊疗。早上,家人把我送上出租车,到达医院下车后,我预约好的护工阿姨接我上楼。上午做两到三个项目,和病友们一起聊聊天。中午去医院门口的餐厅吃饭,下午再完成几个康复项目。先生下午下班时绕道到医院接我一起回家。

因为有家人的陪伴,有家人的期待,我要做得更好。从去年开始,我经常和家人一起离开上海外出度假旅游,他们陪伴我走得慢一些,如果不去说,外人都看不出我是偏瘫的病人。

2018 年 10 月

附十一:失能患者叙事故事分享

老 陈

小 陈

我的父亲,老陈,今年80岁了,2017年4月突发脑梗。

一切来得太突然,以前身体一直很好的老陈,一直是一家之主。家里的事情,多数由他决定、处理,现在一下病倒了,我感觉天就要塌了一样。那一天,我父亲和我说走路时,脚有点不好使。我当时也没有太在意,以为我父亲可能是走路时扭到脚了。到了晚上,他感觉越来越不对劲,我发现他嘴有些歪,说话也不清楚……我马上带着他去华山医院看急诊,一套检查化验CT后,医生确诊是脑梗。当时我心急如焚,不知所措,马上就联系我哥,医生也同步开始治疗。第二天,老陈被转入了华山医院神经内科病房。

　　从那一天开始，疾病让他变成了一个让人痛惜的孩子，他无助地躺在病床上。还好经过华山医院及时救治，病情基本稳定。在华山医院医生的建议下，我父亲出院后，转到天山中医医院进行康复治疗。天山中医医院康复科从硬件到软件，在康复医院里都是名列前茅的。在天山中医医院的医生和护士的精心治疗和关心下，还有系统地对老陈的功能障碍及日常生活活动能力进行康复训练，经过一年半的治疗康复，我父亲从不会走路，到现在可以隔半个月回家住了，现在走路也可以用拐杖辅助走走了。

　　回顾这一年半的时间，我心中感叹许多，生命有时就是这么脆弱，还好人间有许多温暖，现在我父亲每过二十天去天山中医医院住院康复一次。我照顾的担子也轻了许多，总之，非常感谢白衣天使无私的奉献。

　　老陈在，家就在，我就是小陈。

2018 年 10 月

第三章　认识老年失智症

"时代的尘埃，落在每一个人身上都是一座山。"在我们的身边有不少失智症老人，他们大脑中的记忆如同手中的沙子，会顺着指缝偷偷溜走。岁月带走了他们的青春，也带走了他们的记忆。他们如同不懂事的"老小孩"，脾气暴躁，甚至动手打人。面对老年失智症患者由于认知障碍而导致的情绪、思想、行为和性格等各方面的改变，如何提供稳定、高质量的失智症照护服务，已成为家庭和机构的共同挑战。

一、失智症的概念、分类

老年失智症是指老年人认知领域中的记忆、注意、语言、执行、推理、计算和定向力等功能的一项或多项受损和（或）伴精神行为症状，导致日常生活能力下降，不同程度影响患者的社会功能和生活质量，严重时由于各种并发症导致患者死亡的一组疾病。

老年失智症由D—drug（药物引起）、E—emotional disorders（情绪异常）、M—metabolic or endocrine disorders（代谢或内分泌异常）、E—eye or ear dysfunction（眼或耳等感官功能障碍）、N—nutritional deficiencies（营养缺乏）、T—tumor or trauma（脑瘤或外伤）、A—arteriosclerotic complications（动脉粥样硬化并发症如心肌梗死、脑梗死等）等原因引起：英文首字母归纳为"DEMENTIA"，即痴呆。

按病因分类可以简单地分为阿尔茨海默病（AD）、血管性认知障碍（VCI）、额颞叶痴呆、路易体痴呆和其他类型痴呆等，其中AD最为常见，约占所有痴呆类型的50%左右；其次是VCI，约占所有痴呆类型的20%左右，其中，卒中后认知障碍（PSCI）是特指卒中后发生的认知功能下降，是血管性认知障碍（VCI）的一个重要亚型,严重影响患者生活质量及生存时间。

二、阿尔茨海默病

阿尔茨海默病(Alzheimer's desease,AD)是老年失智症最常见的一种类型,是起病隐匿、病因不明的大脑退行性病变。临床表现为持续性、进行性的多个智能功能域障碍,记忆、语言、视空间能力、应用、辨认、执行功能及计算力等认知功能损害,可伴发情感或行为学症状,并出现人格和行为改变。

阿尔茨海默病的临床过程有三个阶段:

1. 第一阶段:大约1~3年,以近记忆功能下降为主要表现,进行记忆量表测查时,常可发现记忆功能的中轻度下降;存在立体、图形的视空间技能障碍;部分患者存在找词及命名语言功能异常;脑电图及头颅CT检查多正常或轻度改变。

2. 第二阶段:发病后2~10年间,近记忆功能明显下降,远记忆障碍逐渐明显;进行记忆量表测查结果为高度记忆障碍;MMSE分数明显下降;存在时间、场所、人物定向力功能障碍;情感变化逐渐明显,判断力、记忆力、理解力均明显下降;脑电图检查为中度异常(慢波明显增多);头颅CT检查可见脑室扩大,脑沟和脑裂增宽、变深。

3. 第三阶段:发病8~12年左右,为全面性痴呆,极度的智能障碍;记忆量表测试已无法进行;可产生肢体和括约肌功能障碍;脑电图检查呈现全面的慢波,头颅CT显示全脑萎缩。

诊断阿尔茨海默病一般要求符合以下条件:起病年龄40~90岁,表现出进行性记忆丧失,此外包括至少一项神经心理学功能障碍,并且要除去其他可能导致痴呆的系统性或脑源性疾病。少部分痴呆患者起病可以突发(如外伤或脑卒中等),但多为缓慢性起病。大部分痴呆性疾病都呈进行性发展,只有少数情况下可以通过临床有效干预手段获得改善。

三、失智症的主要特点

1. 隐匿发病,进展缓慢。大多数病人首先被家属、熟人发觉近事记忆力的缺失和注意力不集中,例如健忘,借故逃避或讨厌别人的发问,关于最近发生的事物,常虚构故事来填补记忆的缺损空隙,多数伴有注意力分散,比如失神发愣,容易受外界环境的刺激或干扰而分神,或是只能盯牢单件事情,而无法轻易地将记忆力转移到其他的刺激上。

2. 早期即可以出现抽象的时间观念理解困难；晚期则远事记忆力亦受损，逐渐丧失具体的地点、人物、事件等定向力。

3. 构图能力早期即表现出描绘或模仿线条图画的困难。

4. 早期即呈现语言内容的贫乏，唠叨、说话重复或绕圈子、刻板化等，逐渐地出现语意的整合及理解减退，念错人、物的名字，晚期可出现失语。

5. 计算力及抽象思考，早期就可以有缺失。

6. 情绪依照病因的不同，呈现有欣快感、易激动或冷漠无情等，约有25%～30%患者产生抑郁的症状。

7. 由于判断力及知觉力下降，部分失智老人可出现妄想、生活习性恶化、疑心、幻觉、攻击、激越等其他精神和行为症状（如阿尔茨海默病约有15%～56%，路易体痴呆则幻觉很常见）。

卒中后认知障碍同阿尔茨海默病（AD）等神经系统退行性疾病引起的痴呆相比，具有其自身特点，如斑片状认知缺损、病程波动性等，其中可预防和可治疗性是卒中后认知障碍（PSCI）的一个重要特点。

四、阿尔茨海默病的预防与干预

阿尔茨海默病，是老年期痴呆最主要的类型，表现为记忆减退、词不达意、思维混乱、判断力下降等脑功能异常和性格行为改变等，严重影响日常生活。年龄越大，患病风险越大。

1. 形成健康生活方式：培养运动习惯和兴趣爱好，健康饮食，戒烟限酒，多学习，多用脑，多参加社交活动，保持乐观的心态，避免与社会隔离。

2. 降低患病风险：对于中年肥胖、高血压、糖尿病、卒中、抑郁症、听力损失、有痴呆症家族史者，更应当控制体重，矫正听力，保持健康血压、胆固醇和血糖水平。

3. 知晓阿尔茨海默病早期迹象，包括：很快忘掉刚刚发生的事情；完成原本熟悉的事务变得困难；对所处的时间、地点判断混乱；说话、书写困难；变得不爱社交，对原来的爱好失去兴趣；性格或行为出现变化；等等。

4. 及时就医：老年人若出现阿尔茨海默病早期迹象，家人应当及时陪同到综合医院的老年病科、神经内科、精神/心理科、记忆门诊或精神卫生专科医院就诊。

5. 积极治疗：药物治疗和非药物治疗可以帮助患者改善认知功能，减少并发症，提高生活质量，减轻照护人员负担。可在专业人员指导下，开展感官刺激、身体和智能锻炼、音乐疗法、环境疗法等非药物治疗。

6. 做好家庭照护：家人掌握沟通技巧、照护技能以及不良情绪的调适方法，在日常生活中协助而不包办，有助于维持患者现有功能。应当为患者提供安全的生活环境，佩戴防走失设备，预防伤害，防止走失。

7. 维护患者的尊严与基本权利：注重情感支持，不伤其自尊心，沟通时态度和蔼，不轻易否定其要求。尊重患者，在保障安全的前提下，尽可能给予患者自主自由。

8. 关爱照护人员：患者的照护人员身心压力大，要向照护人员提供专业照护培训和支持服务，维护照护人员身心健康。

9. 营造友善的社会氛围：疾病会造成患者认知功能障碍、日常生活能力降低和精神行为异常。这些疾病的患者和家属也都面临着相似的处境。

五、保护大脑功能的日常生活形态

神经学家斯默尔（Gary Small）医师建议，只要今天开始改善生活形态，就可以开始修复昨天的大脑损伤。为了保持大脑的青春，必须改变生活形态，这些生活形态不仅可以照顾大脑，多数也能维持体能强健。

1. 细嚼慢咽：日本神经内科医学博士米山公启说，老人家愈缺少健全牙齿，罹患失智症的比例愈高。因为咀嚼时，大脑皮质区的血液循环量会增加，而且咀嚼也会激发脑神经的活动。

2. 晒太阳：预防失智要多外出走走晒太阳。因为阳光能促进神经生长因子，像"长头发"一样，使神经纤维增长。现在已经有专家研究晒太阳的量是否与失智症的发展有关，虽暂无定论，但每天接受阳光照射，至少能形成较好的睡眠模式，不容易抑郁。

3. 列清单："无论任何年纪，健全记忆运作关键都在于注意力。"美国纽约西奈山医学院记忆增强计划执行主任史威尔医师建议，借由列下工作清单，将每日工作设立一个严格的程序，无论工作困难与否，都能帮助有效完成工作。你可试试规定自己中午11点半才读E-mail，或是直到工作完成到某一个程度，才回复一些较不紧急的电话，或是付完账单才做别的事。

4. 吃早餐：吃早餐不仅为了健康，也为了大脑。因为大脑不具有储存葡萄糖的构造,随时需要供应热量。经过一夜之后,大脑的血糖浓度偏低,如果不供应热量,你会想睡、容易激动,也难以学习新知识。

5. 常做家务:做家务不仅要用脑,规划工作次序,也要安排居家空间。晒棉被、洗衣服需要伸展身体,使用吸尘器也会使用到下半身肌肉。只要运用肌肉,便会使用到大脑额叶的运动区。而且,将油腻的碗盘洗干净,将脏乱房间整理清洁,成就感的刺激,也能为大脑带来快感。

6. 多喝水:大脑有八成是水,只要缺水都会影响思考。临床神经科学家、精神科医师亚蒙(Daneil G. Amen)曾经扫描过一位知名的健美先生,他的脑部影像很像毒瘾患者,但他强烈否认。后来得知他为了拍照看起来瘦一点,曾大量失水,而脑扫描的前一天他才刚拍过照。后来经过水分补充后,脑部的影像看起来正常多了。

7. 跟人笑笑打招呼:主动和别人打招呼! 打招呼不但有人际互动,降低抑郁症的风险,而且为了主动打招呼,要记住对方的姓名与外形特征,也能提高自己的记忆力。

8. 每周走一条新路:打破旧习、尝试不熟悉的事可以激发短期记忆,建立大脑解读信息的能力。例如,尝试改变每天从家里走到车站的路线,或是改变每天下车的车站,尝试早一站或晚一站下车,或改变每天坐车的时间,单是做这项,就能对前额叶产生刺激。

9. 健步走:有氧运动可以使心跳加速,而且有些动作需要协调四肢,可以活化小脑,促进思考,提高认知和信息处理的速度。有氧运动很简单,穿起球鞋出门健步走即可。研究发现,只要每周健步走三次、每次50分钟就能使思考敏捷。

10. 深呼吸:当你焦虑时,做什么都难。试试冥想法:闭上眼睛,大拇指按小拇指,想象运动后美好的感觉,再深呼吸30秒钟。然后大拇指按无名指,想象任何你喜欢的事物30秒钟,然后再按中指回想一个受关爱的时刻30秒钟,最后按食指,回想一个美丽的地方30秒钟。

11. 看电视少于一小时:看电视通常不需用脑,所以看得愈少愈好。澳大利亚的研究人员研究显示,测试29 500人的长期记忆与短期记忆,发现记忆力较好的人每天看电视的时间少于一小时。

12. 吃叶酸和维生素 B_{12}:这两种维生素可以控制血液中会伤害脑细胞的同型半胱氨酸。瑞士的研究发现,230位60岁以上的人,摄取这两种维生素过低,罹患失智症的概率是适量摄取的人的四倍。富含叶酸的食物有四季豆、芦笋等,

富含维生素 B_{12} 的食物有银鱼、鲑鱼、沙丁鱼等。维生素 B_{12} 只存在于荤食,素食者要规律补充维生素 B_{12}。

13. 每天都要用牙线:研究发现,牙龈炎、牙周病和晚年认知功能障碍有关。所以,听从牙医的建议,每天都要用牙线,每次刷牙的时间至少两分钟。

六、正确认识对待 AD 患者和家庭的建议

（一）消除病耻感

AD 是一种疾病,据《2012 年全球阿尔茨海默病报告》的内容:受歧视和被社会隔离是 AD 患者最大的挑战,全球 24% 的 AD 患者因为怕受歧视而隐瞒了自己的诊断,40% 的患者认为自己没有融入正常日常生活中,患者和照护者都感受到被社会边缘化。AD 协会(Alzheimer Association)列举了患者希望公众知道的关于 AD 的基本知识:

1. 我还是那个没有生病之前的我。

2. 我的独立性对我来说很重要,在帮助我之前请先问我一下,哪些我还可以自己完成,哪些我需要帮助。

3. 让我参与很重要,请带我去参加那些我们都喜欢的活动。

4. 不要因为我的诊断而给我下各种假设,AD 对每个人的影响不尽相同。

5. 请花一定的时间来问问我过得怎么样。我只是生病了,就像那些得了心脏病和癌症的患者一样。

6. 我还可以参与有意义的对话。

7. 如果您想知道关于我的情况,请直接问我。

8. 请不要放弃我,即使您不知道怎么说或怎么做,也没有关系,您的友谊和支持对我依然很重要。

（二）患者家属调适角色指导

AD 知识还不普及,一旦患者被诊断为 AD,家属往往不知所措。家属要学习疾病的病程及各阶段的照护重点,AD 照护可能是一个长达十几年的征程,家属需要尽早做长期计划。AD 患者已经没有能力来适应家属的生活,只有家属调整自己,适应患者的节奏。AD 早期,患者的主要症状是记忆力下降,同时早期也是治疗的最佳时期,家属的照护重点在于尽早做出一些决策:去什么医院治疗,选择什么治疗方案;召开家庭会议,讨论往后随着病情加重,谁是主要的照护者;趁患者还有处事能力,采用妥善的方式,尽早就一些财务等敏感问题进

行交接。中期的核心问题是精神行为症状的出现,教育家属应对精神行为症状的技巧。晚期患者日常生活活动能力明显下降,教会家属生活护理的技巧。终末期患者走向生命的尽头,给予家属舒适护理指导,引导家属重新评估患者的治疗决策,同时做好心理支持和哀伤护理。

（三）安全指导

有的患者喜欢外出,但外出以后不知道怎么回家,导致走失或者在外面遭遇意外,就不要将钥匙放置于患者视野内,不要让患者单独外出,将写有患者联系电话、住址等信息的卡片随身携带,万一走失,方便旁人联络。将带GPS功能的挂件、手表等物品让患者随身携带,以方便定位。厨房不用煤气,改用接触式电磁炉,以防煤气意外及烫伤。洗涤剂不要放在患者可及处,以防误食。及时清理过道内的障碍物,以免跌倒。不要留患者一个人看电视,以防电视里的暴力节目引发患者不安,导致精神行为症状的发作。满足患者吃饭、喝水、如厕等生理需求,避免患者因生理需要引发不安。将锋利的刀具移出患者视线,以免患者自伤。给予患者拼图、棋类、游戏等活动用品,吸引患者注意力。食物烹饪好以后,不要马上给患者食用,放置一段时间温度合适以后再食用,以免食管烫伤。

（四）专业团体／机构给家庭照护者的支持

医院、专业协会可组建家属支持小组,通过微信群、网站、热线电话、定期见面等活动,让家属有获取知识的渠道,释放压力,获取支持。一些社区、机构提供家庭照护者喘息服务（患者不定期托管在中心,给照护者提供临时的休息机会）、日间照护（患者白天托管于中心,夜间接回家中）、夜间照护（患者夜间托管在中心,白天接回家中,主要针对昼夜颠倒的患者）、居家服务（由专业人员上门提供直接照护、专业指导、心理支持）。照护者可以去了解所在社区相关的设施,需要时将患者送去机构托管,不仅可以让患者接触结识新朋友,扩大其社交圈,照顾者自己可以得到短暂的休息,拥有属于自己的时间。

（五）家庭照护者自我减压指导

因为AD照护机构尚不成熟及患者对机构适应能力差等,目前AD的照护以家庭照护为主。AD病程长达6~12年,其中大部分时间需要他人协助或照顾。一名患者可能影响22.7人的生活,主要是患者的家人及朋友。AD患者整个病程功能持续退化,逐步丧失沟通能力,甚至不认识家人。照护者承受着身体及精神的双重压力,还因照护需要花费大量的时间、精力,这不仅影响照护者的工作,还会使他们面临财务危机。有研究报告:照护者身心健康问题的风险是常人的

2倍；因神经、精神问题服药的概率是常人的3.5倍；如果配偶是主要照护者，其患AD的概率是常人的3倍。照护者要努力调适自己的压力，照顾好自己的身体，才能承担长期照护患者的重任。保持充足的睡眠、获取均衡营养、每天适量运动、学习瑜伽、听音乐、深呼吸、太极拳等放松技术，可以缓解照护者的压力。

附十二：失能患者叙事故事分享

《天长地久：给美君的信》读后分享

作者：李文利

　　任何人，随着岁月的流逝，终将一天天老去。任何人，在每一天时间的进展里头，都在忘记，都在力不从心，都在走向终点，不是吗？对于失智、对于衰老与死亡，以及对这些事情的认识水平全面且恰当的话，亲情陪伴的效果是会不一样的。如果全社会的集体意识整体提高，彼此理解、彼此包容的和谐社会就会到来。

　　2019年春季的一天，我在书店"偶遇"中国台湾女作家龙应台所著的《天长地久：给美君的信》一书，即刻被她陷入母亲应美君患阿尔茨海默病后的所思所想吸引。全书由两个部分组成，第一部分是19封给母亲的信，写满对亲情、亲子、生命、教育与岁月的思索，饱含深情的优美的文字诠释出最好版本的叙事故事；另一个部分是她从数千份历史材料中筛选出的"大河图文"。

　　那是2017年4月1日，龙应台在香港参加生平第一次禁语禅修。禅修的时候，就在那一刹那，她发现好时光不多了，重要的事情不可以拖。这一年作家65岁，她的母亲美君已经93岁了。她发现再拖下去，不知道美君还会不会等她。于是她决定：搬家，搬回屏东，搬到母亲身边亲自照料美君。作家发自肺腑地感叹：这个世界，没有任何天长地久。你必须把片刻当作天长地久，才是唯一的天长地久。

　　搬家的过程很迅速。她的母亲原本和哥哥一家住在一起。她占下哥哥的顶楼仓库，等于住在母亲的楼上。改造仓库只用了三个礼拜，第四个礼拜她就搬家了。

　　原文：

我开着车，拖着满满一车行李，多数是书。两只猫跟我一起南下。

从此以后，每天早上我都可以大声对妈妈说话：

"应美君你在吗？应美君你今天好吗？睡得怎么样？风太大了是不是？等下我帮你拿条围巾好了。"

妈咪在，猫咪在，那里就是家了。

在照顾母亲的过程中，作家发现：美君还活着。可是失智，已经不认得她，不记得她，不能和她说话。事实上，美君已经"离开"她了。说不清楚美君的病症是从哪一年开始。因为失智症是那样一个逐渐的过程，就像一颗方糖进入咖啡，你不知道，它什么时候就融化了。

写这本书，原因很单纯。作家想和美君说话，可是美君已经没法跟她说话。

原文：

在我完全没有准备的时候，她已经变成了一堵墙，而这堵墙是这辈子对你恩情最深的人，是你最爱的人，最尊敬的人。

我真的觉得蛮伤心的。我只能用文学的方式来处理这个问题。

我终于受足了教育，而且受的教育越高，我走得越远。她欢欢喜喜，目送我远行的背影。然后她就老了。眼皮垂下来，盖住了半只眼睛；语言堵住了，有疼痛说不出来；肌肉萎缩了，坐下就无法站起。曾经充满弹性的肌肤，像枯萎的丝瓜垂坠下来。曾经活泼明亮的眼神，像死鱼的灰白眼珠。

她不曾享受过人生，因为她的人生只有为别人付出。我在城里过自己的日子，而她在人生的最后一里路，孤独地走着。这，对吗？

43年前，我离家去台北，美君一定有亲自送我上火车。我上车的那一刻，有没有回头看她一眼？

我可以很肯定地说：没有。

出国时，父母到松山机场送我。那时候出国留学就像永别。我进海关之前，有没有回头看美君一眼？

一定没有。

原因是，当时我的心目中是没有父母的。父母就是理所当然地在那，就像家里的家具一样，你不会跟家具说对不起。

我离开美君时，她50岁。

轮到我50岁时,安德烈16岁。他去英国当交换生,我去机场给他送行。他进海关之后,我等着他回头看我一眼。但是他没有回头。

我当场崩溃。心里想:"这个16岁的小孩怎么这么没有良心?"

我对两个儿子的爱,需索无度。但回想起当年我自己离开母亲时,却没有一刻想到,美君需要我。

甚至是在往后的30年中,都没有想到,她可能想念我。

我一心向前,义无反顾,并未为她设想过。

"我后悔,为什么在你认得我的那么长的岁月里,我没有知觉到:我可以,我应该,把你当一个女朋友看待?"

女朋友们彼此之间做些什么?

我们常常约会——去看一场特别的电影,去听一次远方的乐团演奏,去欣赏一个难得看到的展览,去吃饭、去散步、去喝咖啡、去医院看一个共同的老友。

我曾经和两个同龄女友清晨五点摸黑到寒冷的阳明山去看日出点亮满山荒草。

我曾经和几个年轻的女友在太平洋看满天星斗到凌晨三点。

我曾经和四个不同时代的女友在蒙古沙漠里看柠檬黄的月亮堂堂从天边华丽升起。

我曾经和一个长我二十岁的女友在德国莱茵河畔骑脚踏车、在纽约哈德逊河畔看大川结冰。

而你,美君,从来就不在我的"女朋友"名单里。

对于父亲和母亲这样的人,我们最容易被陷在墙的结构里头。这个房间叫作厨房,你就不要想它还可以是个书房。

可是其实,母亲从来不只是母亲啊。

她是应美君。她有名有姓。她有性格,她有脾气。她有伤心的时候,她有她内在的无可言说的欲望。

有一次,我给她念我的一篇小说。里面写道,女主角闻到马身上的汗味,她想到了男人下体的气味。

美君觉得这种描写很见不得人,很色情,不够端庄。她说,你怎么会这样写?你知道那个气味是什么?

我就说,妈,你到现在70岁都不知道的话,你应该赶快去试试。

两个人笑到地上打滚。那真的是一瞬间。

其实如果可以早一点有觉悟，早一点跟母亲做朋友，真是福分，对吧？

搬回屏东这事，我晚了三年。我应该离开文化部的隔天就搬来屏东。

现在，不说话的她，对我是个谜。

你知道，我真想念她。特别奇怪的是，她人就坐在你旁边，然后你想念她。因为她事实上已经走了。

比死亡还要难以接受的，是不告而别。

美君将来也会去到爸爸身边。当时在葬父亲的时候，已经在旁边留好了墓位。

…………

细读原文，慢品人生，有些病是现代医疗技术无法治愈的。此生唯一能给的，只有陪伴！而且，就在当下！因为，人走，茶凉，缘灭，生命从不等候。这对于许许多多阿尔茨海默病患者的家庭来说，都是一种太迟的领悟。

上一代不会倾吐，下一代无心体会，生命，就像黄昏最后的余光，瞬间没入黑暗。龙应台的文字至情至性，时时让我泪流满面或捧腹大笑，让人身临其境。

陪伴是一个最简单的词，一顿饭，一句话，也是一个最复杂的词，意味着有人把世界上最宝贵的东西给你——时间。所有的陪伴都是值得的。最宝贵的东西，给最爱的人。让时间慢下来，陪伴他们夕阳的岁月。

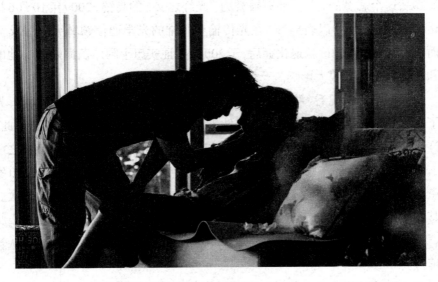

图3-1　天长地久妙无言，情真意切似镜面。自然规律不可拒，最是陪伴暖心田。

备注：龙应台《天长地久：给美君的信》这本书，是她2017年在65岁时决定回归乡村陪伴93岁失智母亲期间写的一本散文，推荐给大家。

附十三：失能患者叙事故事分享

父亲得了阿尔茨海默病

杨　隽

我的父亲在他们那一代，绝对应算作文化人，虽然他初中未毕业就为生活所迫离家外出，参军打仗。1950年，他参加抗美援朝时，是全连一百多号人中文化水平最高的，直接从连部文书兼文化教员，成为连教导员。从朝鲜回国后又被送军校学习3年，在部队30多年，一直是同辈人中的高学历者。

我说这些是因为大多数人认为阿尔茨海默病与人的学历及学识水平关系密切，学历越高患阿尔茨海默病的比例越低；反之，学历越低比例越高。但是我认为学识水平的高低绝不是患此病的主要因素，比如美国前总统里根、大不列颠铁娘子撒切尔，都是国际政治名人，学历和学识自不必说，但并未因此而逃脱阿尔茨海默病这个恶魔的光顾；还有被誉为"光纤之父"的高锟，2009年10月6日获得诺贝尔物理学奖，以表扬其"在光传输于纤维的光学通信领域突破性成就"。然而，他于2003年确诊脑退化症后，于2004年，证实患上阿尔茨海默病。他的行动和认知能力受到很大影响。

从我们家的情况看，我的爷爷、我的父亲都是他们同辈人中的佼佼者，先后得了阿尔茨海默病，而他们的兄弟姐妹没有他们这样的学问，却没有出现此病，或许是他们寿命较长的原因？爷爷或许是，他的先辈和同辈大都在70岁之前过世，即他开始发病的年龄就已经走了。我父亲身体状况远没有爷爷好，50岁左右患高血压、冠心病，后又合并糖尿病、肾病，先后发生脑梗一次、心梗一次。发现其有阿尔茨海默病的征兆大概也是在70岁以后，76岁就走了，原因是心肌梗死。现在，回顾梳理一下父亲阿尔茨海默病的发病过程，或许可以对社会认知有所裨益。

父亲最早的异常是性格的改变。父亲年轻时就是火暴脾气，不管在单位还是在家。我们姊妹两人，小时候都非常怕他，父亲在家我们马上就鸦雀无声，那时我们都盼着父亲出差，可以放松几天。等我们长大上大学后，父亲的脾气越来越好了，回家经常和我们聊聊工作学习，这在以前是很少见的。特别是部队转业后到民政系统工作，亲自照顾"蛮不讲理"的"痴呆"爷爷所表现出来的耐心，我是自愧不如。爷爷半夜不睡觉起来折腾，往冰箱里撒尿，提一些无厘头的要求，父亲总是默默地承受，从来不向爷爷发脾气。他还常跟我们姐妹说，对老人要孝顺，"孝"容易，"顺"难，做不到"顺"，就谈不上"孝"。但是不知从什么时候起，父亲的脾气又暴躁起来。与以往的急脾气不同，经常发一些无名火，莫名其妙地就发脾气，连相濡以沫几十年、几乎从未与他红过脸的母亲都受不了，我一回家就跟我叨叨，你爸爸这是怎么了？当时父亲除了脾气有变化，其他方面还算正常，我们都没往阿尔茨海默病方面考虑。

父亲再一个异常是逐渐变得狭隘自私。父亲是名副其实的老党员，工作上是拼命三郎，就在临转业前，发着39摄氏度的高烧，还在指挥部队抗洪抢险。说到廉政，不管是在部队还是转业到地方，他都没有利用职权为自己家里办点什么事。我们姊妹二人的上学、就业、工作等他基本上没有操过心。大家都感到父亲的大公无私都有点不近人情、不合时宜。现在他退休后，也没有什么爱好，怕他孤独，我们轮流回去看他，他也总是说你们现在都忙，我和你妈挺好的，你们不用老回来。开始时我和爱人回家时总是刻意买些水果、蔬菜、海鲜等带着，经常与老两口新买的重复，有时吃不了就坏了。父亲就说以后回来不要买东西了，别造成浪费。我也听话，以后回家就不再刻意买什么了，回去后发现需要什么再下楼去买。但是记不准从何时起父亲开始不满意了，有一次很严厉地对我说，你们都不孝顺，提溜着十个胡萝卜（胡萝卜指手指，意思是空着手回家）就回来了，还不如你堂弟，每次来都给我带礼物。当时我倒没在意，后来我发现，有亲戚、客人来看望他和母亲的时候，客人与母亲说着话，他明显不感兴趣，当着客人的面就去翻动带来什么礼物，弄得母亲很尴尬。吃饭时，不爱吃的东西，直接倒回盘子里。这在过去可是从来没有的事，我这才感觉事情不妙。

父亲还有个异常，就是记忆力在短期内严重衰退，近期记忆逐步丧失。丢三落四的事越来越多，刚做的事转眼就忘记，经常为吃没吃药犯嘀咕。父亲的多种慢性病每天要吃十几种药，早午晚各不相同，他自己已搞不清楚。为此我为他准备了三个不同颜色的药盒，早、午、晚各一个，每个药盒七个格子，可用一周。每周我都给他把药分好，放到每个格子里，开始时他还能自己按时间服用，一段时间必须在母亲的监督下服用，再过一段时间，母亲也管不了，经常出现漏服或重复。没办法，二人才同意搬到我家来住。父亲的短期记忆的丧失还伴随着方向感的逐步丧失，终于有一天自己回不了家，好在当时还能记住自家的路牌号码，被好心人送回来。早期的短期记忆丧失，对于某一件事经别人提示一下，还能想起来，发展到一定时段，刚做过的事，别人提示也想不起来了。现在想想这应该是阿尔茨海默病的一个质的变化。

父亲再一个异常，就是有了攻击行为，会打人。随着病情的发展，父亲已经不知道为别人着想。一次，本来一切都还正常，大家一块儿去餐馆吃完饭，正准备离开，母亲提醒父亲说："你先去撒个尿。"父亲一个拳头就打在妈妈身上。妈妈常常很委屈。他的慢性病，时不时需要住院治疗，体质好时夜间不需要陪床，但是他经常早上四五点钟就到护士站打电话叫母亲别忘了给他拿什么东西，完全不顾及照顾了他一天的母亲正在睡觉。后来病情严重时需24小时陪床，那时妹妹因病已去世，母亲年事已高，我和母亲白天轮流陪护，晚上雇了护工阿姨。

父亲的性格改变、短期记忆丧失、思维混乱、出现幻觉等阿尔茨海默病的症状，并不是一下子同时出现的，是一个逐渐发展的过程。这个过程的早期有明显的间歇性，有时能维持较长一段时间完全没有阿尔茨海默病的症状。父亲搬到我家后，思维和行动都已出现异常，如在装修好的房间大厅里拉上绳子晾衣服；在家里也要坐在以前外出时带的折叠椅上；不让他外出，就用折叠椅砸防盗门。但是，在一次住院治疗后，一个多月的时间内又表现完全正常，以至于我们都高兴地认为是不是已经好了。在老两口的坚持下，又搬回老房子居住。

可是好景不长，父亲以往的症状又开始出现，且愈加严重，连自己的外孙女也不认识了。这一次我和爱人商量，无论如何必须把老两口搬回来，不行再雇个保姆照顾。可还没等搬回来，父亲就因心肌梗死走了。为了宽慰我们，母亲几次都说父亲有福，没有遭罪，一下子就走了。可是我却难以原谅自己，如果对于阿尔茨海默病能够早一点警醒，哪怕只有现在这样的认知，能够早一点干预和治疗，早一点强化照料，父亲或许不会这么早就离开我们。

2019年9月

附十四：失能患者叙事故事分享

最熟悉的陌生人

作者：邱琳女儿

10年前，妈妈开始健忘。妈妈以前是做财务工作的，是一个脑子特别清楚的人，做事清爽，近70岁时还被企业返聘。

2009年的时候，妈妈被诊断为"老年痴呆"，现在叫阿尔茨海默病。

那时，印象最深的一次，我们去给外公扫墓，路上她坚持说墓碑上有照片，还和我们争吵很久。到了一看没有照片，她就站在那里，沮丧了很久，说自己大概记错了。

那次之后，我们发觉她记忆和行为不能理解、解释的方面逐渐增多，我就带她到上海市精神卫生中心找最好的专家，经过了详细的检查评估，专家确诊，但是专家也说这个病没法根治，只能耐心照顾。

刚开始，我也觉得没什么，年纪大了，记忆理解出现一点问题也很正常，还有心情调侃妈妈：财务总长，放权了。怎么现在变傻了？

但是，很快我们发现自己想得太简单了，没多久，就觉得自己吃不消了。刚开始早上上班时，我们都会帮妈妈准备好午餐，出门前，会写张小纸条：怎么开电源，怎么热饭，一步步写下步骤，让妈妈照着来。后来，妈妈不会自己热饭了。再到后面，她纸条也不会看了。很多次，我在工作，她给我打电话，质问我，为什么不给她做饭。

此后，我们在家雇了保姆照顾她，半年时间，我们换了四任保姆，有的是保姆不愿做了，太辛苦；有的是保姆和她争执吵架，她生气不吃饭；因为照料失智者和照料其他老人是不一样的。每个月，我们都在寻找"合适"的保姆。再后来，她忘事得厉害，一刻也离不开人，我买个菜都要把她带在身边。后来一直在寻找合适的接收机构，口碑好的机构永远等不到床位，有的机构不接收失智老人。直到2014年，妈妈才住进了福利中心，我们至今还记得，妈妈被送进去的第一年，每天一大早，就站到房间的走廊上，隔着窗户眼巴巴地看着大门，好像在等着我们来，看着她这样，每次我们都很心酸，至亲的一个人，感觉就这样被关起来了。其实，她已经不太认识我们了。

至今近五年的时间。她刚住进来的时候,除了人会糊涂,忘事,其他都好好的,能走路,能聊天,把她一个人放在这里太可怜。那个时候,我每周去探望她两次,陪着妈妈在福利中心里面转转,多数时候,会带她出去,逛逛商店、拍拍照,吃个饭,后来,妈妈出现大小便失禁,就不能再带她出去,只能在房间里陪伴,我会上午带饭到这里,陪她聊天,说说话。

在病房里,妈妈坐在房间的靠背椅上咿里哇啦地说着什么。"吃饭了,我们今天吃点肉好不好。"我拿起饭盒,挑了一块她曾经最爱吃的烧烂的红烧肉,用勺子从中间压断、分开,然后试图喂她。但是她根本不懂我在说什么,也不配合吃饭,人是日渐消瘦。照顾妈妈九年后我也要崩溃了,我也50出头了,应该知天命了,感觉我比病人更痛苦。看着至亲的妈妈,这个样子,我的心情一直特别压抑,自己也常常失眠、崩溃、抑郁,我想大声尖叫,想自己打自己。如今,妈妈已经谁都不认识,只有我叫她的名字时,她才会转动眼珠。我每次坐公交时,看着那些比自己母亲还年长的老人,独自乘车、买菜,我就很羡慕,我真希望,我妈也能这样。

母亲病后,我再也没和朋友出去旅游,朋友圈里,看到她们出去玩,晒的照片,真是羡慕。再看着镜子中的自己,都不记得自己有多久没有开心笑过啦。脸上表情的僵硬,我都不愿意和家人、伙伴合影。

母亲,成了我们最熟悉的陌生人。

2019年4月

第二部分 失能老人居家照护

进入21世纪,我国与其他发达国家一样,快速进入老龄化社会,也面临着老龄化带来的各种挑战。"促进老年人的健康,使其能够更多地参与社会活动,使生活更幸福"的健康老龄化观念,已经融入社区老年生活的方方面面。而与年龄密切相关的慢性疾病(尤其是脑卒中和阿尔茨海默病),使得老年人群都有很高的失能风险和照护依赖。

在世界卫生组织2016年的《中国老龄化与健康国家评估报告》中,我国首次提出了照护依赖和依赖率的概念。依赖被定义为频繁地需要他人的帮助和照护,超出了健康成人的正常需求。2016年5月,习近平总书记提出的"长期照护保障制度",无疑是一个有中国特色的新概念,即"相关保险和福利及救助相衔接",即把"保险和福利及救助"理解为三种社会保障手段。保险和救助主要用于筹资,而福利主要强调服务。这就是说,长期照护保障制度要兼顾资金保障和服务保障。服务保障又包含长期照护、长期护理、长期医疗护理。而长期照护是非治疗性的护理和康复服务,包含了看护和照顾的意思,即一方面是在日常生活中提供衣、食、住、行等方面的帮助,另一方面也包括医疗、看护、康复训练等方面的援助。其中,长期照护是以照顾日常生活起居为基础,为独立生活有困难者提供帮助,以维持正常生活的实现、尊严及基本的人权的尊重。全国老龄委政策研究部副处长李志宏披露,根据人口特征和疾病谱的转变而导致的依赖照护的老年人的数量将逐年增加,据测算,到2020年,我国的失能老年人将达到4 200万。

老年人随着年龄的增长,会因为罹患疾病、机能衰退和认知障碍而逐渐丧失生活自理能力。老年人失能一般都有一个过程,即从社会功能的丧失到生理机能的丧失,从生理功能部分丧失再到完全丧失。因此,对不同失能程度的老人,应根据其实际需要提供不同的服务。根据失能的程度,失能老人又可以分成两大类:生理性失能老人和社会功能性失能老人。其中生理性失能老人约占老年人总数的5%左右,社会功能性失能老人约占老年人总数的6%左右。生理性失能老人又被分成两大类:部分失能老人和完全失能老人,其中部分失能老人约占老年人总数的2.5%左右,完全失能老人也占老年人总数的2.5%左右。如果按老年人口2.31亿人(2016年统计数)计算,11%的失能老人为2 541万人。其中,6%的社会功能性失能老人为1 386万人,5%的生理性失能老人为1 155万人。再往下分,部分失能的和完全失能的各2.5%,即各约577.5万人。

上海市提出的"9073"养老规划,就是将家庭自我照顾、社区居家养老服务、机构养老服务综合为一体。即90%身体状况比较好的,愿意和子女在一起的老年人,采取以家庭为基础的居家养老;7%的老年人依托社区的养老服务中心,提供日间照料;3%的老年人通过机构养老予以保障。全社会应对老龄的局面正在逐步推进,而护理工作作为一门专业的学科,相关知识的普及就尤为重要。

医疗(健康)养老护理员是老年护理从业人员队伍的有益补充,国卫医发(2019)49号《关于加强医疗护理员培训和规范管理有关工作的通知》,主要指导各地按照《医疗护理员培训大纲》加快培养医疗护理员,提升从业技能,提高服务质量,扩大社会就业岗位。众所周知,医疗服务的目标是疾病诊治,长期照护服务的目标是照护依赖。在实践中,医疗服务是由医院提供的,而属于社会服务范畴的长期照护是由老年服务机构或称老年照护机构提供的,是由非正式提供照顾者(家庭、朋友或邻居)和专业人员(卫生、社会和其他)开展的活动系统,以确保缺乏自理能力的人能根据个人的优先选择保持最高可能的生活质量,并享有最大可能的独立、自主、参与、个人充实和人类尊严。

失能、失智老人的长期照护,是专业护理的有机组成部分,是照护人员每天具体而零散的护理实践活动。而护理学作为一门实践性很强的学科,医疗护理员、居家照护的家庭成员、养老机构内的相关工作人员,在生活护理技能以外,了解掌握必要的护理理论知识,与失能老人的日常沟通技巧,有助于以科学专业的原则推进养老服务。

第四章　关于照护的护理学
相关理论及模式

　　最基本的养老服务就是由照护依赖引发的对失能、失智老人的长期照护。照护服务的目的性、自主性与服务对象需要的满足密不可分。了解、掌握护理相关理论与模式，有助于提供失能照护的人员以科学的原则进行工作。

第一节　人类基本需要理论

　　人在成长与发展的过程中，离不开各种需要。需要的满足使人类得以生存和发展，其满足程度与个体的健康水平密切相关。生理机能的老化、失能使老年人的健康水平下降，而功能性和器质性疾病发病率的增加，也使其卫生服务需要快速增长。研究发现，健康需要是影响老年人卫生服务利用的重要因素。健康需要包括主观上对自身疾病的自觉症状诊断及客观临床上对疾病状况、功能状况的评估结果等。失能是身体、心理、感官、精神或社会层面的。

　　当个体的需要得到满足时，就能够保持身心的平衡状态，维持健康；反之，当需要得不到满足时，个体就会出现紧张、焦虑、恐惧等失衡状态，从而导致各种身心问题，甚至危及生命安全。学习有关人类基本需要的概念及理论，可以帮助失能照护人员充分认识人类基本需要的特征及作用，及时预测并满足服务对象的需要，维持其健康水平。

　　需要是有机体、个体和群体对其生存与发展条件所表现出来的依赖状态，是个体和社会的客观需求在人脑中的反映,是个人的心理活动与行为的基本动力。需要与人的活动密切相关,每个人的活动都是直接或间接、自觉或不自觉地为了满足某种需要。

一、马斯洛的人类基本需要层次论

马斯洛是美国人本主义心理学家,他在1943年发表的《人类动机理论》一文及1954年出版的《动机与人格》一书中,提出了人的需要有不同层次之分,并论述了不同层次之间的联系,从而形成了人类基本需要层次论。

1. 需要的五个层次

(1)生理需要:是人类最基本、最低层次、最强有力的需要,是个体生存、成长与发展,维持其身心平衡的最基本的需求,也是其他需要产生的基础。如果生理需要得不到满足,人类将无法生存,包括氧气、水、排泄、温度、休息与活动、性等。

(2)安全需要:指个体希望受保护与免遭威胁,从而获得安全感的需要,包括生理安全与心理安全。

(3)爱与归属的需要:可以被他人或群体接纳、爱护、关注和支持的需要,包括得到和给予两个方面。个体希望归属于某一群体,在家庭、团队、社会中占有一定位置,并与他人建立感情,从而避免孤独、被遗弃、空虚等痛苦。

(4)自尊的需要:指满足他人对自己的认可,以及自己对自己认可的一切需要,包含了自尊和受他人的尊重,如名誉、地位、尊严、自信、自尊、自豪等。这一需要的满足,会使个体产生自信、有价值和有能力感。自尊的需要得到满足,会使个体恢复自信,从而产生更大的动力,追求更高层次的需要。

(5)自我实现的需要:指个体希望最大限度地发挥潜能,实现理想和抱负的需要,如不断追求事业成功、使技术精益求精等。

2. 影响需要满足的因素

(1)生理病理因素:由于个体的体力、外貌或某些生理、残障等所带来的限制,包括饮食习惯、排泄习惯、活动及休息形态、睡眠形态、疲劳、疼痛、损伤、疾病、生理缺陷和活动障碍等。

(2)心理因素:情绪状态与个体的躯体功能密切相关,焦虑、恐惧、愤怒、抑郁等情绪状态会导致食欲下降、失眠、人际沟通能力下降等,从而影响个体各种需要的满足。

（3）认知障碍和知识缺乏：个人的知识基础会影响基本需要的满足。如个人的认知水平较低，与个体遭遇不相符。

（4）个人因素：如习惯、信仰、文化背景、价值观和生活经历。

（5）环境因素：环境中的某些物理、化学、生物因素会影响人体基本需要的满足，如环境陌生、光线和温度不适宜、通风不良、噪音等。

（6）社会文化背景：社会的道德观、文化习俗和宗教等会影响个体对需要的认识和满足方式。

3. 按照马斯洛的需要层次论认识失能老人的需要

衰老是人生命过程中客观存在的必然过程，失能老人的各个器官功能逐步下降，同时会伴发各种各样的疾病。认识失能老人的需要，对帮助老人延缓衰老，提高生存质量有着非常重要的意义。

（1）生理需要：与衰老和原发疾病相关的生理改变，包括老人的饮食习惯、排泄习惯、活动及休息形态、睡眠形态、个人嗜好、主诉或需要就医的理由等。

（2）安全需要：失能老人感知觉下降或缺失，反应力降低，骨质疏松等，在照护过程中，应避免在生活中发生跌倒，保障生活中必要的安全措施，如地面防滑、光线充足、厕所设施安全等。同时，老人由于慢性疾病，需要服用多种药物，应注意用药安全。此外，失能老人医疗费用及照护费用增高，应提供和建立完善的社会福利，以满足生活保障。

（3）爱及归属的需要：老人的家庭及社会的支持系统、社交状况、宗教文化背景、生活习惯和禁忌，以及老人在家庭中所扮演的角色、家庭对健康和疾病转归的影响。

（4）自尊需要：老人对自己身体感觉缺失，更容易使其产生自我价值观降低，产生无能、无用的感觉。应根据老人的特点，结合老人的爱好、教育程度、退休前职业和生活条件，协助老人做一些有益、有趣的事情，维护好每日着装、仪表、个人卫生。

（5）自我实现的需要：老人失能后引起的心理反应，如焦虑、抑郁、愤怒、攻击等，作为照护者，应主动了解老人一生中的生命故事，与老人分享快乐的时光；肯定老人的个人价值观；转移老人对不良事件的注意力等。

4. 按照马斯洛的需要层次论指导照护实践

在护理或照护失能老人的过程中，要及时识别照护对象未满足的需要，才能更好地领悟和理解老人的言行并预测老人尚未表达的需要。同时，系统评估老人的需要,按照需要的层次,识别照护问题的轻重缓急,以便在制订护理计划时排列先后顺序。

作为老人的照顾者,要有针对性地对各需要层次之间的联系进行评估、识别、满足,必须首先满足较低层次的需要,再满足较高层次的需要。生理需要首先满足,各种需要得到满足的时间不同,有的需要必须立即满足,有些需要可以暂缓,但是需要仍存在。较低层次需要的满足是较高层次需要产生的基础。同时,各需要层次满足的顺序并非固定不变,较高层次的需要并非在较低层次的需要完全得到满足以后才出现。各层次需要间可以表现为前后层次之间略有重叠,最明显、最强烈的需要优先满足。同时要认清层次越高的需要,其满足的方式差异越大,这也是提倡家庭照顾为主的基本出发点。

二、韩德森的病人需要模式

韩德森是美国护理学家,他于1966年提出了14项帮助个体满足日常生活需要的活动。在理论上更贴近长期照护服务工作中对于失能老人需要的判断与选择。

1.韩德森提出帮助个体满足日常生活需要的内容:

(1)生理安全(9项):正常地呼吸;适当地摄入食物和水;通过各种途径排出代谢废物;移动并维持所期望的姿势,如走路、坐、卧等;充足的睡眠和休息;选择恰当的穿着;维持体温在正常范围内;保持身体清洁和良好的修饰,保护皮肤的完整性;在环境中避免危险。

(2)爱、归属和自我实现(5项):通过表达自己的情绪、需要、观点等与他人进行沟通;遵照自己的信仰从事相关活动;从事可带来成就感的工作;参与各种不同形式的娱乐活动;学习、发现和满足促进正常发展和健康的好奇心。

2.韩德森的需要学说,可以有针对性地帮助失能老人家属或照护者,识别老人未满足的需要,领悟和理解老人的行为和情感,预测老人即将出现或未表达出来的需要,协助识别老人需要的轻、重、缓、急。

第二节　成长发展理论

　　人的成长与发展贯穿生命全过程,不同发展阶段具有不同的特点和特殊问题需要应对和解决。成长是指由于细胞增殖而产生的生理方面的改变,表现为各器官、系统的长大和形态的改变,是量的变化,可用量化指标来测量。发展是生命过程中有顺序的、可预测的功能改变,包括身、心两方面,表现为细胞、组织、器官功能的成熟和机体能力的演进,是质的变化,一般不易通过量化的指标衡量。

　　成长与发展包括生理、认知、情感、精神、社会、道德六个方面的内容。成长与发展具有一定的规律:第一是规律性和可预测性,每个人都要经历相同的发展阶段,生长发展速度各不相同。第二是顺序性,生长发育通常遵循由上到下、由近至远、由粗到细、由低级到高级、由简单到复杂的顺序或规律。第三是连续性和阶段性,成长和发展是一个连续的过程,但并非等速进行,具有阶段性。心理社会的发展同样具有连续性和阶段性。第四是不平衡性,个体在人的体格生长方面,各器官系统的发育是快慢不同、各有先后的。心理社会发展同样存在不平衡性。第五是差异性,个体在一定范围内因受先天和后天各种因素影响而存在较大的差异。体格生长、心理社会方面的发展随年龄越大,个体差异性越大。第六是敏感时期性,即关键期,指人在成长发展过程中对环境刺激最敏感期,且被认为是发展某些技能和能力的最佳时期。

一、弗洛伊德的性心理发展学说

　　弗洛伊德是奥地利著名的精神病学家,被称为“现代心理学之父”。他用精神分析的方法观察人的行为,以多年对精神病人观察及治疗的过程为依据,创立了性心理发展学说。他认为人的本能是追求生存、自卫及享乐,而刺激人活动的原动力是原欲或称性本能。原欲是人的精神力量,也是性心理发展的基础。人的一切活动都是为了满足性本能,但是条件和环境并不允许人的欲望得到随意的满足,因此本能受到压抑后会以潜意识的形式表现。

　　弗洛伊德的性心理发展学说包括意识的层次、人格结构和性心理发展阶段三个要点。

1. 意识的层次：弗洛伊德把人的心理活动分为意识、前意识和潜意识三个层次，并将其形象地比喻为漂浮在大海上的一座冰山。

（1）意识：指个体直接感知的心理活动部分，它属于人的心理结构的表层。

（2）前意识：又称下意识，是调节意识和无意识的中介，是一种可以被回忆起来、能被召唤到清醒意识中的潜意识。它既联系着意识又联系着潜意识，使潜意识向意识转化成为可能。

（3）潜意识：又称无意识，是在意识和前意识之下受到压抑的没被意识到的心理活动，代表着人类更深层、隐秘、原始、根本的心理能量，是人一切行为的内驱力，包括原始冲动和各种本能（主要是性）及同本能有关的各种欲望。由于潜意识具有原始、动物和野蛮性，不容于社会理性，所以被压抑在意识下，但并未被消灭。它无时不在暗中活动，要求得到直接或间接的满足。正是这些东西从深层支配着人的整个心理和行为，成为人的一切动机和意图的源泉。

2. 人格结构：弗洛伊德在对人的心理活动分析的基础上，认为人格由三个部分组成，即本我、自我和超我。

（1）本我：相当于潜意识，处于心灵最底层，是一种与生俱来的动物性本能冲动，特别是性冲动。它是混乱的、毫无理性的，只知按照"快乐原则"，盲目地追求满足。

（2）自我：是从本我中分化出来的，它是一种能根据周围环境的实际条件来调节本我和超我的矛盾，决定自己行为方式的意识，代表的就是通常所说的理性。它按"现实原则"行动，既要获得满足，又要避免痛苦。

（3）超我：主要包括良心、理想自我两部分，是人格中最具理性的部分。主要职责是指导自我以道德良心自居，去限制、压抑本我的本能冲动，遵循"完善原则"。

三者之间相互协调、和谐运作，人就会发展成为正常及有良好适应能力的人，如果三者失去平衡就会演变成心理异常。人格结构中的三个层次相互交织，形成一个有机的整体，它们各行其责，分别代表着人格的某一方面：本我反映人的生物本能，按"快乐原则"行事，是"原始的人"；自我寻求在环境条件允许的条件下，让本能冲动能够得到满足，是人格的执行者，按"现实原则"行事，是"现实的人"；超我追求完美，代表了人的社会性，是"道德的人"。

3. 人格发展：即性心理发展。弗洛伊德认为，个体发展的内在动力是"性本能"，又称"原欲"。人格的发展经历五个阶段，即口欲期（0～1岁）、肛欲期（1～3岁）、性蕾期（3～6岁）、潜伏期（6～12岁）和生殖期（12岁以后）。这五个阶段可重叠，其中前三个阶段是关键期。每个阶段的原欲出现在不同的部位，若需求得不到满足，则会出现性心理发展停滞。

　　弗洛伊德的理论提出儿童早期经验对人格发展的决定性影响，重视潜意识及其在人类行为中所起的作用。该理论有助于帮助从事护理工作的人了解身心发展过程，按照不同的性心理发展时期提供护理服务，使护理服务人员认识到潜意识对情绪和行为的支配作用，了解服务对象潜在的心理需要，促进健康人格的发展。

二、艾瑞克森心理社会发展理论

　　艾瑞克森是弗洛伊德的学生，他在性心理发展学说的基础上，修正了弗洛伊德过分强调性的力量的观点，提出文化社会环境在人格发展中的重要作用，形成了心理社会发展学说。他将人格发展分为八个阶段，每一阶段都有一个心理社会冲突需要解决。

　　艾瑞克森认为，自我发展是持续一生的。0～18个月是婴儿期，主要危机是信任与不信任，护理重点是及时满足婴儿的各种需求，包括食物、卫生等生理需要，还包括安全、爱抚等心理需要；18个月至3岁是幼儿期，主要危机是自主与羞愧或疑虑，护理重点是提供自己做决定的机会，鼓励进行力所能及的自理活动，如进食、穿衣、如厕等，并对其能力加以赞赏；3～6岁是学龄前期，主要危机是主动与内疚，护理重点是给予儿童更多机会去创造和实践，鼓励他们自由地表达自己的思想，耐心回答各种问题；6～12岁是学龄期，主要危机是勤奋与自卑，护理重点是当儿童完成任务时及时给予鼓励，有助于发掘其勤奋潜力，而失败时受到嘲笑则会产生自卑感；12～18岁是青春期，危机是自我认同与角色紊乱，护理重点是帮助他们保持良好的自我形象，尊重其隐私，鼓励他们参与各种有益的活动，谈论自己的感受；18～35岁是青年期，危机是亲密与孤独，护理重点是建立自我认同感，形成独立的自我意识、价值观及人生目标，此期的主要任务是发展与他人的亲密关系，学会承担对他人应负的责任和义务，建立爱情和婚姻关系；35～65岁是成年期，危机是创造与停滞，此期的发展任务是养育后代，努力工作，事业取得成就，否则可能会造成人格的贫乏和停滞；65岁以上进入老年期，主要的危机是完善对失望的冲突，主要的发展任务是建立完善感，如果顺利，就进入智慧的人生品质,出现障碍,就会出现挫折感、绝望感、失落感。

艾瑞克森的心理社会发展理论可以帮助护理服务人员了解不同年龄阶段的人的社会心理发展的特点,心理发展的危机及转机的关键,预防人格发展障碍或心理危机,促进健康人格的发展。

根据老年人的社会心理发展特点,老年期机体各个器官逐渐老化,功能下降,许多老年人丧失了体力和健康,丧失了工作、配偶和朋友,容易出现抑郁、悲观以及失落等情绪。因此,老年人除了要面对生理和周围环境的变化外,还要与内心的不良情绪做斗争。

第三节 压力与适应理论

压力是一种跨越人格与文化、时间与空间的全人类体验。在压力的作用下,人会产生生理、心理、社会、精神等多方面的综合反应。压力是一个动态的过程,包括刺激、认知评价及反应三个环节。个体对压力源所产生的一系列身心反应称为压力反应。压力反应有不同的分类方法,一般分为生理反应和心理反应(包括认知反应、情绪反应和行为反应)两大类。

自席尔1950年提出压力学说以来,压力作为人类全面认识健康与疾病的一个重要概念,已成为医学、社会学、心理学、护理学等学科关注和研究的重点。

一、席尔的压力与适应学说

席尔(Hans Selye,1907—1982)是加拿大生理心理学家,被称为"压力理论之父",他提出了著名的压力与适应学说。

1. 压力与适应的基本概念

(1)压力源:又称应激源或紧张源,是指任何能使个体产生压力反应的内、外环境的刺激。常见的压力源有躯体性因素、社会性因素、文化性因素、心理性因素等几个方面。

(2)压力:是个体对作用于自身的内、外环境刺激作出认知评价后,引起的一系列非特异性的生理及心理紧张性反应状态的过程。

2. 适应反应的过程

席尔从生理学观点阐述压力及压力反应,压力的生理反应分为全身适应综合征和局部适应综合征。他将适应反应的过程分为警觉期、抵抗期和衰竭期。

（1）警觉期:当人体觉察到威胁,将激活交感神经系统而引起警戒反应,如搏斗、逃跑等。个体调动各种生理及心理防卫功能以应对压力源,大多数短期的压力源都会在这个阶段得到解决,使机体恢复正常。如果人持续地暴露在有害刺激之下,在产生警戒反应之后,机体就转入第二反应阶段。

（2）抵抗期:此期以副交感神经兴奋及人体对压力源的适应为特征。为应对持续压力,紧张时出现的各种反应如心率加快、血压升高等,在此期均趋于正常,并开始修复受伤的组织。如果压力源过大,人体的抵抗能力无法克服,则会进入第三反应阶段。

（3）衰竭期:压力源强度很大,持续时间很长,或出现了新的压力源,个体耗尽了适应能量,不能代偿性地应对压力源而出现各种身心疾病或严重的功能障碍,导致全身衰竭,最终可能面临死亡。

虽然席尔的压力与适应学说对人类健康与疾病的研究有重大贡献,但其过分侧重压力状态下人的生理反应,而忽略了心理及其他方面的反应。

二、拉扎勒斯的压力与应对模式

理查德·拉扎勒斯（Richard Stanley Lazarus, 1922—2002）,美国心理学家,应激理论的现代代表人物之一,他对压力与应对、情绪和适应做了大量的研究。

1.压力的概述

压力是人与环境相互作用的产物。如果人认为内外环境的刺激超过自身的应对能力及应对资源时,就会产生压力。因此,压力是由于内外需求与机体应对资源的不匹配而破坏了机体的内稳态。

压力是一种交流状态,是个人与环境之间的关系。交流的重点是评估个体的心理情境,该情境必须为构成威胁的、挑战的或有害的。他认为主观压力而不是客观压力产生反应,也就是事件是否会产生压力就看个体如何诠释它,只有个体感觉到他们无法应付环境的要求时才会产生压力。

2.认知评价

压力源作用于人体后,能否产生压力,主要取决于认知评价。认知评价是指个体觉察到情境对自身是否有影响的认知过程,包括对压力源的确定、思考及期待,以及对自身应对能力的评价。主要的心理活动包括感知、思考、推理及决策等。认知评价包括三种方式：初级评价、次级评价及重新评价。

（1）初级评价：是指人确认刺激事件与自己是否有利害关系，以及与这种关系的程度。初级评价所要回答的问题是：我是否遇到了麻烦？初级评价的结果有三种：与个人无关的；有益的；有压力的。

（2）次级评价：是对个人应对方式、应对能力及应对资料的评价。通过评价判定个人的应对与事件之间的匹配程度。它所要回答的问题是：在这种情况下，我应该做什么？次级评价可以改变初级评价的结果。如果相信自己能成功适应压力，压力就会减轻。次级评价后会产生相应的情绪反应：如伤害或损失性评价，会出现愤怒、焦虑、悲伤、害怕、恐惧、惭愧、嫉妒等负性情绪；挑战性评价会出现希望、信心十足或焦虑性反应；评价结果是有利的，就会出现高兴、骄傲、满足和幸福等正性情绪。

（3）重新评价：是指个体对自己的情绪和行为反应的有效性和适宜性的评价，实际上是一种反馈性行为。如果重新评价结果表明行为无效或不适宜，人们就会调整自己对刺激事件的次级评价，甚至初级评价，并相应地调整自己的情绪和行为反应。重新评价不一定每次都会减轻压力，有时会加重压力。

3. 应对

是应用行为或认知的方法，努力处理环境与个体内部之间的需求，解决二者之间的冲突。应对方式包括采取积极行动、回避、顺其自然、寻求信息及帮助、应用心理防御机制等。应对资源包括健康及良好的功能状态、个人的生活态度、解决问题的能力、主观判断能力、信仰及价值观、社会支持系统以及物质财富等。应对的功能有两种：解决问题和（或）缓解情绪。应对的结果会影响个人的人生态度及观念、各种社会能力及身心健康等。

依据拉扎勒斯的观点，心理应激也是一种人和环境的特殊关系，该环境被个体认为是某种负担，或被评价为超越了个体能力并危害着机体的健康。因此，他特别强调，在相同强度的应激源作用之下，应激反应的可塑性和个体差异性，也更加符合人性与心理学规律。

三、罗伊的适应模式

适应模式是美国护理学家卡莉斯塔·罗伊（Callista Roy）在20世纪70年代提出的。罗伊1939年生于美国洛杉矶，1963年获护理学学士学位，1973年、1977年分别获加利福尼亚大学的社会学硕士及博士学位，曾从事儿科护理、护理部主任、护理系主任、护理研究等工作。

罗伊适应模式深入探讨了人的适应机制、适应方式和适应过程。罗伊认为人是一个整体适应系统，人的生命过程是对内、外环境的各种刺激不断适应的过程，护理的目的就是要促进人提高自身的适应性，从而提高人的健康水平。罗伊适应模式阐述了护理目标、护理活动、健康和环境的关系。

（一）罗伊适应模式的组成

该模式由输入、控制过程、效应器、输出、反馈五部分组成。其中输入部分由刺激和个体的适应水平组成；控制过程也就是个体所采用的应对机制，包括两个亚系统，即调节者和认知者；这两个亚系统形成四种适应方式，即生理功能、自我概念、角色功能和相互依赖；系统的输出部分是人通过对刺激的调节与控制所最终产生的行为，分为适应性反应和无效反应；这两种反应又作为新的刺激输入该系统。

1. 刺激

罗伊认为刺激是指来自外界环境或人体内部的可以引起反应的一个信息、物质或能量单位。所有的内外环境中的刺激均可以影响人的适应，这些刺激根据其作用方式不同，可以分为三种：

（1）主要刺激：指当时面对的需要立即应对的刺激，是个体反应的直接原因，如生理上的改变如外伤、疼痛，环境的改变如住院、迁居，关系的改变如家庭添加新成员。

（2）相关刺激：指所有内在的或外在的，对当时情景有影响的刺激，是促成或加重反应的间接原因，如遗传因素、年龄、性别、文化、药物、烟酒、自我概念、角色、相互依赖等。

（3）固有刺激：指原有的构成个体特性的刺激，如一个人的经验、态度、个性、嗜好、职业，不易被观察、测量到。

2. 适应水平

个体所能承受或应对的刺激的范围和强度构成个体的适应水平。罗伊认为某些应对机制是先天的，也有的为后天学习获得。如刺激在人的适应区内，则个体会作出适度反应；刺激过强，超过个体适应水平，则表现为无效。

3. 应对机制

是人作为一个适应系统，面对刺激时的内部控制过程。人的内在应对机制包括：

（1）生理调节：主要通过神经—内分泌的调节来发挥作用，是自主性反应。

（2）认知调节：主要通过认知—情感调节来发挥作用，包括认知、信息加工、学习、判断和情感等过程。

4. 效应器

环境刺激作用于机体，可通过生理调节和心理调节进行控制，人的调节结果主要反映在四个方面的效应器上，分别是生理功能、自我概念、角色功能、相互依赖功能。

（1）生理功能：主要是人从生理方面对环境刺激的反应。其目的是保持人生理功能的完整，生理功能的需要包括氧气、营养、排泄、活动及休息、安全保护、水电解质平衡、正常的神经及内分泌功能，例如应激反应可引起呼吸频率和心率的增加，反应过度会引起消化道出血等。

（2）自我概念：是人在特定时间对自己的情绪、思想、优点及缺点等全面的看法。自我概念是外界对一个人的看法结合个人对自己的看法而形成的。

自我概念主要是维持人的心理完整。自我概念包括两个部分，躯体自我及人格自我。躯体自我，包括体感和体像。体感是能够感觉自己身体的能力，体像是人对自己外貌的主观概念。人格自我包括自我统一、自我理想及道德—伦理—精神自我。自我统一是人能对自己有一个全面的、一致的、不受时间及空间影响的看法。自我理想是人对自己的期望。道德—伦理—精神自我是人能保持自己的行为，符合社会规范及道德精神原则。

（3）角色功能：角色是个体在特定场合的义务、权利及行为准则，每个人在社会中的行为是依照其角色而定的，角色功能是为了保持人的社会功能的完整。

（4）相互依赖功能：是人的社交及人际关系方面的能力，也是为了保持人的社会功能的完整。相互依赖，主要涉及人是否有爱、尊重及欣赏别人的意愿及能力，是否有接受别人的爱、尊重及欣赏，并能对别人的爱、尊重、欣赏作出反应的能力。因此，在相互依赖功能方面有两个方面的行为，贡献性行为及接受性行为。个体面对难以应对的刺激，时常需要从相互依赖的关系中获得帮助和情感支持。

（5）适应反应：输出的结果即有效反应和无效反应两种。有效反应是人能适应刺激，能促进个体的生存、生长、繁衍和自我，实现并维持自我的完整统一。无效反应是人不能适应刺激，无法满足个体生存、生长、繁衍和自我实现的需要，自我的完整统一受到损害。

（二）罗伊适应理论对护理学四个基本概念的阐述

1. 人

罗伊认为人作为护理的服务对象，可以是个人、家庭、群体、社区或者社会。罗伊将人视为"一个整体适应系统"，该概念结合了整体、系统、适应三大概念，即人是具有生物、心理和社会属性的有机整体；人作为一个开放系统，处于不断与其环境互动的状态，在系统与环境间存在着信息、物质和能量的交换；为了保持自身的完整性，人要不断地去适应环境的变化；适应就是促进人的生理、心理和社会完整的过程。

2. 健康

罗伊认为健康是处于和成为一个完整的和全面的人的动态过程。人的完整性表现为有能力达到生存、成长、繁衍、自主和自我实现的目的。适应是为了促进和保持人的完整性，因此健康就是成功的适应。罗伊认为健康和疾病是人一生中不可避免的两个方面。当人能够适应不断的变化时，就能保持健康，当一个人的应对无效就会导致疾病。

3. 环境

罗伊认为，环境是由人体内部和外部的所有刺激构成。罗伊将环境定义为围绕并影响个人或群体发展与行为的所有情况、事件及影响因素的综合。这些因素有大有小，可以是积极的，也可以是消极的。任何环境的变化都需要人付出能量去适应，适应是人对内、外环境变化作出的积极反应。

4. 护理

罗伊认为护理是一门应用性学科，它通过促进人与环境的互动来增进个体或群体的整体适应能力。护理的目的就是促进适应性反应，减少，或消除无效反应。为了达到促进个体适应性反应的目标，护士可通过采取措施控制各种刺激，使刺激全部作用于个体的适应范围之内；也可通过加强应对机制，提高人的适应水平，增强个体对刺激的耐受能力；鼓励个体创造性地运用应对机制，以成功应对刺激，维持个体的完整性，促进健康。

（三）罗伊适应理论在失能老人照护中的应用

自罗伊适应模式发展以来，已经被广泛应用于临床实践、护理管理、护理研究、护理教育等各领域。在临床护理实践方面，罗伊将适应模式与一般的护理程序相结合，以指导护理人员更全面地收集服务对象的健康资料，做出正确的护理诊断，制订科学的护理计划，为服务对象提供有效的护理，促进其健康和完整性。

与一般护理程序所不同的是,罗伊将护理程序分为六个步骤,其中评估分为两个部分,即一级评估(行为评估)、二级评估(影响因素评估)、诊断(是对患者适应状态的陈述或诊断)、制定目标、干预和评价。

1. 一级评估

是指收集与生理功能、自我概念、角色功能和相互依赖功能4种适应方式有关的行为,又称为行为评估。护理人员要判断个体输出的行为是否为适应性反应,是否有助于促进健康;识别个体出现的无效反应和需要护理人员帮助才能达到的适应反应。一级评估的内容包括:

(1)生理功能:包括氧气、营养、排泄、活动及休息、防御、感觉、水、电解质平衡、神经功能和内分泌功能。其中无效反应的生理活动表现为:缺氧、营养不良、腹泻、便秘、尿失禁、失眠、发热、疼痛、压疮、水肿、电解质紊乱、血糖过高、血压过高等。

(2)自我概念:包括躯体自我和人本自我方面的功能表现。其中无效反应的生理活动表现为自卑、自责、自我形象紊乱、无能为力感等。

(3)角色功能:包括个体在家庭、单位、社会等各种角色的功能情况。其中无效反应可表现为角色不一致、角色冲突等。

(4)相互依赖功能:包括个体与其重要关系人、支持系统的互动状态方面的输出性行为。其中无效反应的表现如孤独、分离性焦虑等。

2. 二级评估

是对影响服务对象行为的三种刺激类型的评估,又称刺激评估。在该阶段,护理人员要对可能影响行为的内部和外部刺激因素进行全面评估,并识别主要刺激、相关刺激和固有刺激。

(1)识别主要刺激:按照优先顺序,排在第一位的应该是对系统整体性影响最大的刺激,即为主要刺激。主要刺激既可以来自内部也可以来自外部,可以是生理方面的,也可以是社会方面的,如患病、住院、结婚、分娩等都可以成为主要刺激。但护理人员应该认识到主要刺激,就跟护理诊断一样,应该是护理人员职责和能力范围之内的问题,上述刺激不能被称为主要刺激。

(2)识别相关刺激:是对主要刺激所引起的输出行为有影响的其他刺激,如吸烟、饮酒、药物、自我概念、角色功能、相互依赖功能、社交方式、应对机制及方式、生理及心理压力、家庭结构及功能等。

(3)识别固有刺激:是可能对主要刺激的作用有影响的一些不确定因素,

如性别、文化背景、信仰、以往的经历等。

3. 护理诊断

在罗伊适应模式中，护理诊断是对"人作为适应系统"的适应状态的陈述或判断。护理人员通过一级和二级评估，可明确服务对象的无效反应及其原因，进而可推断出护理问题或护理诊断，包括生理功能、自我概念、角色功能和相互依赖功能4个方面。在诊断中，护理人员可以描述观察到的输出行为和对此行为有最大影响的刺激即诊断的相关因素。如体温过高：与呼吸道感染有关，其中体温过高是生理功能方面输出活动，呼吸道感染是引起体温过高的主要因素或者说主要刺激；分离性焦虑：与住院有关，其中分离性焦虑是相互依赖方面功能的输出结果，住院是其主要刺激因素。

4. 制定护理目标

护理的目标是维持和促进个体的适应性反应，减少或消除无效反应。制定目标就是为了对护理活动的预期结果作出清晰的描述。护理目标是通过护理干预后，期望护理服务对象出现的行为改变，目标的制定应以服务对象为中心，目标应是可观察的、可测量的，且是服务对象可以达到的。护理目标根据期望达到的时间长短，分为短期目标和长期目标。

5. 实施护理干预

护理干预是护理措施的制定和落实。罗伊认为护理干预可通过改变或控制各种作用于适应系统的刺激（即消除刺激、增强刺激、减弱刺激或改变刺激）来实施；干预也可着重于提高人的应对能力，扩大适应范围，从而使全部刺激能作用于人的适应范围以内，以促进适应性反应。

6. 评价

评价是用来确定所实施的干预措施是否有效。在评价过程中，护理人员可以继续通过一级评估和二级评估收集服务对象的健康资料，将服务对象的输出行为与目标行为进行比较，以确定目标是否达到。如果目标没有达到，要进一步分析目标行为未出现的原因，根据评价的结果调整护理干预措施。在康复护理实践方面，罗伊将适应模式与一般的护理程序相结合，指导护理人员更全面地收集服务对象的健康资料，作出正确的护理诊断，制订科学的护理计划，为服务对象提供有效的护理，促进其健康和完整性。

四、压力适应与应对

（一）压力适应

是个体以各种方式调整自己，以适应环境的一种生存能力及过程，是机体维持内环境稳定、保证自己能应对压力源以及健康生存的基础。人类对压力的适应过程包括生理、心理、社会文化、技术四个层面。

1. 生理层次：当外界的刺激发生变化，影响人的内稳态时，个体以代偿性的生理变化来应对刺激的过程。例如个体的体温、血压、血糖等许多生理活动，均呈昼夜节律性改变。

2. 心理层次：心理适应主要是指应用心理防御机制缓解压力。心理防御机制是指个体在面对压力源时，采取的自我保护的心理策略，以减轻焦虑、紧张和痛苦。这种心理策略是无意识动作。常见的心理防御机制有14种：否定、合理化、转移、投射、认同、退化、幻想、反向形成、潜抑、抑制、补偿、升华、幽默、选择性忽视。

心理防御机制可见于正常人的心理活动，是个体维护自尊、自我价值感的方法。如果应用得当，会帮助个体减轻压力；如果过度使用，会使心理精力大量消耗，心理弹性受损，甚至出现病态人格。个人依据自己的人格特点，选择使用几种固定的心理防御机制来缓解压力。

3. 社会文化层次：包括社会适应和文化适应。

（1）社会适应，是指调节自己的个人行为，以适应社会的法规、习俗及道德观念的要求。

（2）文化适应，是指调节自己的行为，使之符合某一特殊文化环境的要求。

社会文化适应有积极和消极之分。积极的社会文化适应，包括保持与社会环境的接触及对社会环境的兴趣，在压力面前能够积极寻求各种社会支持，适当地改变自己原有的价值观念等，以利于提高自己的社会适应能力。消极的社会文化适应，表现为脱离与社会的接触，丧失对人或事物的兴趣，人际关系紧张或冷淡，放弃自己所承担的社会责任，对各种社会支持抱否定态度，不能随环境的改变而适当地改变自己，降低了个体的社会文化适应能力。

4. 技术层次：人类在使用文化遗产的基础上，不断进行技术革新和创造新技术，改变了我们的周围环境，控制了自然环境中的许多压力源，但现代化的先进科学技术也造成了新的压力源，如水、空气、噪声污染等。

适应是一种主动的反应过程,而不是被动地服从或接受压力源。适应能力强的人面对压力会及时调整自己,以积极的方式适应压力。所有的适应反应都力图最大限度地维持机体的稳定性。每一个人在一生中可能会遇到各种各样的压力源,但不会因为压力的适应而丧失自己的个性及行为特征。

（二）压力应对

压力存在于人类社会生活的各个时期及各个领域,正确应对压力,可以减少压力对个体的不良影响,以保护个体的健康及整个社会的安宁。应对是压力与健康的中介机制,对身心健康的保护起着重要的作用。

1. 压力的预防及应对主要有四大原则

（1）减少压力的刺激,正确认识评价压力、减轻压力的反应,寻求专业帮助。

（2）通过改善人际关系和学会管理时间,可以减少压力的刺激。

（3）正确认识自己,正确认识和对待周围事物,培养积极的工作生活态度,可有效提高个人对心理压力的应对能力。

（4）大多数压力是无法避免的,只有提高个体的身心压力承受力,才能减轻压力应对,从而保护机体的身心健康。

2. 个体常用的压力应对方法

（1）进行有规律的运动。

（2）注意饮食营养和适当休息。

（3）应用各种放松技巧。

（4）有效调解心理平衡。

（5）采取积极的措施解决问题。

当个人遇到强度过大的压力,通过以上方法不能减轻压力且造成不良影响时,必须及时寻求专业人员的帮助,如精神卫生中心的医师、心理咨询师,也可以是疾病相关的专家和医护人员。

五、压力与适应理论在失能老人照护中的应用

（一）失能老人的压力及照护

减轻失能老人心理压力,使老人尽快进入全面的身心康复中,也是心理护理的一个重要组成部分。容易使老人产生压力的来源分别是:不熟悉的环境、失去部分自由、与配偶分离、经济问题、与家人分离、社交受限、缺乏相关的信息等,原发疾病的严重程度及其对个体的影响,诊断及治疗所造成的问题等。

1. 失能老人压力的评估

评估老人的健康状况及压力水平,包括自我意识水平及现存的功能、老人的焦虑水平、其他情绪反应,老人主要的压力反应、本身情况,失能对老人身心及日常生活的影响程度等。评估方法主要有量表法、交谈法及观察体检法。

2. 帮助失能老人预防及应对压力的策略

(1)帮助失能老人预防及应对压力的方法:包括为老人创造轻松的康复环境、解决老人的实际问题、满足老人的各种需要、为老人提供有关疾病的信息、锻炼老人的自理能力及加强老人的意志训练等。

(2)帮助老人应对压力的方法:

① 给予专业的心理疏导:鼓励老人通过各种方式宣泄自己内心的感受、想法及痛苦。鼓励老人用语言、书信、日记、活动的形式宣泄心理压力。鼓励老人讨论有关感受,以释放其心理压力,同时要允许老人宣泄情绪,理解老人的情绪变化与心理压力的关系。

② 自我心理保健训练:有心理压力的时候,指导老人使用自我言语暗示法、活动转移法、倾诉法、发泄法来发泄自己的消极情绪。

③ 调动病人的各种社会支持系统:社会支持系统可以降低个人的压力反应,促进身心康复。照护人员应帮助老人应用这些支持系统,并鼓励老人尽可能参加各种符合身体状况的社会活动,以减少老人的压力感知,提高老人的应对能力。

(3)放松训练:主要通过将注意力集中在呼吸、声音、想象等方面,来降低老人对周围环境的感应能力,以减低交感神经的活动,使肌肉松弛、心理放松,一般常应用于心理紧张、焦虑、恐惧的老人,以帮助老人放松,缓解心理压力。

放松训练需要老人集中注意力,从事自己所喜欢的想象及活动,主要包括深呼吸训练、固定视物深呼吸训练、听音乐、听其他美妙的自然声音、渐进性肌肉放松训练法及言语想象暗示放松训练等。

(4)帮助老人应对危机:在危机发生前,照护的目的是预防危机的发生,如帮助服务对象应用各种资源以维持其内稳态,锻炼及提高其解决问题的能力。在危机发生时,首先评估危机事件对老人的影响程度及老人的应对系统,帮助服务对象减少或消除诱发危机的因素,并注意调动其各种支持系统或资源。在危机发生后,照护的主要目标是帮助老人尽快恢复身体稳定状态。

（二）失能老人照护人员的压力与应对

失能老人照护人员的压力是指当个人的能力与需求不能与照护专业与居家环境相匹配时，所引起的从业人员的身心压力状态。长期照护导致照顾人员在身体、心理等各方面压力负担加重。此外，老年照顾者多数年龄偏大，不少照顾者本身就患有慢性病，且照顾时间长，照顾任务重，照顾工作烦琐复杂，随着时间推移，照顾者健康水平下降，也会出现体重改变、失眠、头痛等健康相关问题。照护人员产生疲倦感，表现为情绪不稳定，易激惹，对服务对象漠不关心，同时也会影响个体的身心健康，使照顾质量下降。

社区工作人员、家庭成员、养老机构管理者，要关心、关注失能照护人员的工作压力，协助缓解照护人员的工作疲倦感。照护人员也可采取以下积极措施缓解压力：

1. 定期进行自我压力评估：评估有无产生全身适应综合征，必要时采用工作压力源量表及生活事件量表进行自我评估，以及时提醒自身分析压力源的性质及压力强度等。

2. 提前做好缓解压力的计划：许多引起压力的事件是难以预料的，但对那些能事先估计到的情况，可以及早采取预防缓解措施。

3. 照护人员作为专业服务者，要正确认识压力并寻找、创造一种新的平衡，对照护实践中的压力进行积极的评估，充分了解自我，设立现实的期望和目标。

4. 不断提高自身的应对能力：可进行反思性学习，寻找专业机构或书籍，借鉴别人的经验以缓解压力；同时，善于总结自身的有效压力应对技巧，定期采用适宜的自我调节方法及寻求支持系统，来减少压力对健康的损害。

压力是影响身心健康的一个重要因素，对个体具有消极和积极双重作用。只有正确认识压力，积极采取有效的应对策略，才能维持机体的恒定状态以应对压力，促进身心健康。失能照护人员应灵活应用压力理论知识，做好失能老人压力管理的同时，也要做好自身的压力管理，以缓解或消除老人的压力及自己的照护及生活压力，避免发生工作疲溃，不断适应并提高照护服务质量。

第四节　奥瑞姆的自理理论

美国护理理论学家奥瑞姆（Dorothea Elizabeth Orem）于1959年提出了自理模式。奥瑞姆1914年生于美国马里兰州，1932年取得护理大专学历，1939年获护理学学士学位，1945年获护理教育硕士学位，1976年获乔治城大学荣誉博士学位。她曾从事临床护理、护理管理、护理教育、护理研究等工作。

奥瑞姆的自理理论解释了自理的含义，以及人的自身需要。在正常情况下，个体有能力满足自己的各种需要，奥瑞姆认为自理活动是个体为了满足自身的需要而采取的有目的的行动。

一、自理模式的主要概念

1. 自理：是人在每日的现实生活中为维持生命健康、正常成长及完整状态而采取的有目的的活动。

2. 自理力：是个体完成自理活动或自我照顾的能力。在正常情况下，人一般是有自理能力的，但是自理能力存在个体差异，就是同一个人在不同的生命阶段或处于不同的健康状况下，自理能力也会发生变化。在日常生活中，个体的自理能力，通过实践和学习而不断得到发展。影响个体自理活动和能力的因素除了年龄、发展状态和健康状况以外，还包括家庭和社会的文化、信仰、习俗、生活方式等。

3. 自理体：是指能够完成自理活动的人。正常情况下，成人的自理体为自己，但儿童、病人、失能者或残疾人等的自理体部分为自己，部分为健康服务者或监护人。

4. 治疗性自理需要：是个人通过正确而有效的途径，以满足自己的发展及功能的需要，需要采取行动以满足需要。

5. 自理总需要：是人们为了满足自理需要而采取的所有活动，包括一般性的自理需要、发展的自理需要、健康不佳的自理需要。

（1）一般性的自理需要：是人类为了生存与繁衍的共同需要，是所有人在生命周期的各个发展阶段都存在的，目的是为了保持人的结构及功能的完整状态,包括:维持摄入足够的空气、水及食物;维持良好的排泄功能;保持活动与休息的平衡;保持独处与社交的平衡;避免对人的生命、功能及健康有害因素的刺激;促进及提高人类整体的功能与发展的需要等。

(2)成长发展的自理需要:是指人在生长发育过程中,或在特定的条件下产生的需要。人在不同生命阶段有不同的需要,而自理活动就是要满足这种需要。

(3)健康不佳的自理需要:是指在患病、创伤或诊断治疗过程中产生的需要,包括寻求恰当的健康服务,了解自己病情变化及预后,合理配合诊疗及护理方案,学习相应的技能;及接受自己伤残的事实,重新树立自我形象及自我概念等需要。

二、奥瑞姆自理理论学说

奥瑞姆自理理论由三个学说组成:自理学说、自理缺陷学说及护理系统学说。

1. 自理学说:自理学说说明了什么是自理,每个人都有自理的需要,而自理的需要根据个人的健康状况及生长发育的阶段不同而不同。在正常情况下,人有能力满足自己的各种需要,即人是一个有自理能力的自理体。当自理需要小于等于自理体的自理能力时,人就能自理。

2. 自理缺陷学说:奥瑞姆认为当个体的自理能力能够满足其治疗性自理需求时,个体处于平衡状态;当个体的自理能力无法满足其治疗性自理需求,自理体的自理能力小于自理需要时,平衡被破坏,即出现自理缺陷。自理缺陷结构是奥瑞姆理论的核心部分,当个体的自理能力小于自理需要时就会出现自理缺陷,而自理缺陷的个体是护理和康复的重点对象。她认为,自理缺陷存在两种情况:一种是个体的自理能力,无法满足自己的治疗性自理需要;另一种是照顾者的自理能力无法满足被照顾者的治疗性自理需要,如父母不能满足小儿的自理需求,儿女不能满足高龄老年人的自理需求。

一些疾病的外在及内在因素会影响自理体的自理活动,这些因素包括年龄、性别、生长发育的状态、健康状况、社会文化背景、健康服务系统的情况、家庭系统、生活方式、环境因素和资源情况等。

3. 护理系统学说:护理系统是指人出现自理缺陷时护理活动的体现,分三个系统。

（1）完全补偿护理系统：服务对象没有自理能力，所有自理需要完全靠护理服务来满足。根据程度不同分为三种：第一种是服务对象在身体及心理上完全不能满足自己的自理需要，如全麻未醒者、昏迷病人。第二种是服务对象在身体上不能满足自理需要，但有意识，如中风病人。第三种是服务对象的心理及精神活动不能满足生命的需要，如精神服务对象。

（2）部分补偿护理系统：有部分自理能力，需护理者提供不同程度的帮助，才能满足基本需要。

（3）支持教育系统：有自理能力，需指导教育或提供最佳环境，才能达到自理的最佳水平。

奥瑞姆自理理论同时提出了护理力量的概念，是指受过专业教育或培训的护理人员必备的综合素质，即了解患者的自护需要及护理力量，并能够采取行动帮助患者，通过执行或提高患者的自护力量来满足其自理需求。专业护士在收集资料的基础上确定患者的护理诊断及护理措施，评估患者需要何种护理，即在对收集到资料进行分析和描述的基础上，确定和判断患者的治疗性自护需求。同时可以设计及计划调节性的护理活动，依据自护的护理诊断和患者的健康状况，规划一个护理系统，达到使患者恢复健康的目的。护理系统结构是在人出现自理缺陷时护理活动的体现。作用主要是满足个体的自理需要或调整个体的自理能力。

三、奥瑞姆自理理论对护理学四个基本概念的阐述

奥瑞姆自理理论是以需要及问题为中心的理论，她对护理学四个基本概念的阐述如下：

1. 人：护理的对象主要是病人及潜在的、可能患病的人。人是由身体、心理、社会等方面组成的整体，人具有学习和发展的潜力，通过学习可以达到自我照顾的目的。

2. 环境：环境是存在于人的周围并影响人的自理能力的所有因素。人与环境组成统一的系统，人会利用不同的技巧去控制、改变环境或适应环境，以满足自己的需要。

3. 健康：是一种身体、心理、精神与社会文化的完美状态。人的健康状态可能处于健康与疾病动态过程。因此，在不同的时间会有不同的健康状态。健康就是一种最大限度的自理。

4. 护理：护理是预防自理缺陷发生和发展，并为有自理缺陷的人提供治疗性自理的活动。护理是一种帮助人的方式，要根据个人的年龄、发展情况、健康状况及社会文化背景的不同来选择不同的护理方式。在护理过程中应主要建立良好的护患关系。

四、奥瑞姆自理理论在失能老人照护中的应用

奥瑞姆从护理理论层面将自理理论与护理程序有机地结合起来，通过设计好的评估方法及工具全面评估服务对象的自理能力及自理缺陷，以帮助服务对象更好地达到生活自理。奥瑞姆认为，护理程序是描述护理人员专业技术活动、计划及评价活动的术语，它将护理程序分为三个步骤。

1. 护理诊断及护理措施的评估：相当于护理程序中的评估及诊断两个部分。护理人员通过搜集资料，确定服务对象的自理需要。从是否存在自理缺陷、哪些方面存在自理缺陷、引起自理缺陷的原因，来评估其自理能力和自理需要，从而决定服务对象是否需要护理帮助，同时确定需要采取哪些护理措施，以满足服务对象的自理需要。在这一阶段，奥瑞姆强调，必须全面准确评估服务对象及家属的自理能力，以便使他们参与护理活动以尽快达到自理目的。对失能老人的照护，应该更加注重全面正确评估服务对象的残存功能。在护理服务中，发挥失能老人的残存功能，以促进及维护功能恢复。

2. 设计及计划调节性的护理活动：相当于护理程序中的计划阶段。在此阶段，护理人员首先要根据前一阶段评估的结果，根据服务对象目前的实际情况，确定采取何种护理系统，是完全补偿、部分补偿还是支持教育系统。然后设计具体的护理方案，包括具体的护理措施及方法、实施的时间安排、先后次序、环境条件、恢复自理能力所需的辅助设备及物品等，并确定预期护理结果。计划要求详细具体，符合服务对象当前的自理需要。

3. 调整及评价：相当于护理程序的实施及评价部分。此阶段要求护理人员根据设计及计划的结果提供相应的护理措施，以达到满足服务对象的自理需要、增进自理能力恢复和促进健康恢复的目的，并根据服务对象当时的实际情况评价护理结果，不断调整护理方案以符合服务对象自理需要。

奥瑞姆的护理系统理论设计了三种护理系统。在失能老人照护实践中，应根据服务对象的自理能力选择合适的护理系统。必须遵循以下原则：护理人员应在服务对象现有的自理能力基础上，补偿其自理的不足；同时帮助服务对象

克服自理的局限性,从而提高服务对象的自理能力;护理人员应避免无原则地包揽服务对象全部的自理活动,这样不利于服务对象的康复和机能保护;提倡发挥服务对象残存的自理能力,并不是把护理工作推给服务对象和家属去做,护理人员应起到指导、教育和促进健康的作用。

第五节　纽曼的保健系统模式

贝蒂·纽曼(Betty Newman)1924年出生于美国俄亥俄州,1947年接受护理大专教育,1957年获公共卫生护理学学士学位,1966年获精神卫生学硕士学位,1985年获临床心理学博士学位;曾从事临床护理,护理管理,公共卫生护理,精神病咨询,护理系教授、主任等工作。纽曼的保健系统模式是用整体观、系统论探讨压力对个体的影响,以及个体的调节反应和重建平衡的能力的护理理论,是以开放式系统模式为框架构建。

纽曼认为,人是一个开放系统,人在环境中会面对多种多样的压力源,人必须不断地调整自我和环境,以达到相互适应的目的;护理活动就是根据个体对压力源的反应进行有针对性的干预,即恰当地运用一级预防、二级预防、三级预防的活动来维持或恢复系统的平衡。

一、纽曼保健系统模式具体内容

纽曼保健系统模式是一个以开放系统为基础构建的护理模式,主要考虑压力源对人的作用及如何帮助人应对压力源以发展及维持最佳的健康状况。模式重点叙述四个部分内容,即与环境互动的人、压力源、个体面对压力源作出的反应,以及对压力源的预防。

(一)人

在纽曼系统模式中,人是一个与环境持续互动的开放系统,称为个体或个体系统。这个系统可以是一个人,也可以是一个家庭、群体或社区。人是核心部分,可以用围绕着一个基本核心的一系列同心圆来表示,各同心圆与反应者之间的距离和大小是不同的。同心圆包括基本结构(又称能量源)、正常防御线、弹性防御线、抵抗防御线。机体的防御功能是每个人都具有的正常的防卫能力及结构。

1. 个体系统的五个变量：个体系统是由五个变量组成的整体系统，是一个不断与其环境相互作用，不断进行物质、信息和能量交换的开放系统。五个变量为：

（1）生理变量，是指机体的结构和功能；

（2）心理变量，指个体的心理过程和关系；

（3）社会文化变量，指社会和文化功能及其相互作用；

（4）成长变量，指生命的成长发展过程；

（5）精神变量，是指精神信仰和信念。

个体无论处于健康状况，还是处于疾病状态，个体系统都是由这五个相互联系的变量组成的动态复合体。这五个变量间的相互关系，决定了压力源作用于机体后，机体产生的或潜在的反应性质和程度。个体系统的五个变量随着个体的生长和相互作用方式的不同而体现个体差异。其中，应激和应激反应是该系统的输入部分，个体系统在应对其来自内部环境和外部环境的刺激时，其稳定水平由基本结构、抵抗线、防御线和系统的五个变量间的相互协调决定。

2. 基本结构：指人类生存的基本因素即能量源，包括正常体温、遗传特征及结构、反应形态、器官功能结构、优势、劣势及知识常识。纽曼将个体系统描绘成一个围绕中心核的系列同心圆，中心核就是基本结构。每个个体系统是在基本结构或能量源范围内，具有不同程度反应特征的复合体。基本结构受个体系统的五个变量的功能状态和相互作用的影响。基本结构遭到破坏，会影响人的生命及生存。

3. 抵抗防御线：是保护人的基本结构稳定、完整及功能正常的防卫屏障。在纽曼的适应系统图中，抵抗防御线是紧贴基本结构外围的若干虚线圈。抵抗防御线由内部一系列已知或未知的抵抗因素构成，如个体的免疫防御机制、适应时产生的生理机制等。抵抗防御线的主要功能是保护基本结构，使机体恢复正常防御线。当应激源入侵到正常防御线时，抵抗防御线立即被无意识地激活，若其功能有限发挥，可促使个体恢复到正常防御线的水平；若功能失效，可导致个体能量耗竭，甚至死亡。抵抗防御线的强弱程度与个体的生长发育情况、生活方式、以往经验有关。

4. 正常防御线：代表了机体是否处于一种动态平衡状态，是判断机体是健康还是疾病的标志之一。它的强弱由生理的、心理的、社会文化的、发展的、精神的等方面对压力源的适应与调节能力决定。它是动态的,但变化速度比较慢。健康水平增高,正常防御线扩展;健康状态恶化,正常防御线萎缩。一旦被压力源入侵,则表现为稳定性降低和疾病状态。

5. 应变防御线(弹性防御线):应变防御线是一种活动性的、保护性的缓冲力量,它处于正常防御线之外,它首先接触压力源,对维持机体的正常状态及功能起着重要的缓冲作用,有防止压力源入侵,缓冲和保护正常防御线的作用。当环境施压时,它是正常防御线的缓冲剂。当环境支持并有助于个体的成长与发展时,又是正常防御线的过滤器,容许滤过并充实和改善基本结构。它是动态的,并能在短期内急速变化。一般来说,应变防御线距正常防御线越远,其缓冲、保护作用越强。应变防御线受个体生长发育、身心状况、认知技能、社会文化、精神信仰等影响。失眠、营养不足、生活不规律、身心压力过大、家庭变故等都可削弱其防御效能。

三种防御机制,既有先天赋予的,也有后天习得的。其抵抗效能取决于个体系统心理、生理、社会文化、发展、精神五个变量的发展情况和之间的相互作用。三条防御线中,弹性防御线保护正常防御线;抵抗防御线保护基本结构。当个体遭遇压力,弹性防御线首先被激活,如果弹性防御线抵抗无效,正常防御线受到侵犯,人体出现应激反应。此时,防御抵抗线也被激活,如果抵抗有效,个体又可恢复到通常的健康状态。

(二)压力源

压力源是环境中任何可导致个体紧张,并影响个体稳定和平衡状态的所有刺激。压力源可来自个体系统内部和外部,可来自个体系统生理、心理、社会、文化、发展、精神等各个领域;压力源可独立存在,也可多种同时存在。压力源对个体系统的作用大小取决于压力源的性质、数量和持续时间,同时也受个体所能动用的应对资源、应对能力和既往的应对经验等影响,包括个体内、人际间、个体外的因素,是引发紧张和导致个体不稳定的所有刺激,分为三种情况:

1. 个体内压力源:指来自个体内与内环境有关的压力源,如愤怒、悲伤、自我形象改变、自尊紊乱、疼痛、失眠等。

2. 人际间压力源:指来自两个或多个个体之间,在近距离内作用的压力源,如夫妻关系、上下级关系、护患关系等。

3. 个体外压力源:指发生于体外、距离比人际间压力源更远的压力,如经济状况不好、环境陌生、社会医疗保障体系的变革等。

（三）反应

根据收集到的个体对压力源的反应采取不同水平的干预,即反应。纽曼认为,压力反应不仅局限在生理方面,这种反应是生理、心理、社会、文化、发展与精神多方面的综合反映,而且并非所有压力都对机体有害,压力反应的结果可以是负性的,也可以是正性的。

（四）预防性的护理活动

护理活动的主要功能是控制压力源或增强人体各种防御系统的功能,以促进个体系统保持和恢复平衡与稳定,达到最佳的健康状态。纽曼认为,护理人员可根据个体系统对压力源的反应,采取以下三种不同水平的预防措施,即一级预防保健护理、二级预防保健护理、三级预防保健护理。

1. 一级预防保健护理:防止压力源侵入正常防线。适用于服务对象的系统对压力源没有发生反应时,首先护理人员主要通过控制或改变压力源来提供护理服务,例如可以减少压力源侵犯的可能性、降低压力源的强度。其次也可以通过加强应变防御线的功能,例如对服务对象进行饮食、睡眠、降低压力等方面的教育。一级预防的目的是保持人作为一个系统的稳定,促进及维护人的健康适用于压力源存在而压力反应未发生的情况。

2. 二级预防保健护理:适用于压力源已经穿过正常防御线,人的动态平衡被破坏,并出现症状和体征时。护理服务重点是减轻消除反应、恢复个体稳定性,并促使其恢复到强健状态。适用于个体表现压力反应时早期发现、早期治疗及增强抵抗力。

3. 三级预防保健护理:适用于人体的基本结构及能量源遭到破坏后。护理的重点是帮助服务对象恢复及重建功能,并防止压力源的进一步损害。三级预防的目的是维持人作为一个系统的稳定。

二、纽曼保健系统模式对护理学四个基本概念的阐述

1. 人:是个多维的、整体的开放系统,包括生理、心理、社会、精神、文化、发展六个层面并彼此关联。

2. 环境:任何特定时间内影响个体和受个体影响的所有内外因素。

3. 健康:是一个动态过程,是从疾病到强健的连续体。当机体产生和储存的能量多于消耗时,个体完整性、稳定性增强,逐步迈向强健。

4. 护理:通过有目的地干预,减少或避免影响最佳功能状态,发挥压力因素

和不利状况,以帮助个体、家庭和群体获得并保持尽可能高的健康水平。

三、纽曼保健系统理论在失能老人照护中的应用

纽曼系统模式已在护理实践、科研和教育等方面得到广泛应用。纽曼保健系统模式与护理程序相结合,被广泛应用于内科、外科、妇科、精神科、急诊科、康复病房、老年护理院、养老机构中各种病人的护理。

纽曼系统模式在康复护理实践中,使护理人员以保存能量,恢复、维持个体稳定性为护理原则,与服务对象及家属一起,共同制定护理目标及为达到这些目标所采取的干预措施并设计预期护理结果。护理结果是护士对干预效果进行评价并验证干预有效性的过程。

第五章　与失能者的日常沟通技巧

　　沟通是社会生活中人际交往的主要形式和方法。人们运用语言符号或非语言符号进行沟通,以达到传递信息、交换意见、表达思想及情感、建立各种人际关系、满足自身精神及物质需要的目的。交流作为文化的载体,对于来自不同文化背景之间的人,显得尤为重要。

　　失能老人,作为特殊群体,由于语言中枢障碍、听力丧失或下降,自理能力下降或丧失,与照护者的沟通交流不畅,需要不能得到有效的满足,从而会加重病情。同时,失能者作为需要帮助、照护的服务对象,因为疾病而住进医院、护理院、养老机构、社区日托机构等陌生的医疗环境,可能会出现不同程度的不适应。我国是多民族国家,人们所处的社会环境和文化背景不同,生活方式、信仰、道德、价值观和价值取向也不同,加强沟通交流尤为重要。

第一节　语言沟通与非语言沟通

　　人与人之间信息的传递,可以采用不同的方式,可以运用语言或非语言的方式,也可以通过具体的事物或采用象征性的方式来进行。当人们进行沟通时,可以采用文字或符号等语言方式来表达自己,也可以应用空间距离、面部表情、眼神、动作等非语言方式来表达自己。

　　按照沟通的方式不同,可以将人际沟通分为语言性沟通及非语言性沟通。语言沟通是人与人之间传递和反馈思想与感情的一种最常见的交流方式,虽然图片、动作、表情也可以传递人们的思想,但语言是最方便的沟通媒介,人与人之间的交流离不开语言。

一、语言沟通

语言沟通是指以词语、符号为载体实现的沟通,主要包括口头沟通、书面沟通和电子沟通等。语言把思想组织成为有意义的符号工具及手段,只有当信息发出者与信息接收者清楚地理解了信息的内容,语言才有效。沟通是一扇门,那么语言就是这扇门的钥匙。

1. 语言沟通的分类

(1)口头沟通:口头沟通是指借助语言进行的信息传递与交流,即说出的话,包括交谈、演讲、汇报、电话、讨论等形式。口头沟通具备信息传递快速、反馈及时、灵活性大、适用面广以及可信度较高等优点。口头语言沟通是所有沟通形式中最直接的方式。

(2)书面沟通:书面沟通是指借助文字、符号进行的信息传递与交流。书面沟通的形式也很多,如通知、文件、通信、布告、报刊、备忘录、书面总结、汇报、邮件等。书面沟通不受时空限制,传播范围广,具有标准性及权威性,并便于保存以便查阅或核查。

(3)类语言:是指伴随沟通所产生的声音,包括音质、音域及音调的控制,嘴形的控制,发音的清浊,节奏共鸣,语速、语调、语气等的使用。类语言可以影响沟通过程中人的兴趣及注意力。同时,不同的类语言可以表达不同的情感及态度。

2. 语言沟通的技巧

(1)合适的词语:语言交流过程中,如果信息接收者不理解信息发出者所发出信息的含义,则沟通无效。在社会生活中,如果参与沟通的一方在传递信息时使用对方不了解的专业术语或地方性用语,将影响信息的接收与理解。因此,在对组织语言,对信息进行编码时,应选择对方易于理解的词语进行表达。

(2)合适的语速:使用语言沟通时,如果能以适当的速度表达信息的内容,将更容易获得沟通的成功。交谈时,应选择可以清晰表达信息内容的速度。快速的谈话、尴尬的停顿或者缓慢的并且过于审慎的交谈,可能会传递非故意的信息,例如长时间的停顿,以及迅速地转变话题,可能会使对方形成一种印象:说话者隐瞒了事实。但是,当要强调某个内容时,就可以使用停顿,以便给对方一定的时间去消化和理解。

人们可以在说话前认真思考,针对沟通对象,选择合适的语速,可以从聆听者的非语言表现,寻找提示混淆或误解的线索,调整语速,可以直接询问聆听者传递信息的速度是否太快或太慢,以确定所用的语速是否恰当。

（3）合适的语调与声调:说话者的语调和声调可以影响信息的含义,从而影响沟通的效果,即使是一个简单的问题或陈述,根据语调就可以表达热情、关心、愤怒、牵挂或漠不关心等情绪,甚至同样的内容,如果采用不同的语调和声调,沟通的效果也可能截然不同。

情绪可以直接影响说话的语调声调。因此,在与他人沟通时,应注意自己的语调和声调,避免发生错误的信息传递,同时要注意及时调整自己的情绪,避免由于情绪不佳而影响说话的语调和声调,对他人造成不应有的言语刺激和心理伤害。

（4）语言的清晰和简洁:清晰及简洁的语言,有助于信息接收者在短时间内准确地理解所传递的信息。语言的清晰可以通过下列方法做到:说话时适当放慢语速,发音清晰,举一些有助于理解的例子。此外,重复信息的重要部分,也可以保证语言的清晰。语言的简洁可以通过使用简单、直接地表达观点的语句与词语来实现。

（5）适时使用幽默:幽默是一种才华,幽默引人发笑又意味深长,幽默以善意的微笑代替抱怨,使人与人的关系变得缓和。幽默可以促使沟通者双方更开放以及真诚地沟通。然而在某些情境下则不适合使用幽默,例如有人因亲人的离世或严重的健康问题而情绪沮丧,此时使用幽默的方式沟通,可能传递错误信息:说话者没有认识到情况的严重性,体现出对他人的不关心及感情迟钝。

（6）时间的选择及话题的相关性:时间的选择在沟通中十分重要,即使是一个清楚的信息,如果时间选择不当,也可能阻碍有效的沟通,例如选择一个人正要休息时与其交谈,可能因对方的心不在焉,对沟通效果造成负面的影响。因此,必须恰当地选择与他人交流的适宜时间,通常与他人相互作用的最佳时间是对方表示出对沟通感兴趣的时候。此外,如果信息与目前的情景具有相关性或重要性,沟通将会更有效。例如一个人正在为长期失眠而烦恼,此时选择科学睡眠的话题,就比儿女情长、家长里短的话题更贴切。

3. 如何与老年人进行有效的语言沟通

（1）选择合适的语言沟通形式:在与老年人进行语言沟通时,应掌握老年人的性格、心理及文化背景,努力为他们提供足够的社交与自我表达的机会,可选择面对面语言沟通、电话沟通和书面沟通的形式。

（2）注重语言修养：与老年人进行语言交流时恰当、巧妙地使用敬语和谦辞，会受到老年人的欢迎和尊重。同时态度诚恳自然，保持适度的幽默感。

（3）与老年人进行面对面语言沟通的注意事项：① 尽量使用老年人易懂的语言，避免使用医学术语；②做到态度和蔼亲切，语速适中，交谈时声音适当大一些，必要时可用适当的手势和姿势帮助说话，但身体语言要与口头语言保持一致；③当老年人表达不正确时，可以有意识地重复重点内容和不易理解的部分；④注意老年人的反应，以了解老年人是否听懂，形成与老年人交流的气氛，切忌简单说教。

（4）语言交流中倾听的技巧：在与老年人进行语言沟通过程中，倾听时要注意老年人说话的内容、语速、语调、音量、身体姿势、面部表情，要把自己融入老年人说话的内容里，以了解老年人交流过程中所要表达的全部意思。一个好的倾听者应做到：

① 在与老年人进行语言交流时，要愿意花时间倾听老年人说话；②要注意认真倾听；③不要随意打断老年人说话；④不要随意分心，一副心不在焉的样子；⑤不要急于作出判断，陈述自己的意见，要认真听完老人的讲话后，方可陈述自己的观点；⑥要仔细倾听"话外之音"，从而理解老年人要表达的真实意思。

（5）适时恰当的反应：在与老年人进行语言交流时，要适时作出反应，答复或重复老人所表达的内容。

（6）提问：在与老年人进行语言交流时，用提问的方式可以引导谈话的进行。提问的方式有开放式提问和闭合式提问两种。

① 开放式提问：是指不限制老年人的回答和表述，允许老年人作出广泛的、不受限制的回答。开放式提问在日常护理过程中常用于鼓励老年人表达自己的情感和思想。开放式提问给了老年人较多的自主权，但所需要的时间比较长。

② 闭合式提问：闭合式提问是将老年人的反应限制在特定的信息范围内。优点是节省时间，效率比较高。缺点是限制了老年人的情感表述和提供进一步的信息。

二、非语言沟通

在沟通中，信息的内容部分是通过语言来表达的，非语言则作为提供解释内容的框架,表达了信息的相关部分。非语言沟通是指通过身体动作,包括面部表情、目光的接触、手势、身体的姿势、气味、着装、沉默以及空间时间和物体的使用等方式交流信息,进行沟通的过程。

心理学家认为,身体语言的产生源于大脑。当一个人的大脑进行某种思维活动时,大脑会支配身体的各个部位发出各种细微信号。这是人们无法控制而且也难以意识到的。因此,身体语言大多发自内心深处,极难压抑和掩盖。

1. 非语言沟通的特点

(1)多渠道:非语言信息可以通过多种途径进行传递和接收,包括反应时间、声音、环境及身体的姿势等。

(2)多功能:非语言沟通对语言沟通具有补强作用、重复作用、替代作用、驳斥作用及调整作用等多种作用。

(3)无意识性:尽管有时非语言行为可以根据目的而有意识地去选择,但是大多数情况下,非语言行为具有无意识性。一些并不传递有意义信息的习惯性手势,以及与潜在情绪相关的非语言表现,都能说明非语言沟通的无意识性。

(4)真实性:很多心理沟通专家认为,非语言行为比语言行为更真实,即当语言和非语言行为传递不同甚至相互矛盾的信息时,非语言行为更能准确地传递出说话者的真实情感。

(5)情绪表现:非语言沟通是人们表达情绪的一种手段,肢体语言、语调和语音配合起来使用,常常可以强调或扩大所选词语的含义。实际上,在某种情况下,人们意识到自己的感情或在想要把它们表达出来之前,身体语言已经暴露出他的情绪。

(6)多种含义:一般包括两个方面内容——①对同一种非语言行为,不同的人可能有不同的解释。例如,"沉默"可能是一个人表示气愤的方式,而对于另一个人来说可能是表示没兴趣或感到困倦。②同一种非语言行为对同一个人在不同的情境下,其含义也不相同。例如:当一个人不高兴时,可能皱眉;但当他注意力特别集中时,也可能皱眉。

(7)文化的差异性。非语言行为因文化背景的不同而存在差异。在跨文化沟通中,通过非语言行为,可了解一种文化的价值体系和取向,而且个体的行为举止也包含在非语言表现形式中。

2. 非语言沟通的功能

非语言沟通具有传递信息、调节互动、交流和表达感情的功能。归纳起来有以下几点：

（1）使用非语言沟通来重复语言所表达的意思或加深印象，比如与老年人进行语言沟通时所附带的肢体动作和面部表情。

（2）使用非语言沟通来替代语言沟通。有时候即使没有说话，也可以运用非语言沟通来表达自己的意思。

（3）非语言沟通作为语言沟通的组成部分，在语言交流过程中，使语言表达得更加准确、生动、形象。

（4）用非语言沟通来表达超语言的意义。在与老年人沟通的许多场合中，非语言要比语言更具有效果。比如，见面时的微笑，鼓励安慰服务对象时握握老人的手，赞同对方的观点时可以点头等。

3. 非语言性沟通的表现形式

（1）环境安排：环境的安排及选择体现出信息发出者对沟通的重视程度。环境包括物理环境及人文环境。物理环境包括建筑结构、空间的布置、光线、噪声的控制等。人文环境包括是否需要有他人在场，环境是否符合沟通者的社会文化背景，能否满足隐私的需要等。

（2）空间距离及空间位置：心理学家认为，每个人都有一个心理上的个体空间，这种空间像一个无形的"气泡"，是个人为自己所划出的心理领地。一旦领地被他人侵犯，就会产生非常不舒服的感觉。美国人类学家爱德华·霍尔将人类沟通中的距离分为以下四种：

① 亲密距离：是人际沟通中最小的间隔，或无间隔的距离，一般为15厘米左右。彼此可以肌肤相触，甚至可以感受到对方的体温、气味和气息。这种距离主要在亲密的人之间或护理人员进行某些技术操作时应用。适用于传达非常秘密的信息及亲密的感情或进行治疗，所用的语调为低声细语。如果不存在非常亲密关系的人在沟通中进入该空间距离会引起反感及冲突。

② 个人距离：是人们在沟通中稍有分寸感，可以友好沟通的距离，一般为50厘米左右，一般熟人及朋友可以进入该空间距离进行沟通，适用于以低语调传达个人的或秘密的信息。个人距离是护理服务中交谈的最佳距离。在个人距离下，护患双方都会感到舒服，因为在帮助关系中，个人距离既可以提供一定程度的亲近感，又不会使老人感觉到过分亲密而带来的紧张。

③ 社会距离：是一种社交性的或礼节性的较为正式的关系，一般距离为1.2~3.7米。这种距离为双方庄重的交往创造条件。处于社会距离的人一般说

话响亮而自然，使用正常声音，适用于传达非个人的信息，交谈的内容较为公开正式。

④ 公众距离：是一种大众性、群体性的沟通方式，一般距离为3.7米以上，用于发表演讲或讲课，声音超出正常范围，需要使用扩音设备。个体的空间范围有一定的伸缩性，不同的人、不同的环境条件下，个体空间距离的变化很大，它主要取决于双方的文化背景、亲密度、了解程度、社会地位及性别差异等。

（3）仪容仪表：包括一个人的修饰及着装等，可以向他人显示其社会地位、身体健康状态、职业、文化、自我概念及宗教信仰等信息。当两个人见面时，一个人的外表会首先被对方关注，仪表可以影响沟通双方对彼此的感知、第一印象及接受程度。

（4）面部表情：通过面部肌肉的协调运动来表达情感状态，或对信息的反应。面部表情是非语言沟通中最丰富的表达。人类的面部表情主要可以分为以下八类：感兴趣—兴奋；高兴—喜欢；惊奇—惊讶；伤心—痛苦；害怕—恐惧；害羞—羞辱；轻蔑—厌恶；生气—愤怒等。面部表情是一种共同的语言，不同国家、不同文化背景的人面部表情所表达的感受和态度是相似的。面部表情所传递的信息可以是对真实情感的展现，可以与真实的情感相矛盾，也可以是对真实情感的掩饰。

（5）目光的接触：通常发出的是希望交流的信号，是人际间最传神的非语言表现，主要用于表达感情、控制及建立沟通者之间的关系。在沟通过程中，可以通过目光的接触，表示尊重对方以及希望听对方讲述。缺乏目光的接触，则表示焦虑、厌恶、有戒心，缺乏自信或其他信息。同时，目光接触的水平也会影响沟通交流的结果，最理想的情况是双方面对面，眼睛在同一水平上。

（6）身体的姿势：包括手势及其他的身体姿势，体现了一个人沟通时特定的态度及当时所包含的特定意义，可以反映出态度、情绪、自我概念和健康状况。例如身体前倾或朝向某人可以表示关注；手势可以用来强调语言信息，有时手势和其他非语言行为结合，可以替代语言信息。

（7）触摸：是人际沟通时最亲密的动作。触摸可以传递关心、牵挂、体贴、理解、安慰、支持等情感。研究表明：触摸与心理护理密切相关。皮肤刺激通过神经末梢传导，可作用于机体，可减轻因焦虑和紧张等引起的疼痛，产生良好的心理和精神安慰。但是触摸是一种非常个体化的行为，对不同的人具有不同的含义。触摸受性别、年龄、文化及社会因素的影响，它也是一种容易被误解的非语言表达方式。因此,在选择触摸时,应注意对方的文化及社会背景,清楚自己触摸的意义,有选择地、谨慎地使用。

4.如何与老年人进行非语言沟通

(1)使用身体语言:身体语言主要是通过躯体的运动来表达和传递信息,包括与老人交流时使用的手势、面部表情、眼神的交流、触摸等。一个人的坐姿、站姿和表情可以给人留下深刻的印象,并能传达信任、理解、讨厌、同情、紧张、愤怒等情感。所以,在与失能老人沟通的过程中,照护人员要掌握非语言交流的技巧,仪表端庄稳重、态度和蔼、举止得体,面部表情自然放松,目光平视接触(尽量避免站位与卧床老人交流,增加居高临下的位置差而产生疏远),沟通距离恰当。

(2)触摸:是一种无声的语言,可以拉近与沟通者之间的距离,是一种有效的沟通方式。触摸在一定程度上给老人留下较好的印象,这样才更容易获得老人的信任。在专业范围内审慎、有选择地使用触摸对沟通交流有促进作用。比如:当老年人恐惧害怕时,护理人员可以紧紧地握住老年人的手,这样可以给老人传递一种关心、理解、安慰和支持的信息。

(3)物体语言:主要是通过物体来传递信息,比如:穿戴整齐,居所整洁、有序,具有年代感的旧物件等。

(4)空间效应:包括空间和距离两个概念。与老年人的非语言沟通中,保持合适的空间和距离,一般选用个人距离进行交流(个人距离:约一臂长的距离)。

(5)情境性:非语言沟通过程中的语境。情境影响着非语言沟通意义。在与老年人进行相同的非语言沟通时,不同的情境会有不同的意义。比如:同样是沉默,在老年人哭泣和悲伤时,沉默和适当的抚摸表示关心和同情;在老年人与你进行语言交流时,一直沉默可能会让人觉得你心不在焉。

(6)可信性:可信性指沟通的结果反映了沟通者的真实信息。

第二节　与失能老人的沟通技巧

人际沟通是信息在两个或两个以上个体之间的传递过程,很多因素可能对沟通造成障碍。沟通是一个复杂的、不断发展的过程,它需要具备一定的技巧。每个失能老人所患的原发疾病不同,个体生理功能缺失程度不同,个人的人生经历、文化背景、宗教信仰等也有差异,需要护理人员应用沟通技巧,灵活与此类老人沟通。护理人员只有运用良好的沟通技巧,才能获得服务对象的信任,建立有效沟通,增进理解,达到最佳的沟通效果,才能保持良好的照护关系。

一、有效沟通的概念

是指信息发送者提供的信息与信息接收者通过理解后获得的信息相一致。

二、影响与失能老人有效沟通的因素

1. 生理因素

大多数失能老人都有不同程度的听力障碍,原因多为神经性耳聋。老人听力损害首先表现为难以分辨高频声音;老人由于大脑功能受损衰退,可能会出现思维活动功能减弱,使注意力不集中,注意范围缩小,联想缓慢,记忆力损害,理解力、表达力减退,老人容易感到疲劳,并且常常伴有疼痛等不适。以上这些生理或病理的因素都会使沟通的有效性受到影响。

2. 情绪状态

情绪可以影响信息的传递,如气愤时易出口伤人,焦虑时不愿意讲话、反应迟钝,兴奋时情绪激动,都会影响沟通效果。老年人容易坚持己见,缺乏客观冷静地听取他人意见的心态,表现出特有的固执。有的老人容易产生偏见、猜忌,脾气暴躁,有自卑感,甚至出现妄想和异常举动。

3. 文化背景

不同职业、社会背景、民族的人由于对事物的理解、信仰、价值观和生活习惯等不同,表达思想、感情和意见的方式也不一样,会造成许多误解,导致沟通不能顺利进行。

4. 环境因素

老年人活动范围减小,社会角色发生变化,易使老年人产生孤独、寂寞、无聊、压抑的不良情绪,严重者可患抑郁症甚至厌世自杀。

三、促进与失能老人有效沟通的技巧

1. 日常生活中基本的沟通

在日常生活护理活动中,应该将失能老人看成一个具有完整生理—心理—社会需要的综合体。

(1)设身处地为老人着想。失能老人及家属面临巨大的压力,特别是当病情变化时,老年人会出现一系列的心理及行为表现。如情绪容易激动、对周围的一切很敏感、担忧自己的病情及预后等,护理人员良好的、支持性的、明确的沟通技巧,可以帮助老年人度过这段痛苦的时期。如果护理人员能理解老人的感受,会减轻老人的恐惧及焦虑。反之,如护理人员对老人漠不关心,会使老人产生不信任感,甚至敌意。

(2)与老人见面时应面带微笑主动问候,做任何事之前都应向老人说明来意,并获得老人的同意。对老人说话时,语气要温和、诚恳,并尽量鼓励老人说出自己的想法。避免不耐烦地打断老人说话或粗暴地训斥老人,不要打扰老人的情绪,使老人能积极地参与交谈。

(3)尊重失能老人的人格,维护老年人的权利,理解认同老人的需要。在与老人沟通的过程中,注意维护其自尊及人格,平等地对待每一位老人。尊重老人的知情权,尊重老人的意愿,可以消除老人的不安全感。适当地赞美对方,用心去理解对方。

(4)对失能老人的需要及时作出反应。一般情况下,沟通传递了当时特定环境下的需要及信息,护理人员要对老人所表现的语言或非语言信息及时作出反应,这样不仅可以及时处理老人的问题,满足老人的需要,而且能让老人感受到关心温暖及重视,促进良好照护关系的建立。

2. 与听力障碍老人的沟通技巧

(1)有听力障碍的老人往往存在自卑感,在交流过程中应面对老人,通过口型、手势和面部表情与老年人进行沟通。交谈时应语速缓慢,吐字清楚,避免语调过高或声音过大,可贴近老人的一侧耳朵说话,尽可能让老人听清楚。

(2)对听力下降严重的老人,可采用书面沟通,同时建议佩戴助听器,沟通前应先帮助老人戴好助听器,以便更好地沟通。也可应用一些辅助工具,如手写板、图片卡等。当老人的回答与你的提问不符合时,也不应立即打断或纠正,应选择适时的机会重新沟通。

3. 与言语障碍老人的沟通技巧

与语言听说困难的老人进行交流沟通时,应注重老人的情绪,不要反复探问,如"听不清楚,再说一遍",以免增加老人的不安或自责。在不影响老人情绪的情况下重复对方的话,有时候还可以使用手写板进行书面沟通。同时耐心聆听,交谈时可适当微笑、点头表示一直在注意倾听并表示理解,切不可流露出不耐烦的情绪。适当地赞美及鼓励老年人,并避免太长的时间,以免老人劳累。

4. 与视觉障碍老年人的沟通技巧

在与视觉存在障碍的老年人进行沟通时,需要考虑老人因无法视物而产生的不安情绪及无法准确地传递信息等情况。这时可以口头准确传递信息,让老人触摸实际物体,具体地进行说明,也可以使用盲文处理器、语音处理器等工具。

5. 与认知障碍老人沟通的技巧

认知障碍的老人存在不同程度的认知功能下降,言语表达能力逐渐减弱,从构词障碍到词不达意,再到完全不能言语表达,同时理解能力下降,往往不能够理解别人表达的意思。但他们还有沟通的意愿,渴望被人关注,被人倾听,被人理解。良好的沟通仍是其与外界交流的重要途径,能更好地帮助认知障碍的老人表达情感和需求,得到安全感。

(1)沟通前加强了解:每位老人都是独一无二的。因个体的经历、性格、教育程度及家庭环境不同,失智症的表现也不尽相同。照护者应该通过老人及其家属尽可能了解其信息,如出生地、成长环境、教育背景、职业、婚姻、子女状况、最喜欢读的书、最喜欢去的地方、最爱吃的食品、最亲近的人,对其人生影响最大的人和事等。

(2)评估老年人的机体状况:充分评估老年人的记忆力、听力、视力、语言沟通能力、文化程度、心理状态等信息,以了解老年人的生理功能。根据老年人的教育程度、理解力、心理状态,选择合适的沟通形式与语言表达,确保沟通的有效性。

(3)针对老年人的情况提供适宜的沟通环境:由于认知障碍老人的沟通交流能力和对外部刺激的反应能力往往存在缺陷,故应为其创造一个适合沟通的舒适环境——安静、安全、相对固定、相对独立。另外,沟通的空间距离最好保持在90～120厘米。

(4)有效的语言沟通技巧:

① 口头沟通对于外向的老人,是抒发情感和维护社交互动的好途径;而书面沟通则更适合于性格内向的老人。认知障碍的老人由于其语言表达能力、理解力、判断力、适应能力等都有所减退,人格也发生相应的变化,使其可能变得退缩、寂寞和沮丧,此时最好的解决方法是提供足够的社交与自我表达的机会,给

予正向鼓励,认可他们,尊重他们的人格。照护者要主动表示友好,寻找一切可以赞美老人的地方去赞美,真诚的赞美往往是愉快对话的开始。被赞美的是真实情况,如老人的衣服可能穿得有点凌乱,但我们可以赞美他衣服的颜色很好看。

② 电话沟通时,要建立习惯性的电话问候与时间表,避开用餐与睡眠时间;说话速度应放慢,尽可能咬字清楚;要求失语症的老年人以其特殊的语言重复所听到的内容,譬如复述重要字句,或敲打听筒两声以表示接收到信息。

③ 书面沟通:对有识字能力的老人,可结合书面沟通起到提醒的作用,可增加老人的安全感和对生活日常的依从性。对阿尔茨海默病患者,其理解能力下降,应主动与之交谈。交谈时,要找出合适交流的方式,注意自己的表情、态度、主动打招呼,增加交流的次数。

(5)非语言沟通技巧:感知觉的减弱较其他认知功能缓慢,即使在老人认知障碍的终末期,感知觉还存在。在任何一个阶段,给老人微笑、拥抱、抚摸都能够使老人产生安全感,缓解其紧张、焦虑情绪。

① 耐心倾听:注意其讲话的声音、声调、流畅程度及选用的词句,观察老人的面部表情、身体姿势及动作,尽量理解其想表达的意思。双方保持适宜的距离,以能看清对方的表情,也可跟随说话的内容而调整适宜的距离。倾听过程中,要全神贯注、集中精力,保持眼神的接触,并给予及时的反应,如点头、微笑等。

② 面部表情适宜,与认知障碍的老人沟通时,要面带微笑,保持目光接触,适时给予肯定和鼓励,要注意观察老年人的面部表情,尽可能通过老人的面部表情来理解老人想表达的意思,为老人创造出一种愉悦的、安全的、可信赖的氛围。

③ 重视眼神的交流。注意对方眼神,因为眼神接触可使谈话亲切,也表示对老人的尊重。认知障碍的老人,往往因知觉缺损和注意力不集中,容易走神,保持眼对眼的接触,利于使老人注意回到沟通的情境中来。老人目光呆滞,说明他没有理解语言所表达的意思,这时可辅以手势或图片;如老人目光怒视,说明他不乐于接受你的要求;如老人东张西望,说明他不能集中精力,没有听你说话,这时应呼唤名字,适当加重语气和语调;如老人目光期待,则说明他需要支持和帮助,照护人员除用语言安慰、行为给予帮助外,还要善于运用目光直接反作用于老人,使之感到安慰。

④ 适宜的身体姿势。与认知障碍的老人沟通困难时信息更应强化。日常生活中能有效强化沟通内容的身体姿势有:竖起大拇指表示支持和赞同,挥手

问好或再见,伸手指出物品所在地,指认自己或他人,模仿和加大动作以指出日常功能活动,如梳头、喝水、吃饭、洗手、刷牙等。

⑤ 适宜的触摸。可表达对老年人的关怀和保护,如适当的拉拉手、拍拍肩,使老年人感受到支持和被关注。但触摸若使用不当,可能会触犯老人的尊严或产生一些误会。要避免拍抚头部等不适宜的行为。同时,认知障碍的老人,因可能意识不清,感知觉障碍,思维混乱,容易对触摸作出错误的理解,造成不必要的误会。如突然触摸,让老年人受惊吓;避免触摸头部、脸部;避免触摸破损皮肤或有伤口的皮肤;避免拉扯或摩擦触摸部位。

⑥ 合理运用沉默。语言沟通固然重要,但不是所有的时间都适宜。适时的沉默能表示出对老人的关心与尊重,起到无声胜有声的作用。片刻的沉默还可以提供思考的机会。当老人不愿意说话或者受到情绪打击时,可以和对方说:"如果您不想说话,您可以不说,我希望能坐在这儿陪您一会儿,好吗?"来表示对老人的关心与理解。

(6)与失智症老人沟通时不要争辩:认知障碍老人可以同时生活在几个不同的认知层面,这些认知层面间的切换没有什么规律可循,形成了个体独特的逻辑世界。老人固守的逻辑世界,往往与事实不符合。但如果照护者试图扭转老人的想法,会冒犯老人,使双方互不认可、不信任、不友好,不利于建立良好的关系,影响护理工作。

第六章 失能者的日常生活护理

当功能发挥下降到没有别人的帮助,个体就不再能够完成基本的日常生活等必要的活动时,会出现照护依赖,反映的是"一种能力衰减"。也就是说:一个成年人,在日常生活中,时时、事事、处处离不开他人的帮助和照顾,这样的状态就被称为照护依赖。显而易见,处于照护依赖状态下的失能、失智症老人便是"处于一种极致或极端的状态",需要对他们提供照护服务。

在居家养老的大背景下,家庭照顾者对居家老年人的生活及健康方面照护起了不可估量的作用,主要表现为两个方面:一方面是满足老年人的基本生理需要,包括要为老年人提供最基本的生活照顾,如购物、整理房间、管理钱物、做饭等;照护者还要协助丧失自理能力的老人完成一些较复杂的日常生活,如上下床、变换体位、穿衣服、沐浴、如厕、进食和处理大小便等。另一方面是协助管理老年人的疾病,帮助恢复健康。对于患病的老年人,疾病护理也成为照顾的重要内容。照顾者需要密切观察老年人的病情变化,做一些相关的护理工作。

据民政部门的统计显示,3%的完全失能老人,表现为卧床不起、不认识亲人等,可以主要由机构提供全天候的照护服务。如果不愿离家,则可以用正式和非正式相结合的方式来照护老人。还有3%的部分失能老人,表现为洗不了澡、出不了门等,主要以正式和非正式相结合的照护方式,也可以由社区中心提供日间照护服务。同时,还有7%的社会性失能老人,表现为上不了公交车、购不了物、做不了饭等,应该在社会服务和社区服务支持下实现居家照护。

目前,家庭照顾者对老年人的照顾缺乏相对专业的知识指导,主要以经验为主,导致脑卒中患者感染性并发症发生率增高,康复期延长,感染率和再入院率增高。根据上海市长期护理保险相关政策规定,老年照护统一需求评估等级是申请人享受长期护理保险待遇、养老服务补贴等政策的前提和依据,参保人员要求享受本市长期护理保险待遇的,需进行老年照护统一需求评估。这又为家有失能老人的家庭开辟了一条便捷通道。正确认识、评估、面对老年失能问题,在当下,就显得格外重要。

第一节　失能者的日常生活能力评估

失能是一项重要的健康事项,当全世界的疾病评定都是针对疾病负担的时候,其实超过半数过早死亡的负担是因为整体失能。失能的定义和测量都是困难的,因为失能与生命的很多领域相关,且包括了人与环境的交互作用。失能者的日常生活能力评估是失能老人居家照护相关适宜性技术的选择和应用的基础,可以有针对性地提高失能者与社会和环境之间的相适应的能力,这种能力可以具体表现为日常生活活动能力和认知能力两个方面。其中日常生活活动能力可以通过日常生活活动能力(activities of daily living, ADL)和工具性日常生活能力(instrumental ADL, IADL)以及参与社会生产社交活动能力(social activities level, SAL)评估量表表示。而认知能力可以通过感知觉、注意、记忆、思维、语言、定向力及智能水平来评估。

一、日常生活活动能力评估

日常生活能力是指人们为独立生活而每天必须反复进行的、最基本的、具有共性的身体动作群,即衣、食、住、行、个人卫生等基本动作和技巧。

（一）日常生活活动能力

对于正常人来说,ADL是很容易完成的简单动作,但是对于伤、病、残造成的功能障碍者而言,ADL则成为他们难以独立完成的复杂动作,而失能者丧失了随意完成ADL的能力,完全或部分依赖于他人帮助,使个体生活的范围受限,生活质量降低。

1.床上活动,具体内容有:

（1）床上体位,包括仰卧位、侧卧位、俯卧位时的良好体位。

（2）床上体位转换,包括仰卧位与侧卧位转换,仰卧位与俯卧位的相互转换,从卧位坐起,从坐位躺下等。

（3）床上移动,包括向上、下、左、右移动。

2.转移,具体内容有:

（1）坐位之间的转移,包括床与轮椅（或椅）之间的转移,轮椅与坐厕（椅）之间的转移。

（2）坐位与站位之间的转移等。

3.室内、室外行走与上、下楼梯,具体内容有:

（1）室内行走,包括在地板、地毯或水泥地面上的行走,上、下楼梯。

（2）室外行走,包括在水泥路、碎石路或泥土路面上的行走,上、下台阶或楼梯（有扶手或无扶手）。

（3）借助助行器行走,包括使用助行架、手杖、腋杖、穿戴支架、支具或义肢行走及上、下楼梯。

（4）公共或私人交通工具的使用,包括骑自行车、摩托车,乘公共汽车,驾驶汽车等。

4.操纵轮椅,具体内容有:

（1）对轮椅各部件的识别,轮椅的保养与维修。

（2）操纵轮椅进出厕所或浴室,户内、外转移,上下斜坡、台阶等。

5.进食:是使用筷子、勺等进食用具夹（舀）取食物和水,送至口中的一组动作。用吸管、杯或碗饮水、喝汤,对碗、碟的握持,包括端碗、持盘等,以及咀嚼肌活动及吞咽等。

6.更衣:如穿、脱内外衣裤、鞋袜,解、系纽扣,拉链使用等一组动作,包括穿脱义肢或矫形器,扣纽扣,拉拉链,系腰带,系鞋带,打领带等。

7.排泄:包括解、系腰带,穿、脱裤子,完成大、小便,及便后会阴部清洁,使用厕所（坐式、蹲式）或便器的一组动作。

8.个人卫生:如洗漱,包括洗脸、刷牙、洗澡（淋浴、盆浴、擦浴）。

9.修饰:梳头、剃须、修剪指（趾）甲,女患者化妆等一组动作。

10.交流方面:包括打电话,阅读,书写,使用电脑、电视机、收录机、打字机,识别环境标记（如厕所标志、街道指示牌、各种交通标志和安全警示标志等）。

11.家务活动方面:包括使用钱币,上街购物,备餐,清洗、晾晒和整理衣物,照顾孩子,安全使用家用器具（如厨具、炊具、洗衣机、刀、剪、电冰箱、水瓶、开罐器等）,使用扫帚、拖把、吸尘器等清洁家居,使用环境控制器（如电源开关、插头、水龙头、门窗开关、钥匙等）的能力,以及收支预算等。

12. 娱乐活动方面：打扑克，下棋，摄影，旅游，社交活动等。

ADL的内容包含了以上12项，其中运动（1～4项）、自理（5～9项）、交流、家务活动和娱乐活动（10～12项），这些基础项目也是护理院、养老机构或居家长期照护失能老人的照顾重点。通过对失能者的活动缺陷评估，进行康复护理训练及生活照护。

（二）评估量表

1. 日常生活活动能力（ADL）

评定内容包括大便控制、小便控制，梳洗，用厕，穿衣，进食，转移，步行，上、下楼梯，洗澡共十项。根据失能者是否需要帮助，即被帮助的程度分为：0分、5分、10分、15分四个等级，总分100分。评分越高，独立性越强。小于20分，生活完全依赖；20～40分，生活需要很大帮助；41～60分，生活需要帮助；大于等于60，生活基本自理。日常生活能力评估多采用改良Barthel指数评定表（如表6-1）。

表 6-1　改良 Barthel 指数评定表

ADL项目	完全依赖（分）	较大帮助（分）	中等帮助（分）	最小帮助（分）	完全独立（分）
进食	0	2	5	8	10
洗澡	0	1	3	4	5
修饰（洗脸、梳头、刷牙、刮脸）	0	1	3	4	5
穿衣	0	2	5	8	10
控制大便	0	2	5	8	10
控制小便	0	2	5	8	10
上厕所	0	2	5	8	10
床—轮椅转移	0	3	8	12	10
行走（平地45米）	0	3	8	12	15
使用轮椅*	0	1	3	4	5
上下楼梯	0	2	5	8	10

*备注：只有在行走评定为完全依赖时，才评定轮椅使用。

改良Barthel指数评定标准：① 完全依赖：完全依赖别人完成整项活动。② 较大帮助：某种程度上能参与，但在整个活动中（一半以上）需要别人提供协助才能完成。③ 中等帮助：能参与大部分的活动，但在某些过程中（一半以下）需要别人提供协助。④ 最小帮助：除了在准备和收拾时需要协助，失能者可以独立完成整项活动，或进行活动时需要别人从旁监督或提示，以保证安全。⑤ 完全独立：可以独立完成整项活动，而不需别人的监督、提示或协助。

2. 工具性日常生活能力（IADL）评估

工具性日常生活能力（IADL），是指人们在社区中独立生活所需的高级技能，需要使用各种工具。IADL包括家务（做饭、洗衣、打扫卫生等）、社会生活技巧（如购物、使用公共交通工具等）、个人健康保健（就医、服药等）、安全意识（对环境中危险因素的意识、打报警电话）、环境设施及工具（如冰箱、微波炉、燃气灶等）的使用，以及社会的交往、沟通和休闲活动能力。评估结果反映了较精细的运动功能。常用的IADL评定量表即功能活动问卷（the functional activities questionnaire，FAQ）：是普费弗（Pfeffer）于1982年提出的，1984年重新修订。该量表包括与日常生活密切相关的10项内容，如理财、工作、娱乐等活动（见表6-2）。

表6-2　功能活动问卷（FAQ）

	正常或从未做过，但能做（0分）	困难，但可单独完成或从未做过（1分）	需要帮助（2分）
每月平衡收支的能力，管理钱财的能力			
患者的工作能力			
能否到商店买衣服、杂货和家庭用品			
有无爱好，会不会下棋和打扑克牌			
会不会做简单的事，如点炉子、泡茶等			
会不会准备饭菜			
能否了解最近发生的事件（时事）			

续表

	正常或从未做过,但能做(0分)	困难,但可单独完成或从未做过(1分)	需要帮助(2分)
能否参加讨论和了解电视、书本的内容			
能否记住约会时间、家庭节目和吃药			
能否拜访邻居、自己乘公共汽车			

　　该量表主要用于评估社区老年人的独立性和轻度老年痴呆。FAQ评定项目较全面,且效度是目前IADL量表中最高的,在IADL评定时首选使用。根据失能者完成各项活动的难易程度评分,所得总分越高,表示障碍越重,小于5分为正常,大于等于5分为异常。

　　3. 脑卒中专用生存质量量表(stoke-specific quality of life scale,SS-QOL)

　　是由美国学者威廉(William)等研究编制的专门用于脑卒中患者的生存质量量表,包括体能、家庭角色、语言、移动能力、情绪、个性、自理、社会角色、思维、上肢功能、视力和工作能力等12个方面,49个条目。此量表的最大优点就是针对性比较强,覆盖面较全,弥补了其他量表的一些不足。

二、认知功能的评估

　　个体的认知水平受年龄、生活经历、文化背景、疾病、药物作用、酗酒等诸多因素的影响。任何影响感知觉、记忆、思维、语言和定向力的疾病都会导致个体认知功能暂时或永久改变。认知活动是在过去的经验及对有关线索进行分析的基础上形成的对信息的理解、分析、归纳、演绎及计算,包括感觉、知觉、注意、记忆、思维、语言、定向,以及构成认知活动基础的智能。其中,思维是认知过程的核心。

　　(一)感知觉评估

　　感觉是直接作用于感觉器官的客观事物、个体属性在人脑中的反映。知觉是直接作用于感觉器官的客观事物的整体及其外部相互关系在人脑中的反映。感觉是知觉的基础,感觉越清晰、越丰富,知觉就越完整、越正确。感知觉既是认

识的开端,又是思维的基础,对维持大脑正常活动有着重要的意义。感知觉评估内容包括:

1. 会谈:可通过询问患者以下问题,了解其有无感知觉异常。

(1)你觉得最近视力有变化吗?

(2)你有夜间视物困难吗?

(3)你的视力对你的生活有何影响?

(4)你觉得你的听力有问题吗?

(5)你做过听力测试吗?

(6)你的听力对你的生活有影响吗?

(7)你觉得最近你的味觉或嗅觉有变化吗?

(8)你能否辨别气味,能否尝出食物的味道?

(9)有没有一些平时没有的特殊感觉?

(10)独自一人时,能听到有人与你说话吗?

(11)声音从哪里来? 什么人的声音? 讲些什么?

2. 医学检测:可通过相应的视力、听力、味觉和嗅觉检查验证经会谈获取的主观资料。

(二)注意力评估

注意是心理活动对一定对象的指向和集中,为个体在清醒状态下时刻伴随着各种心理活动的特殊心理现象。注意可分为无意注意和有意注意两种类型。无意注意是指预先没有目的,也无须做意志努力的注意,如巨大声响、强烈光线、浓郁气味等。有意注意是人类特有的注意方式,为有目的的,需要做一定意志努力的注意。受意识的调节与支配,是人们生活、学习、工作不可缺少的认知能力之一。注意力评估包括:

1. 无意注意评估:可通过观察患者对周围环境的变化有无反应等,评估无意注意,如对所住病室来新病人、开灯、关灯有无反应等。

2. 有意注意评估:可通过指派某些任务让患者完成,如请患者叙述自己入院以前的治疗经过;或嘱病人"用你的左手拿起铅笔,放到右手,然后递给我",同时观察其执行任务时的专注程度;或询问其"能集中精力做事或学习吗"等。对于儿童和老人,应着重观察其能否有意识地将注意力集中于某一具体事物。

(三)记忆评估

记忆是一个复杂的心理过程,是个体将所经历过的事物,通过识记、保持、再认和再现(回忆)等方式,积累经验的心理过程。按信息在大脑中保持时间的长短,可将记忆分为感觉记忆、短时记忆和长时记忆。评估记忆的方法有很多种,最为常用的是回忆法和再认法。

1. 回忆法:是评估记忆最常用的一种方法,可用于测量短时记忆和长时记忆。评估短时记忆时,可让患者重复听到的一句话或一组由5～7个数字组成的数字串如电话号码。评估长时记忆时可让患者说出当天进食过哪些食品,或自己的生日,或家人的名字,或叙述孩提时代的重要事件等。

2. 再认法:也是评估记忆最常用的一种方法,如试卷中的是非题或选择题,在性质上均属以再认法测量学过的知识。再认法可用于测量感觉记忆、短时记忆和长时记忆三种不同的记忆类型,尤其当回忆法无法使用时,再认法可以弥补回忆法的不足。

3. 评定量表测评:记忆测验常用于神经心理研究,尤其适用于脑损伤、老年痴呆、智力低下等的研究,多为成套测验,如韦氏记忆量表(Wechsler memory scale,WMS)及其修订版Rivermead行为记忆测验(Rivermead behavioral memory test,RBMT)、再认量表(recognition memory test,RMT)、临床记忆量表等。

(四)思维评估

思维是人脑对客观事物间接的、概括的反应,是人们认识事物本质特征及其内部规律的理性认知过程。思维活动是人类认知活动的最高形式,在感觉和知觉的基础上产生,借助语言和文字来表达。思维可以分为动作思维、形象思维、抽象思维三种思维类型。任何思维活动都是分析与综合、比较与分类及抽象与概括这些过程协同作用的结果,其中分析与综合为思维的基本过程。思维评估主要针对思维形式和思维内容进行评估。

1. 概念化能力评估

对患者概念化能力的评估可在日常护理过程中进行,如请健康教育后的患者总结概括其所患疾病的特征、所需的自理知识等,从而判断患者对这些知识进行概念化的能力。同时注意患者言语的速度、连贯性等,评估其有无联想障碍。

2. 判断力评估

可询问患者有关日常生活或工作中可能出现的情况并请其做出判断,评估其有无判断能力受损。例如:

(1)你感到疼痛时怎么处理?

(2)你出院后准备如何争取他人的帮助?

（3）如果你违反了交通规则,警察示意你停下,你将怎么办?

3. 推理能力评估

评估推理能力时,必须根据患者的年龄特征提出问题,通常让患者解释一些成语的意义,如拔苗助长、坐井观天、过河拆桥等,或让患者比较两种事物的异同点,如询问患者"橘子与苹果有什么不同点"等。推理能力受损者,不能正确比较事物间的差异,或不能正确地解释成语。

4. 思维内容评估

可询问患者以下问题以评估患者有无思维内容障碍:

（1）周围的人,如你的同事或家人对你的态度如何?

（2）有没有人对你不友好,对你暗中使坏?

（3）外界有没有东西能影响或控制你的思维或行动?

（五）语言能力评估

语言是人们进行思维的工具和手段,是思维的物质外壳。思维支配着人的语言活动,同时受语言的调节,思维的抽象与概括总是借助语言才能得以实现。语言分为接受性语言和表达性语言两种类型。接受性语言是指理解语句的能力,包括倾听、阅读等过程;表达性语言是传递思想、观点和情感的能力,包括说话、书写等表达过程。语言能力评估可通过提问、复述、自发性语言、命名、阅读和书写等方法进行评估,如发现语言能力异常,应进一步明确个体语言障碍的类型。

1. 提问:护士提出一些由简单到复杂、由具体到抽象的问题,观察病人能否理解及回答是否正确。

2. 复述:护士说一些简单词句,让病人重复说出。

3. 自发性语言:让病人陈述病史,观察其陈述是否流利、用词是否恰当,或完全不能陈述。

4. 命名:护士取出一些常用物品,要求病人说出名称。如不能,则让病人说出其用途。

5. 阅读:让病人完成下列任务——① 诵读单个或数个词、短句或一段文字;② 默读一段短文或一个简单的故事,然后说出其大意。评价其读音及阅读理解的程度。

6. 书写:包括——① 自发性书写:要求病人随便写出一些简单的字、数字、自己的姓名、物品名称或短句;② 默写:让病人写出护士口述字句;③ 抄写:让病人抄写一段字句。

（六）定向力的评估

定向力指个体对时间、地点、人物及自身状态的判断认知能力，包括时间定向、地点定向、空间定向以及人物定向等。定向力的评估可通过下述问题评估个体时间、地点、空间和人物定向力有无异常。

1. 时间定向力

（1）请问现在是几点钟？

（2）你知道今天是星期几吗？

（3）请告诉我今年是哪一年？

2. 地点定向力

（1）请告诉我你现在在什么地方？

（2）你家住在哪里？

3. 空间定向力

（1）我站在你的左边还是右边？

（2）呼叫器在哪儿？

4. 人物定向力

（1）你叫什么名字？

（2）你知道我是谁吗？

（七）智能评估

智能是指人们认识客观事物并运用知识解决实际问题的能力。智能是认知方面的各种能力的综合，是一个复杂的精神活动功能，与感知、记忆、注意和思维等有密切的关系。智能水平一般与年龄、文化程度和职业等有关。智能评估常通过一些有目的地简单提问和操作了解个体的常识、理解能力、分析判断能力、记忆力和计算力等，从而对个体智能是否有损害及其损害的程度作出粗略的判断。此外，还可使用简明智能状态检查（mini-mental state examination，MMSE）、长谷川痴呆量表（Hasegawa dementia scale，HDS）、神经行为认知状态测试（neurobehavioral cognitive status examination，NCSE）等工具对个体的智能进行评估。其中MMSE是目前公认的一种用于认知功能初步筛查和评价的方法，较为敏感，主要评估定向力、注意力、学习、计算、抽象、信息加工、空间结构能力和记忆等，总分范围为0～30分。正常与不正常的分界值与受教育程度有关：文盲（未受教育）组17分；小学（教育年限≤6年）组20分；中学或以上（教育年限>6年）组24分。低于分界值为有认知功能缺损（见表6-3）。

表 6-3　简明智能状态检查（MMSE）

序号	检查内容	正确	得分
1	现在我要问你一些问题来检查你的记忆力和计算力,多数都很简单。 （1）请说出今年的年份。 （2）现在是什么季节? （3）现在是几月份? （4）今天是几号? （5）今天是星期几? （6）这是什么城市? （7）你住在什么区(县)? （8）你住在什么街道(乡)? （9）这是第几层楼? （10）这是什么地方?	1 1 1 1 1 1 1 1 1 1	
2	现在我告诉你三样东西的名称,在我讲完之后,请你重复说一遍,请你好好记住这三样东西,等一下我还要再问你(请仔细说清楚,每一样东西一秒钟)。 　　皮球 　　国旗 　　树木	 1 1 1	
3	现在请你算一算,从100中减去7,然后从所得的数中再减去7,依此一直计算下去,把每一个答案都告诉我,直到我说"停"为止。 　　100–7(93) 　　93–7(86) 　　86–7(79) 　　79–7(72) 　　72–7(65) 　　停!	 1 1 1 1 1	
4	现在请你说出刚才我让你记住的三样东西是什么。 　　皮球 　　国旗 　　树木	 1 1 1	
5	（测试者出示自己的手表）请问这是什么? （ 测试者出示自己的铅笔）请问这是什么?	1 1	
6	请你跟我说"四十四只石狮子"。	1	
7	（测试者给受试者一张卡片,上面写着"请闭上你的眼睛"）请你念一念这句话,并按上面的意思去做。	1	
8	我给你一张纸,请你按我说的去做。现在开始: 请用右手拿起这张纸 再用双手把纸对折 然后将纸放在你的大腿上	 1 1 1	
9	请你给我写一个完整的句子。	1	
10	（ 出示图案）请你照着这个样子把图画下来。	1	

此外,画钟测验也是较为常用的评估智能的方法。该法要求患者在白纸上独立画出一个钟,并标出指定的时间如9点15分,10分钟内完成。画钟测验看似简单,完成它却需要很多认知过程参与。本测验与文化相关性很小,不管何种语言和文化程度,只要能够听懂简单的提示语,都能按要求完成。

认知障碍是指认知过程异常,包括感知觉障碍、注意障碍、记忆障碍、思维障碍、语言障碍、定向力障碍和智能障碍。

第二节　失能老人日常生活照护

失能老人就是指丧失生活自理能力的老人,按照国际通行标准分类,包括以下六项指标:吃饭、穿衣、上下床、如厕、室内行走、洗澡。

医疗、护理机构、养老院或家庭中为慢性病人、残疾人、老人等特殊群体给予生活护理的人员,是护理工作中不可缺少的组成部分。护理工作的特殊性,对照护人员也提出了较高的素质要求、生活护理技能要求、常见疾病健康知识要求等,家庭中失能老人的长期照护,目前也多由家属或家政服务人员承担,普及相关护理知识可以提高社会基本的失能老人的生活照护能力。

一、基础生活照护

(一)清洁照护技术

清洁是人的基本需求之一,是维持和获得健康的重要保证,在日常生活中,每个人都能满足自己清洁方面的需要。帮助失能人员清洁的目的是:满足失能者身体清洁的需要;维持皮肤健康;促进皮肤的血液循环,减少感染机会;维持关节和肌肉的功能,促进舒适和睡眠;维持失能者自尊和自我形象。

为了有效预防交叉感染的发生,每次为患者提供照护前,照护人员均需要用六步洗手法洗手:① 手心对手心(内):掌心相对,手指并拢,相互揉搓;② 手心对手背(外):沿指缝相互揉搓,交换进行;③ 十指交叉(夹):掌心相对,双手交叉,指缝相互揉搓;④ 指关节背面(弓):弯曲手指使指关节在另一掌心旋转揉搓,交换进行;⑤ 大拇指(大):右手握住左手大拇指旋转揉搓,交换进行;⑥ 指尖(立):将5个指尖并拢放在另一掌心旋转揉搓,交换进行。

1. 床铺清洁

长期卧床的老人因疾病原因只能在床上活动,易使床单皱褶,而出汗及大、小便常会使床单潮湿、污染,特别是容易损伤皮肤,发生压疮。及时整理和更换床单使老人舒适。

(1)有人床整理法:每天早、晚湿性清扫一次,不方便活动的老人可以先清扫一侧,然后协助老人转向清洁一侧,再扫另一侧。必须保持床单位清洁、干燥、平整、柔软和舒适。

(2)有人床更换床单:

① 物品准备:床刷(带套)、床单、被套、枕套;放置合理,依次为床刷(带套)、床单、被套(反折)、枕套(反折)。

② 个人准备:六步洗手法洗手,放用物于床尾椅上。

③ 沟通解释:阿婆(公),您床单脏了,我来给您换一下,请您配合。评估老人意识是否清晰,病情有无变化,是否可以配合操作。

④ 环境准备:关窗、平移床头柜20厘米,关门、移椅子到床尾正中15厘米,松被尾。

⑤ 操作过程:

第一步,更换床单:移枕头过床中线,协助老人翻身侧卧,翻身过程中注意观察老人的面色、呼吸,如有异常立即停止操作。松开近侧污染床单,将污面向内,卷至老人身下,过中线;用刷子刷床垫,然后将床刷放在对侧的床尾,铺清洁床单,注意中线对齐,包床角,先床头,后床尾;协助老人取仰卧位,操作者移到对侧;协助翻身,撤出污染床单,放到床下;刷床垫,将床刷套污染面向内取下;铺床单、包床角,移枕至床中线,协助老人平躺。

第二步,更换被套:将被子完全展开,取出棉被对准中线铺开(被芯不能直接接触老人的下巴,间隔两指),铺干净的被套对齐被芯,将手伸进被套里,找角找边,慢慢往下装被芯;取出脏被套放在床架上,被子铺开,在床尾轻拉三层,使被套内外平整,走到床头,调整被子中线,不要有虚边;被子沿床沿折成被筒,床尾包在床垫下面,回到床的右侧,将被子沿床边折成被筒,床尾包在床垫下面。

第三步,更换枕套:手扶老人的颈肩部,将枕头取出,撤去脏枕套,轻拍枕芯,换上干净枕套,右手托枕头,左手托老人颈肩部,给老人垫上,枕头开口背门。

⑥ 操作后处理:阿婆(公),被套床单换好了,您好好休息,有事按铃叫我。

打开门窗,移回床头柜,椅子归位。一般污物先清洗,再消毒;如有传染病的,先消毒,再清洗,再消毒。洗手。

2.头发清洁

头面部是人体皮脂腺分布最多的部位。干净整洁的头发可以保护头皮,促进毛囊的血液循环,预防感染。头发清洁可去除头上的污秽和脱落的皮屑,增进头皮血液循环,清洁、舒适还有利于疾病恢复,保持心情舒畅。

(1)床上梳头的操作:床上梳头时,枕头上铺一干净毛巾,老人头偏向一侧,短发时照护者用梳子从发根梳到发梢;长发者,由发梢分段梳到发根;如遇打结头发用30%乙醇湿润后梳顺。每天梳理1～2次。

(2)床上洗头盆洗头:在家庭操作方便。

① 物品准备:面盆、搪瓷杯、梳子各一只,毛巾2～3条,一次性中单一块,眼罩、塞耳朵棉球2个,塑料水壶(内盛水温40～50摄氏度热水),电吹风一只。

② 个人准备:六步洗手法洗手,用物放于床旁。

③ 沟通解释:阿婆(公),我来给您洗洗头,请您配合。评估老人意识是否清晰,病情有无变化,是否可以配合操作。

④ 操作过程:

第一步,安置体位:调节室温至24摄氏度,在枕头上垫一次性中单,松开老人衣领向内反折,将中毛巾围于颈部,以别针固定;协助老人仰卧位,移枕于肩下,面盆内倒扣一只搪瓷杯,放一块毛巾,使老人的头枕于毛巾上;用棉球塞两耳,眼罩盖双眼。

第二步,洗发:提前测温,湿润头发,涂洗发液,用指腹揉搓头皮头发,揉搓力量适中,揉搓方向由发际向头顶部;用清水冲洗干净;洗发毕,使用梳子,除去落发,置于袋中。解下颈部毛巾,包住头发并擦干。撤掉面盆,除去眼上的眼罩和耳道内的棉球,协助老人平躺于枕头上,并以吹风机吹干头发,梳理老人头发成习惯的式样。动作轻柔,时间不可太长,避免直接将水浇到头皮,防烫伤。操作中防止水流入眼、耳、沾湿床单。洗头过程中,观察老人面色、呼吸情况,出现异常情况立即停止。

第三步,整理:移去中单;协助老人躺卧舒适卧位,整理床铺,整理用物。

⑤ 操作后处理:阿婆(公),头发已经洗好,您好好休息,有事按铃叫我。打开门窗,椅子归位。清理污物。

3.口腔护理

失能老人抵抗力减弱,唾液腺分泌减少,细菌增多;牙齿松动,食物残渣容易残留;容易发生口臭、口腔炎、牙龈炎等,需要早晚各护理一次,夜间尤为重要。

（1）活动性义齿护理:

① 物品准备:纱布两块,水杯两个。

② 个人准备:六步洗手法洗手,放用物于床旁桌。

③ 沟通解释:阿婆(公),我来给您口腔清洁,请您配合。评估老人意识是否清晰,病情有无变化,是否可以配合操作。

④ 操作过程:

第一步,摘取义齿:照护者叮嘱老人张口,一手垫纱布轻轻拉动义齿基托,将义齿取下。上牙轻轻向外下方拉动,下牙轻轻向外上方拉动。上下均为义齿时,先摘取上方,再摘取下方。

第二步,清洗义齿:义齿一般在晚间或睡前清洗。义齿放入杯中在流动水下清洗;用牙刷采用竖刷法将义齿清洗干净;老人不用时放入冷水中浸泡备用,次日流动水清洗后再佩戴。

第三步,佩戴义齿:照护者将盛装义齿的水杯在流动自来水下清洗后,放于老人床头桌上。叮嘱老人张口,一手垫纱布取义齿,轻轻上推义齿基托将义齿戴上,叮嘱老年人上下齿轻轻咬合数次,使义齿与牙组织完全吻合。

（2）协助口腔清洁:

① 物品准备:牙刷、牙膏、牙线、漱口杯、毛巾或纸巾可取自老人自用物品。吸管、小棉签、弯盘,治疗盘和治疗巾。

意识不清时准备的治疗盘:内置治疗碗(盛放含有漱口溶液的棉球16只左右)、弯血管钳、镊子、压舌板、弯盘、吸水管、杯子、治疗巾和手电筒。必要时备张口器,外用药,如液体石蜡、冰硼散、锡类散、西瓜霜、金霉素甘油、制霉菌素甘油等,酌情使用。

② 个人准备:六步洗手法洗手,放用物于床旁桌。

③ 沟通解释:阿婆(公),我来给您口腔清洁,请您配合。评估老人意识是否清晰,病情有无变化,是否可以配合操作。

④ 操作过程:

第一步,老人取坐位或侧卧位,头侧向照护员,铺治疗巾于老人颌下及胸前,放置弯盘于口角旁。观察口腔,湿润口唇、口角;观察口腔黏膜,有无出血、溃疡等现象;注意观察有无真菌感染。对于昏迷及牙关紧闭,无法自行张口的老人可用开口器,光线不足,可使用手电筒辅助。

第二步,有活动义齿,取下处理。温开水漱口,保持30秒;嘱老人咬合上下齿,用压舌板轻轻撑开一侧颊部,用弯血管钳夹取含有漱口液的棉球,由内向门齿纵向擦洗。擦洗顺序:左侧牙齿内面—咬合面—外面;同法右侧;硬腭—舌面—舌系带。手电筒检查口腔是否清洁、黏膜有无破溃;吸水管协助漱口后;黏膜有破溃者涂药;清点棉球。注意:每一个部位用一个棉球,棉球拧至不滴水为宜;意识清醒者再次漱口。治疗巾擦拭老人口角处水渍。口腔黏膜如有溃疡、真菌感染,酌情涂药于患处;口唇干裂,可涂液体石蜡。

第三步,用物整理。协助老人取舒适体位,整理床单位,清理用物。

⑤ 清洁口腔的照护要点:注意擦洗动作轻柔;昏迷老人禁止漱口;棉球不可太湿,避免呛咳;沿牙齿纵向擦洗;正确涂药,涂药后不可马上喝水。

4.皮肤清洁

皮肤具有保护机体、调节体温、吸收、分泌、排泄及感觉等功能。完整的皮肤具有天然的屏障作用,可避免微生物入侵。皮肤护理有助于维持身体的完整性,可促进皮肤的血液循环,增强皮肤排泄功能,预防皮肤感染和压疮等并发症的发生,可满足老人身体舒适和清洁的需要,同时还可维持老人的自我形象,促进康复。

失能老人清洁皮肤的方法有:有一定活动能力时首选洗淋浴;不能站立过久的老人选择洗盆浴;生活不能自理的老人选择床上擦浴,擦浴同时还可协助老人活动肢体,防止发生关节僵硬及肌肉挛缩等。

下面介绍床上擦浴的操作:

(1)物品准备:备脸盆、足盆各一只,水桶两只(一桶盛50～52摄氏度热水,一桶盛接污水),治疗盘内放清洁衣裤一套、大毛巾一条、毛巾两条、擦洗会阴部的湿巾一条,肥皂、梳子、指甲刀、50%的酒精、爽身粉,另备便盆、便盆布。

(2)个人准备:六步洗手法洗手,放用物于床旁。

(3)沟通解释:阿婆(公),我来给您床上擦浴,请您配合。评估老人意识是否清晰,病情有无变化,是否可以配合操作。

(4)操作步骤:调节室温24摄氏度左右,水温50～52摄氏度。

① 脱衣顺序:先脱近侧,后脱对侧。如有瘫痪肢体,先脱健侧,后脱患侧。

② 穿衣顺序:先穿对侧,后穿近侧。如有瘫痪肢体,先穿患侧,后穿健侧。

③ 擦洗顺序:眼、鼻、脸、耳、颈部;双上肢—胸腹部—(翻身侧卧)背部—

臀部（骨突部位按摩）；双下肢（内踝—腹股沟，外踝—臀部外侧，足跟—臀部）—双脚；最后会阴部。

全背按摩手法：选用50%的酒精，按摩手法是外环状按摩，压力由轻到重，再由重到轻；每次按摩3～5分钟。按摩顺序是：由臀上方沿脊柱旁向上到肩部，再由肩部转向下至腰部。向上用手掌的小鱼际，向下用手掌的大鱼际，按摩两遍，骶尾部用手掌（鱼际间）按摩3分钟。

④ 床上擦浴的照护要点：注意保暖；擦洗用力均匀、轻柔，老人不可过度劳累；避免使用刺激性强的肥皂；湿毛巾擦两遍再用干毛巾擦一遍，大毛巾边按摩边擦干；擦下肢时确保前、后、外、内侧都干净，严密观察老人病情变化，有不适立即停止。

⑤ 注意节力原则，遵循基本力学应用要点：照护员在支持基底面的同时降低重心（如前后脚分开、下蹲等），稳住骨盆；身体尽量接近被照护者；保持肩和腰的水平状态；使用肌肉群进行水平移动。应用杠杆原理，将被照护者身体蜷缩（如双臂环抱、腿弯曲），从而缩小人体面积。

⑥ 操作时要体贴老人，保护老人的自尊，动作要敏捷、轻柔，减少翻动次数和暴露，防止受凉；注意擦净腋窝、腹股沟等皮肤皱褶处；在擦洗过程中，应密切观察老人情况，如出现寒战、面色苍白等病情变化，应立即停止擦洗；擦洗毕，可在骨突出处用50%酒精按摩，再扑爽身粉。

（二）卧位及变换卧位

卧位是指人卧床的姿势。正确的卧位，使人感到舒适，并可预防并发症。失能老人长期卧床，身心会受到很大压力，容易出现精神萎靡、消化不良、便秘和肌肉萎缩等不良后果。由于局部皮肤长期受压，血液循环障碍，呼吸道分泌物不易咳出等原因，有些老人可出现压疮，坠积性肺炎等并发症。因此，对失能老人的护理过程中，应定时为老人更换卧位，使体内各器官维持正常的功能和位置；增加身心舒适，而达到完全的休息；降低关节的压力和活动的限制，避免关节及肌肉挛缩；避免骨隆突处皮肤破损，预防压疮的产生。

1. 各种卧位

（1）卧位的分类：根据疾病性质或意识状态，通常分为主动、被动和被迫三种卧位。

① 主动卧位：老人身体活动自如，体位可随意改变。

② 被动卧位：老人自身无变换卧位的能力，体位处于被安置的卧位。如极

度衰弱或意识丧失者。

③ 被迫卧位：老人意识存在，也有变换卧位的能力，但是由于疾病的影响，被迫采用的卧位。如支气管哮喘发作时，由于呼吸极度困难而采取端坐位。

（2）常用的卧位：为满足检查或治疗的需要，常用卧位，有仰卧位（去枕仰卧位、屈膝仰卧位、中凹卧位）、侧卧位、俯卧位、半坐卧位、端坐位、头低足高位、头高足低位、膝胸位、截石位。

而对于失能老人，照护者应协助保持抗痉挛体位，又称良肢位，目的是保持肢体的良好功能，防止或对抗痉挛模式的出现，有效预防继发性关节挛缩、畸形或肌肉萎缩，防止压疮、坠积性肺炎的发生和深静脉血栓的出现。

失能老人常用的卧位有：

① 仰卧位：老人头下枕枕头，避免身体侧屈、过屈或过伸；患侧肩后部垫枕，避免肩后缩；患侧上肢置于身体侧方，适当外展，肘关节保持伸展，前臂旋后，拇指指向外方；患侧臀下垫枕，避免臀部后缩；患侧下肢股外侧部位用枕头支撑避免大腿外旋；患侧小腿或膝下避免垫枕，防止压迫下肢静脉，膝关节过屈或过伸。一般仰卧时间不宜过长（如图6-1）。

② 患侧卧位：头下枕枕头，躯干稍后仰，其后背部位垫枕支撑；患侧肩胛充分前伸，肩关节前屈90°～130°；患侧肘关节自然伸展，前臂旋后，手呈背屈位；患侧髋关节自然伸展，膝关节可稍屈曲；健侧上肢自然放置，健侧下肢呈踏步状安置于枕上（如图6-2）。

③ 健侧卧位：头下枕枕头，躯干保持垂直；患侧上肢下垫枕，患侧肩胛带充分前伸，肩部前屈90°～130°；肘关节与腕关节保持自然伸展；患侧髋关节、膝关节自然半屈曲，呈踏步状置于枕上，患足与小腿尽量保持垂直位。健侧卧位是偏瘫患者最舒适的体位，对患侧肢体亦有益（如图6-3）。

2. 帮助老人更换卧位的方法及训练（以一侧偏瘫为例）

老人由于疾病的限制，有时无法自由翻身、改变姿势而造成很多并发症。照护者随时协助老人移动身体或变换姿势，以维持其自然舒适的体位，同时，每1～2小时变换一次体位，可避免肺部感染和压疮的出现。并且通过不断交替进行仰卧位、患侧卧位和健侧卧位可使失能者肢体的伸、屈肌张力达到平衡，预防和减轻痉挛模式；预防压疮和肺部感染；还可以强化肌群。健侧卧位可以强化患侧屈肌优势，患侧卧位强化患侧伸肌优势，仰卧位强化伸肌优势，不断变换体位也可以使肢体的伸曲肌张力达到平衡。照护者在帮助老人更换卧位时，应指

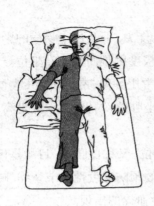
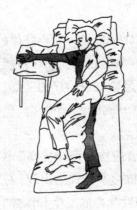
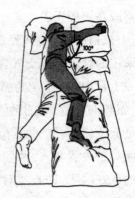

图 6-1　仰卧位　　　　图 6-2　患侧卧位　　　　图 6-3　健侧卧位

导、鼓励老人尽早学会独立变换体位，使肢体伸屈肌张力达到平衡，以免因长期固定于一种姿势，而出现各种并发症。

（1）被动向健侧翻身的方法及训练：首先旋转上半部躯干，照护者一手放在老人颈部下方，另一只手放在老人患侧肩胛骨周围，将老人头部及上半部躯干呈侧卧位；然后，一只手放在老人患侧骨盆将其转向前方，另一手放在老人患侧膝关节后方，将患侧下肢旋转并摆放为自然半屈位（如图 6-4）。

（2）被动向患侧翻身的方法及训练：照护者将老人患侧上肢放置于外展90°的位置，再让老人自行将身体转向患侧，若老人处于昏迷状态或体力较差时，则可采用向健侧翻身的方法帮助老人翻身（如图 6-5）。

（3）主动向健侧翻身的方法及训练：老人仰卧位，双手交叉，患侧拇指置于健侧拇指之上；屈膝，健腿插入患腿下方；交叉的双手伸直举向上方，做左右侧方摆动，借助摆动的惯性，使双上肢和躯干一起翻向健侧。

（4）主动向患侧翻身的方法及训练：照护者在患侧肩部给予支持，老人取仰卧位，双手手指交叉在一起，上肢伸展，健侧下肢屈曲。两上肢左右侧向摆动，当摆向患侧时，顺势将身体翻向患侧。

（5）床上坐位：尽早让患者坐起，能防止肺部感染、静脉血栓、形成压疮等并发症，开阔视野，减少不良情绪（如图 6-6）。对部分长期卧床患者，为避免其突然坐起引起直立性低血压，应首先进行坐位耐力训练，先从半坐位（30°）开始，逐渐增大角度。

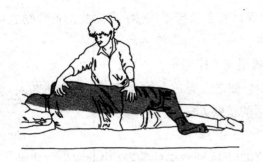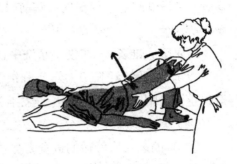

图 6-4　向健侧翻身　　　　　　　　图 6-5　向患侧翻身

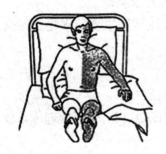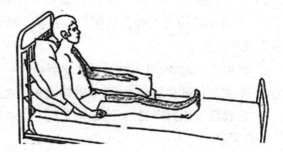

图 6-6　床上坐位

（三）饮食照护技术

人类为了生存和发展,必须摄取食物,食物中对人体有用的成分称为营养素。营养素是构成机体组织,维持机体正常的生理、生化、免疫功能以及生长发育、新陈代谢等生命活动的物质基础。当机体患病时,合理的饮食调配对解决老人的健康问题起到直接或间接的作用,正确评估老人的营养和饮食状况,做好饮食照护,可以满足生活、治疗的需要,促进老人康复。

饮食可分为基本饮食、治疗饮食、试验饮食三大类。常用的基本饮食有普通饮食、软食、半流质饮食和流质饮食;治疗饮食是针对各种疾病的具体情况而调整某一种或几种营养素的摄入量,以达到治疗的需求,如糖尿病饮食;试验饮食是指在特定的时间内,通过对饮食的调整,达到协助疾病诊断和提高实验检查的目的。

1. 协助进食

（1）进食准备:进食前协助老人漱口或口腔护理;按需要给予便器,用后即撤去；将餐巾或毛巾围于老人胸前，以保持衣服及床单清洁；按需要准备食物、餐具等。

（2）个人准备：六步洗手法洗手，放用物于床旁桌。

（3）沟通解释：阿婆（公），开饭了！使老人有进食的心理准备。评估老人意识是否清晰，病情有无变化，选择合适的就餐方式。

（4）操作步骤：

① 协助老人取舒适的进食姿势，不能下床到餐桌就餐者，协助取坐位或半坐卧位；不能坐起的卧床老人取侧卧位，头转向一侧，并给予适当支托。

② 按老人对食物的喜好顺序和习惯进行喂食。喂食时应耐心，速度要适中，温度要适宜，以便咀嚼和吞咽。固态和液态食物应交替喂。

③ 视力障碍的老人喂食前应告知食物名称，以增加进食的兴趣及促进消化液的分泌。

④ 进流质饮食者，可用吸管或水壶吸吮。

⑤ 不能自行进食的老人，可采用鼻饲法注入流质食物。

⑥ 进食后尽快取走餐具，协助老人洗手、漱口或做口腔护理，整理床单位。

2. 鼻饲法

鼻饲法是将胃管经一侧鼻腔插入胃内，从管内灌注流质饮食、水和药物的方法。适用于不能经口进食者、拒绝进食者。通过胃管供给流质饮食，以保证老人的营养和治疗需要。胃管插管是由专业护士进行的操作，照护员需要学习的是饮食灌注的相关知识和操作技术。

（1）进食准备：按需准备温开水、流质饮食200毫升（38～40摄氏度）；50毫升注射器；纱布；餐巾或毛巾；夹子或橡皮圈。

（2）个人准备：六步洗手法洗手，放用物于床旁桌。

（3）沟通解释：阿婆（公），开饭了！使老人有进食的心理准备。评估老人意识是否清晰，病情有无变化。

（4）食物灌注的操作步骤：

① 进食前将餐巾或毛巾围于老人胸前，以保持衣服及床单清洁。

② 确认胃管在胃内，有三种方法：接注射器抽取胃液，能抽出胃液；将听诊器放于胃部，用注射器快速注入10毫升空气，可以听到气过水声；将胃管末端放入水中，无气体逸出。

③ 注液：胃管开口端接注射器缓慢注入10毫升温开水，然后再注入流质饮

食或药物(药片研碎,溶解后注入),注入完毕,再注入少量温开水,以避免饮食积存在管腔中变质。每次鼻饲量不超过200毫升,间隔时间不少于2小时。

④ 处理管端:注射完毕,将胃管开口反折用纱布包好,再用橡皮圈或夹子夹好,用安全别针固定于枕旁。

⑤ 整理:整理床单位;鼻饲后半小时内使老人处于舒适半卧位,防止反流;清理用物,洗净注射器,盖上纱布备用。

(5)拔鼻导管的操作步骤:

携带用物放到床旁桌上,与老人沟通交流,说明拔管原因及配合方法。用纱布包裹近鼻孔侧的胃管,轻轻前后移动胃管,嘱老人做深呼吸,待慢慢呼气时,一只手反折胃管,轻柔地一次完成拔管。用纱布包住抽出的胃管,盘放于弯盘中。清洁老人口鼻及面部,用松节油擦去胶布痕迹,再用酒精将松节油擦去,协助老人漱口。整理用物,整理床单位,帮助老人舒适体位。

(四)排泄照护

排泄是机体将新陈代谢的产物排出体外的过程,如排尿、排便等。排泄也是维持生命的必要条件。老人因疾病丧失自理能力,不能正常进行排尿、排便活动时,护理人员应理解、同情、尊重老人并给予帮助,以满足老人排泄方面的基本生理需要。

1. 帮助失能老人如厕

(1)排泄自立的步骤:

① 解决失能老人对纸尿裤或尿布的依赖,使"厕所间排便"成为可能;

② 减少白天尿失禁,从使用纸尿裤、尿布,转移到布质短裤;

③ 尽力减少晚间尿失禁现象,睡觉前协助排尿一次。

(2)有规律的排便:

对于使用纸尿裤或尿布的失能老人,基本上是感觉不到便意的,也是无法独立行走到厕所间(或使用移动式坐便器)的,要努力建立失能老人习惯在规定时间段内排便。即使没有便意也能有规律地排便。

(3)帮助失能老人如厕:

轮椅推行或搀扶老人进入卫生间,协助老人双手扶住坐便器旁的扶手。护理人员一手搂抱老人腋下,另一手协助老人脱下裤子;双手环抱老年人腋下,协助老人缓慢坐于坐便器上,老人双手扶稳扶手。便后指导老人擦净肛门或协助擦净肛门;协助起身,穿好裤子,将老人转移到轮椅上,冲厕。

2. 协助卧床老人使用便盆

（1）物品准备：便盆、便盆布；一次性尿垫；干纸巾两张、湿纸巾两张；一次性手套。

（2）个人准备：六步洗手法洗手，放用物于床旁。

（3）沟通解释：阿婆（公），您刚刚按铃，是要排便吗？现在我来帮您，请您配合。评估老人意识是否清晰，病情有无变化，以配合操作。

（4）操作步骤：

① 放置便盆：垫尿垫，协助老人脱裤至膝下；检查便器，表面干燥，无破损，已消毒；嘱老人屈膝，一手托起腰骶部，同时嘱其抬高臀部；另一手将便盆放于臀下；不能自主抬高臀部的老人，协助侧卧位放置便盆后，再恢复平卧位，不可硬塞硬拉便盆；检查老人是否坐于便盆中央，避免弄湿床面，确认舒适。注意：便盆宽边朝向老人头部，在放置过程中不要刮伤老人皮肤。

② 排便护理：女性老人在会阴上方盖张纸遮挡；照护员戴手套，同时注意观察老人大便过程中的面色和呼吸，如有不适，立即撤掉便器。

③ 排泄完毕进行擦洗：用两张干纸巾从上到下擦；撤掉便器，盖上盖巾，放在床架子上；协助老人翻身，用两张湿纸巾从骶尾部开始由上向下推擦，在肛门处转一下；擦第二张湿纸巾时，擦干净为止；同时注意观察老人病情变化，排泄物形状及骶尾部的皮肤，有异常及时处理。

④ 排便后护理：脱手套放于尿垫上，卷尿垫，放于污物桶中；将老人平躺，穿裤子，整理床铺。

⑤ 操作后处理：开窗，开门，拉开遮帘。及时倾倒排泄物，便器冲洗干净后，用1：2 000的有效氯溶液浸泡30分钟，流动水下冲洗干净，晾干备用。

3. 卧床老人纸尿裤的使用

（1）物品准备：纸尿裤、一次性尿垫、干纸巾两张；必要时备一次性手套。

（2）个人准备：六步洗手法洗手，放用物于床旁。

（3）沟通解释：阿婆（公），您纸尿裤湿了，我给您换个干净的，请您配合。评估老人意识是否清晰，病情有无变化，以配合操作。

（4）操作步骤：

① 垫一次性尿垫，协助老人脱裤子，老人屈腿，将被子呈侧"U"形打开。

② 解下老人纸尿裤，将有黏性的一面向内对折（防止刮伤老人皮肤），用纸尿裤的干净部分擦拭会阴部，用纸巾擦拭干净后，将纸尿裤向脏的一面卷到臀

下,必要时用温水擦洗干净。

③ 从侧面取出脏的纸尿裤,放入污物桶;同时观察老人的骶尾部皮肤。抬臀将干净的纸尿裤垫于臀下。

④ 穿纸尿裤:粘面粘牢,松紧一指为宜。裙边整理好,防止侧漏。取出尿垫,放入污物桶;穿裤子,盖好被子,整理床铺。

⑤ 操作后处理:开窗,开门,拉开遮帘。处理污物,一次性用品集中处理。

4. 便秘的处理

(1)便秘的原因:长期卧床的失能老人,由于腹部肌张力降低,结肠平滑肌松弛,使肠蠕动减弱;加之卧床、食物摄入量减少、食物中缺少纤维或摄入液体量不足等,均会引起排便困难或便秘。

(2)日常生活管理:合理安排饮食,多吃蔬菜、小米、粗粮等富含膳食纤维的食物,多饮水,适当摄取油脂类食物,适当增加饮食摄入量;每日定时排便,形成规律的排便习惯;尽可能取合适的排便姿势;加强主动或被动的活动,以维持肌肉的张力,刺激肠蠕动,有助于维持正常排便。

(3)腹部环行按摩:用双手食指、中指和无名指双叠,沿结肠走向,自右下腹向右上腹,横行至左上腹,沿耻骨上回至右下腹做腹部按摩,促进肠蠕动。每次10圈,逐步增加,同时指导老人做肛门收缩运动。

(4)使用简易通便剂:开塞露、甘油栓。协助老人左侧卧位,护理人员将通便剂直肠内给药,嘱咐老人深呼吸,忍耐5～10分钟后,再取合适体位,协助排便动作。

(5)排便时,应避免过度用力,以免引起血压升高、心肌缺血而发生意外。

5. 排便失禁的护理

(1)心理护理:尊重老人人格,鼓励老人树立信心。

(2)保持室内空气清新:定期开窗通风换气,除去不良气味,使老人舒适。

(3)加强皮肤护理:保持床铺清洁,及时清除粪便;每次便后用温水清洗肛周皮肤;润滑皮肤,可使用5%硫黄锌氧油或氧化锌软膏;皮肤糜烂者可用生理盐水棉球清洗后,涂红霉素软膏。必要时,更换床单等。

(4)观察老人排便反应:了解老人排便时间、规律,观察排便的表现。如老人因进食而刺激肠蠕动,引起排便,则应在饭后及时给予便盆;如老人排便无规律,则应酌情给老人使用便盆,以试行排便;帮助老人重建排便的控制能力。

（五）睡眠与环境

1. 睡眠照护

睡眠是人类生命活动基本的生理需要,是人类的本能之一,睡眠障碍会直接影响到人类的健康。睡眠不是一个简单、被动的过程,而是一种主动、复杂的两种时相周期交替的过程。睡眠障碍是指睡眠量及睡眠质的异常,或在睡眠时发生某些临床症状,如睡眠减少或睡眠过多、梦游症等。睡眠障碍分失眠、睡眠过度、醒睡时间排列障碍和睡眠有关的功能障碍四种类型。

（1）睡眠障碍的表现形式:最常见的睡眠障碍就是失眠。失眠是指入睡时间超过30分钟,睡眠维持困难,整夜觉醒次数大于等于两次。或者恢复性睡眠的缺失,同时伴随着日间功能下降的临床现象。失眠可以独立存在,也可以作为各种类型睡眠障碍的一个症状,还可能并发或并存于其他多种躯体和精神疾病。造成失眠的原因很多,有外界的因素,也有内在的因素;有物理的因素,也有化学的因素;有生理的因素,也有精神因素。其中应急、焦虑、精神疾病、躯体疾病等是导致失眠的最常见原因。临床表现症状有:① 入睡困难;② 睡眠中断;③ 多梦;④ 早醒;⑤ 时差节律性睡眠障碍;⑥ 彻夜不眠。

（2）睡眠障碍的诱发因素:

① 生理因素:饮浓茶、咖啡等刺激性饮料均可引起失眠。过量饮酒后易入睡,但是影响睡眠质量,无法有正常的睡眠周期,且睡眠较浅。过量饮酒后,频繁起床排尿也会干扰正常睡眠。生理因素性失眠大多在短期适应后即可改善,无须处理。

② 环境因素:由于生活、工作环境的改变,到一个陌生地方、不习惯的环境等。

③ 药物因素:一些药物的使用会影响睡眠模式和睡眠质量。如中枢神经兴奋性药物,服用兴奋性药物可出现入睡困难和睡眠不稳,如苯丙胺、苯甲酸钠、咖啡因、麻黄碱、氨茶碱等。

④ 精神因素:精神因素所致的失眠占失眠总数的一半。精神紧张、焦虑、恐惧、抑郁、兴奋等均可引起失眠,主要表现为入睡困难、易惊醒、早醒。精神因素减除后失眠即可改善。失眠是焦虑症的普遍症状,神经衰弱老人常诉说入睡困难,睡眠不深,多梦。

⑤ 疾病因素:各种躯体疾病引起的疼痛、瘙痒、鼻塞、呼吸困难、气喘、咳嗽、尿频、恶心、呕吐、腹胀、腹泻、心悸等均可引起入睡困难和睡眠不深。如慢性

疼痛患者往往因难以放松而不能入睡,这种疼痛症状在老年人中尤为普遍。此类失眠需要及时干预处理。

⑥ 其他睡眠障碍:如生理节律紊乱,呼吸相关障碍,腿不宁综合征等。

(3)睡眠障碍的护理观察:

① 睡眠障碍:表现为入睡困难、睡眠质量下降和睡眠时间减少。

② 日间认知功能障碍:表现为记忆功能下降,注意功能下降,计划功能下降,从而导致白天困倦,工作能力下降,在停止工作时容易出现日间嗜睡现象,对老人的正常生活产生严重的负面影响。

③ 躯体功能障碍:心血管系统表现为胸闷、心悸、血压不稳定,周围血管出现收缩扩张障碍;消化系统表现为便秘或腹泻、胃部闷胀;运动系统表现为颈肩部肌肉紧张、头痛和腰痛;体重减少;免疫功能降低和内分泌功能紊乱。

2. 环境照护

(1)老年人睡眠环境问题评估:失眠往往与不良的睡眠卫生有关,如开灯睡觉,工作、生活、睡眠都在床上等。因此,改善睡眠应始终贯穿于失眠治疗的全过程,如睡眠环境应该安静舒适,保持空气清新,温度适宜,光线柔和,避免噪音。

(2)松弛疗法:松弛治疗可以缓解应急紧张和焦虑因素带来的不良效应,是治疗失眠最常用的非药物疗法。松弛疗法可以降低卧床时的警觉性,即减少夜间觉醒。减少觉醒和促进夜间睡眠的技巧训练,包括间接性肌肉放松、指导性想象和腹式呼吸训练。松弛疗法时环境要求整洁、安静,初期有专业人员指导。

(3)老年人睡眠指导:

① 疾病指导:帮助失眠老人了解睡眠知识,评估睡眠情况,找出影响睡眠质量的原因,并积极改善。

② 环境营造:良好的睡眠环境,室内应保持安静,温度适宜、光线柔和并适当通风;床铺和被褥应保持清洁舒适,枕头的高度适宜、软硬适度,最好使用带有颈垫的枕头。

③ 生活规律:养成有规律的生活习惯,制定合理的作息时间,睡前不宜过饥过饱,不应喝浓茶、咖啡等刺激性饮料;睡前可温水洗澡或泡脚,或者喝一杯鲜奶以助睡眠。

④ 运动指导:适当参加力所能及的体力劳动,增强体质,作息有序,养成规律良好的生活习惯。白天适量运动,失能老人可以参加主动或被动活动。运动可调节大脑功能,还容易使人感到身体疲劳,但要保持有规律的锻炼,并在睡前

3小时完成。

二、基础护理

（一）生命体征的评估

体温、脉搏、呼吸及血压是评价生命活动质量的重要征象，是健康状况观察评估的基本资料。正常情况下，人的生命体征在一定范围内相对稳定，相互之间保持内在联系。当机体患病时，生命体征可以发生不同程度的改变。对于失能、有原发疾病的老人，照顾者需要密切观察老年人的病情变化，提供老年人病情的第一手资料，为预防、治疗、康复、护理提供依据，及时对病情变化作出决策。生命体征的测量和评估是照护人员必须掌握的基本护理技能。

1. 体温的测量

可以判断体温有无异常；动态监测体温变化，分析体温规律与热型。

（1）操作准备：

① 备齐用物：弯盘、体温计（测量体温选择合适的体温计，玻璃汞柱式体温计或电脑数字式体温计，考虑失能老人护理安全问题，尽可能选择电脑数字式体温计）、纱布两块、生命体征记录单、记录笔、消毒体温计的用物、秒表。

② 自身准备：个人六步洗手法洗手；穿工作服。

③ 老人准备：老人身旁无热源，环境安静、室温适宜，半个小时之内没有喝过冷、热水；没有做过冷、热敷。

（2）评估沟通：阿婆（阿公），测体温时间到了，我给您测个体温，请您配合。

（3）操作过程：

① 测量腋下体温：选择合适体位及部位。体温表要甩至35摄氏度以下备用。协助老人解开衣扣，用纱布或毛巾擦干腋下，观察皮肤完好后，将体温计水银端放于腋窝深处，嘱老人屈臂过胸夹紧，保持10分钟；将老人屈臂过胸的手放下，取出体温表；用纱布擦拭体温计后读数；扣好老人衣扣，将老人置于舒适位，盖好被子，整理床铺。正确读数，记录测量时间、体温值。

② 口腔测温法：将口表汞端斜放于舌下热窝处，指导老人闭唇含住口表，用鼻呼吸3分钟。取出口表用消毒液纱布擦净，检视读数并记录。并告知老人测量结果，给予必要解释。

（4）用物处理：

① 家庭个人专用的体温表，用75%酒精棉球消毒备用。

②　将回收的体温计浸泡在 2 000 毫克每升有效氯溶液中 5 分钟后取出，清水洗净，纱布擦干后，再放入另一个 2 000 毫克每升有效氯溶液（或 75% 酒精）中30 分钟后取出，冷开水冲净，用消毒纱布擦干，甩至 35 摄氏度以下，放入无菌盒中备用。

（5）体温测量的照护要点：

①　老年人安静时测量，如老年人活动后，需休息 20 分钟后再进行测量。

②　测量时让老人处于舒适体位。体温正常值：正常腋下体温 36～37 摄氏度，24 小时内波动一般不超过 1 摄氏度。低热：37.5～38 摄氏度；中等热：38～39 摄氏度；高热：39～40 摄氏度。

③　昏迷患者、失智症老人首先选择腋下测量法，腋温测量时，老年人身旁应无热源，并擦干腋下汗液，测量时间要充分，确保测量数据的准确性。

④　老年人极度消瘦不应采取腋温测量，可改用测口温或直肠温度测量。

⑤　对测量出的数值要告诉老人，并给予合理的解释，以减轻焦虑；如测量数值与病情不符，要重新测量。

⑥　口腔测温时，如老人不慎咬碎体温计，应立即清除玻璃碎屑，以免损伤口腔黏膜及组织，然后再口服鸡蛋清液或牛奶以延缓汞的吸收。病情允许可服用粗纤维食物，以促进汞的排泄。

2. 脉搏、呼吸的测量

可以判断脉搏、呼吸频率及节律变化。

（1）测量脉搏：食指、中指、无名指的指端按压在桡动脉上，压力适中，测量脉搏搏动，计时 30 秒，计数乘以 2，如有异常，应测量 1 分钟。

（2）测量呼吸：保持测量脉搏姿势，观察老人胸、腹部起伏情况，计时 30 秒，计数乘以 2，如有异常，应测量 1 分钟。

（3）脉搏、呼吸测量的照护要点：

①　老年人安静时测量，如老年人活动后，需休息 20 分钟后再进行测量。

②　脉搏正常值：老年人偏慢，为 55～100 次/分，运动或情绪激动时脉搏可增快；而休息、睡眠时脉搏则减慢。为偏瘫老人测量脉搏时应选择健侧肢体。

③　呼吸正常值：正常成年人在安静状态下呼吸频率为 16～20 次/分。呼吸频率增快常见于活动、发热、贫血、疼痛、甲状腺功能亢进、心功能不全等。为呼吸微弱老人测量呼吸，可用少许棉花置于老人鼻孔前，观察棉花纤维被吹动的次数，计数 1 分钟。

3.血压的测量

判断血压有无异常；动态监测血压变化，间接了解循环系统的功能状况；协助诊断，为预防、治疗、康复、护理提供依据。

（1）操作准备：

① 备齐用物，检查血压计、听诊器是否完好，记录单、笔。（家庭推荐使用电子血压计。）

② 自身准备：个人六步洗手法洗手；穿工作服。

③ 老人准备：安置合适体位，协助老年人取平卧位或坐位，在安静状态下测量。

（2）评估沟通：包括老年人意识状态、肢体活动度、以往血压情况、心理状况、合作程度；向其解释测量血压的目的，取得合作。

（3）操作过程：

① 汞柱式血压计：

a. 打开血压计：打开盒盖，垂直放妥，开启水银槽开关。

b. 选择测量部位：协助老人脱去外套一侧衣袖，露出上臂，手掌向上，肘部伸直。驱尽袖带内空气，缠绕袖带，平整地缠于上臂中部，下缘距肘窝2～3厘米，松紧以能插入1个手指为宜。

c. 固定听诊器，注气：先触摸肱动脉搏动，再用一手固定听诊器于肱动脉搏动最明显处，另一手握加压气球，关闭气门，打气至肱动脉搏动消失，再升高20～30毫米汞柱。

d. 缓慢放气：放气速度以水银柱每秒下降4毫米汞柱为宜，注意水银柱刻度和肱动脉声音的变化。

e. 判断测值：当听诊器中出现第一声搏动声，此时水银柱所指的刻度，即为收缩压；当搏动声突然变弱或消失，此时水银柱所指的刻度即为舒张压。

f. 测量后：整理血压计，取下袖带，排尽袖带内余气，关紧气门，整理后放入盒内，血压计盒盖右倾45°，使水银全部流回槽内，关闭水银槽开关，盖上盒盖。记录测量结果，告知老人结果，并做好解释和宣教工作。

② 电子血压计：

a. 检查血压计：在使用有效期内，血压计外观是好的，袖带黏性完好，橡胶管无老化；打开血压计开关，一手捏紧袖带，等待电子屏数字显示归零后，打两次气（电子屏数字显示上升到100以上），判断读数清晰，无漏气，可以使用后放气,关开关。

b. 选择测量部位:协助老年人脱去外套一侧衣袖,露出上臂,手掌向上,肘部伸直。偏瘫老人选择健侧,打开袖带,缠于上臂,橡胶管对准肱动脉。袖带下缘距肘关节2~3厘米,松紧一指为宜;打开血压计开关,保持心脏、肱动脉、血压计在同一水平上。

c. 此时数字归零后,开始连续打气,等血压计数字上升到170毫米汞柱后停止打气(有高血压的老人打到180~190毫米汞柱),血压计将自动测量老人血压,待电子血压计显示数值后,操作者记录下血压计所显示的血压值。

d. 撤下袖带,拉平衣袖,将老人置于舒适位,盖好被子,整理床铺。

e. 用物处理:血压计用完放回固定位置,便于下次使用。

(4)测量血压的照护要点:

① 选择在老年人安静时测量,如老年人活动后,需休息20分钟后测量。

② 测量时使老年人处于舒适体位,衣袖不可过紧,同时注意肱动脉要与心脏、血压计0点位于同一水平,以免影响所测量血压数值的准确性。

③ 在观察血压时务必要做到"四定"(定时间、定部位、定体位、定血压计),以确保所测量数值的可比性。

④ 血压的正常值:(90~140)/(60~90)毫米汞柱。如果高于正常,常见于高血压病或情绪激动、运动、紧张等;低于90/(60~50)毫米汞柱时称低血压,常见于严重疾病,如休克、心肌梗死等。对所测量出的数值,要告诉老人,并给予合理的解释,如所测量数值与老年人情况不符,要重新测量。

(二)护理协助

1. 冷热疗技术的应用

冷热疗法是常用的物理治疗方法。冷热等温度刺激,可反射性地引起皮肤和内脏器官的血管收缩和扩张,从而改变机体各系统的体液循环和新陈代谢,达到治疗目的。

(1)热疗的作用:

① 促进浅表炎症的消散。热疗可使局部血管扩张,改善血液循环,增强新陈代谢和白细胞的吞噬功能。

② 减轻深部组织的充血。湿热作用可使局部血管扩张,减轻该处深部组织的充血。

③ 缓解疼痛。湿热刺激能降低痛觉神经的兴奋性,改善血液循环,减轻炎

性水肿,解除局部神经末梢的压力,使肌肉、肌腱和韧带等组织松弛,从而缓解疼痛。

④ 保暖。湿热可促进血液循环,老年人末梢循环不良,热疗可使老人感到温暖、舒适。常用热水袋保暖。

（2）热水袋热敷法:用于保暖、解除痉挛、镇痛。

① 物品准备:热水袋及套子;水温计;热水。

② 个人准备:六步洗手法洗手,放用物于床旁。

③ 操作步骤及要点:

a. 检查热水袋有无破损,测水温至60～70摄氏度。

b. 灌热水袋:先放平热水袋去塞,一手持袋口边缘,边灌边提高袋口,将热水灌入热水袋的1/2～2/3,逐渐放平,以排尽袋内空气,拧紧塞子。擦干后倒提抖动并轻轻挤压,检查是否漏水;无漏水放入布袋内,系好袋子。

c. 置热水袋于所需部位。

d. 热水袋使用结束,将水倒尽后倒挂晾干,旋转塞子存放于阴凉处,布袋送洗。

④ 热水袋热敷法的照护要点:

a. 给老人使用热水袋时,要经常巡视,观察局部皮肤,严防烫伤。如发现局部潮红,应立即停止使用,并在局部涂凡士林以保护皮肤。

b. 使用中如需保持一定温度,应及时更换热水。

c. 热水袋不要直接接触老人皮肤,以免烫伤。

d. 急性腹痛。未明确诊断时,不要直接使用热水袋,以免掩盖病情。

（3）冷疗的作用:

① 制止炎症扩散:冷疗可使局部毛细血管收缩,血流减慢,降低细胞的活力和代谢,从而抑制炎症的扩散。用于炎症早期。

② 减轻疼痛:冷疗可抑制细胞的活动,使神经末梢的敏感性降低而减轻疼痛;冷疗使毛细血管的通透性降低,从而减轻由于局部组织充血、肿胀、压迫神经末梢而引起的疼痛,如牙痛、烫伤等。

③ 减轻局部组织充血和出血:冷疗可使毛细血管收缩,从而减轻局部充血和出血,常用于鼻出血和局部软组织损伤的早期。

④ 降温:冷直接和皮肤接触,通过物理作用,可使体内的热通过传导散发,常用于高热、中暑老人的降温。

（4）冰袋的使用：

① 物品准备：冰袋及套子；冰块。

② 个人准备：六步洗手法洗手，放用物于床旁。

③ 操作步骤及要点：

a. 准备冰袋：将小冰块装入冰袋约1/2～2/3，排尽袋内空气，拧紧塞子。擦干后倒提抖动并轻轻挤压，检查是否漏水；无漏水放入布袋内，系好袋子。

b. 冰敷局部：将冰袋置于冷敷部位，也可用橡胶手套或塑料袋等装小冰块置于冷敷部位。

c. 使用完毕，处理方法同热水袋。

④ 冰袋冷敷法的照护要点：

a. 随时观察冰袋有无漏水，冰块是否融化，及时更换。

b. 注意观察用冷部位血液循环状况，如出现皮肤苍白、青紫等，应立即停止用冷。

c. 高热降温时，冰袋置于前额、头顶部或体表大血管处，如颈部、腋下、腹股沟部，使用后30分钟应测量体温并做好记录，当体温降至39摄氏度以下，可取下冰袋。

2. 压疮的预防及护理

压疮是指局部组织长时间受压，血液循环障碍，局部组织持续缺血、缺氧、营养不良而引起的软组织溃烂和坏死。

（1）压疮的发生原因：

① 垂直压力：对局部组织的持续性垂直压力是引起压疮的最主要原因。

② 摩擦力：是由两层相互接触的表面发生相对移动而产生。

③ 剪切力：是由压力和摩擦力相加而成，与体位有密切关系。

压疮多发生在受压和缺乏脂肪组织保护、无肌肉包裹或肌层较薄的骨隆突处，并与卧位有密切的关系。

（2）压疮的分期：

① 第一期压疮——淤血红润期：

在骨隆突处的皮肤完整，伴有压之不褪色的局限性红斑。红肿热痛，解压30分钟不消退。限于表皮，为可逆性改变，有疼痛、硬结、表面变软、发热或冰凉。深色皮肤可能无明显的苍白改变，但其颜色可能与周围组织不同。

② 第二期压疮——炎性浸润期：

真皮部分缺失,表现为一个浅的开放性溃疡,伴有粉红色的伤口床(创面),无腐肉,也可能表现为一个完整的或破裂的血清性水疱。

③ 第三期压疮——浅度溃疡期:

全层皮肤组织缺失,可见皮下脂肪暴露,但骨头、肌腱、肌肉未外露,有腐肉存在,但组织缺失的深度不明确,可能包含有潜行和窦道。

④ 第四期压疮——坏死溃疡期:

全层组织缺失,伴有骨、肌腱或肌肉外露,伤口床的某些部位有腐肉或焦痂。常常有潜行或窦道,脓液较多,坏死组织发黑,有臭味;可引起脓血症。

⑤ 其他,可疑的深部组织损伤:皮下软组织受到压力或剪切力的损害,局部皮肤完整但可出现颜色改变如紫色或褐红色,或导致充血的水疱。可能有疼痛、硬块、有黏糊状的渗出、潮湿、发热或冰冷。伤口恶化快,即使给予积极处理,病变也可发展,致多层皮下组织暴露。足跟部是常见的部位。

无法分期的压疮:全层组织缺失,溃疡底部有腐肉覆盖(黄色、黄褐色、灰色、绿色或褐色),或者伤口床有焦痂附着(碳色、褐色或黑色),需要去除腐肉或焦痂,暴露出伤口床的底部才能准确评估。

(3)预防压疮的护理措施:

① 避免局部组织长期受压:经常翻身是长期卧床老人最简单而有效的解除压力的方法。保护骨隆突处和支持身体空隙处,以增大受压的面积。正确使用石膏、绷带及夹板固定。应用减压辅料或减压床垫。

② 避免或减少摩擦力和剪切力的作用。

③ 保护老人皮肤,避免局部不良刺激。尽量避免红斑区、压疮好发部位受压;保持皮肤清洁干燥,使用温水或中性溶液清洁老人皮肤;促进皮肤血液循环。

④ 改善机体营养状况。为老人制订个性化营养治疗计划。如果通过膳食无法满足营养需求,除了提供常规膳食外,还应提供热量、高蛋白的营养补充剂。

⑤ 鼓励老人活动。协助老人体位变换或移动老人时,应抬高老人身体,避免拖、拉、拽、推的动作。增加主动或被动活动。

⑥ 应鼓励和协助长期卧床老人经常更换卧位,通过体位变换来减除压力或压力再分布。翻身的间隔时间视病情及受压处皮肤状况而定。一般每两小时翻身一次,必要时每30分钟翻身一次。老人处于卧位时,应采用软枕或其他护理垫垫于骨突旁边的身体空隙处,增大承重面积而减少所承受压力。平卧位时,床头抬高一般不应高于30°,对易发生压疮的老人,可以使用气垫床。

（三）家庭给药的基本知识

老年人群随着年龄增长，他们往往不是生一种病，而是会有各种慢性病，包括慢性肾病、脑梗、糖尿病、高血压等，免疫力下降后，会伴发各种感染性疾病。老年人药物的使用更加广泛，根据医师的医嘱，合理使用药物，成为照护者需要严格执行的一项任务。

给药是药物治疗的具体执行过程。为了保证合理安全给药，照护者必须了解老人的用药史和药物的作用，相关的副作用、剂量、用法、给药途径等知识，以保证安全正确地用药及对药物疗效的判断和不良反应的观察。

1. 口服药的常见类型

口服药的种类有片剂、丸剂、散剂、胶囊、溶液等。其中药片又分为糖衣片、非糖衣片。

2. 家庭老人用药的原则

（1）严格根据医师的医嘱给药。在明确诊断之前，照护者不要随便用药；病情有变化，及时就诊。

（2）严格执行查对制度。

（3）正确实施给药。准确的时间、准确的药物剂量、准确的药物浓度、准确的途径。

（4）注意观察用药后的疗效及药物的不良反应。重点关注过敏反应、药物的毒副作用与禁忌证。

3. 药物的储存与保管

（1）家庭储存药物时须注意的问题：

① 合理储存：药物存放条件应符合药品说明书的要求，冷藏药品要置于2～10摄氏度环境中，阴凉储存药品要置于20摄氏度以下环境，其他药品储存在30摄氏度以下环境；散装药粒需避光，要用适当避光玻璃瓶或塑料瓶放置。

② 注明有效期和失效期：标签上都印有生产日期、有效期，药品只能在有效期内使用，凡超过有效期的药品，不能服用。

③ 注意外观变化：糖衣片如果出现受潮、变色、发霉、衣层裂开、溶化等现象不能服用；非糖衣片，如原来是白色，变为黄色，或发黑、有斑点、松散、潮解等，不能再服用；胶囊药粒，受潮发黏，里面药粉结块，也不可再用；药水、糖浆类，发现药液浑浊、沉淀、有霉点、变色、发酵、酸败等情况，都应作变质处理，及时倒掉。

（2）药物妥善保管：

① 老人居室内储存的药物数量不宜过多，以免药物过期、失效或变质。

② 药品或药袋上，要清楚地写上药名及每片药的剂量、用法、开药瓶的日期等。凡是字迹不清或无标签的药都不能使用。

③ 药物应分类存放，内服药与外用药应分别放置，以免急用时拿错、误服而发生危险。

④ 容易挥发、溶解或风化的药，如复方甘草片、酵母片等，放在瓶内并盖紧。对于遇到光可变质的药，如维生素C、氨茶碱等，应装入有色避光密封的瓶内。

⑤ 药物应固定放在照护者和老人都知道的地方，每天早晨可将老人一天的药量分别放在几个颜色不同的小药盒中，以防忘记服用或误服。

4.老人误服药物的紧急处理方法

发现老人服错了药，要保持镇静，及时采取措施。其原则是：及时排出，针对解毒，对症治疗。

（1）要查清楚吃错的是什么药，采取相应措施。误服解热镇痛药、维生素类药、助消化药，只需要观察，不必采取措施。

（2）误服外用药、剧毒药、农药，就必须采取紧急措施：

① 催吐：是简单有效的方法。用筷子、勺把或手指反复刺激舌根部，引起呕吐。

② 稀释药物后，再催吐：在催吐的基础上，如老人清醒，可以每次服用凉茶水200毫升，然后刺激舌根部诱发呕吐。处理后，最好给老人服点牛奶或生鸡蛋清，以吸附药物，减少吸收和保护胃黏膜。

（3）误吃有腐蚀性药物的老人，忌用催吐或洗胃，可以灌服牛奶、鸡蛋清、植物油等保护胃黏膜。

（4）进行上述初步处理同时，及时拨打"120"，立即送医院。但切勿忘记将吃错药的药瓶或药盒带上，以便医生抢救时参考。

（5）如果老人已神志不清，应立即解开老人衣领，清除口腔积物，保持呼吸道畅通；如老人已发生心跳、呼吸停止，应立即持续进行胸外心脏按压、人工呼吸，并及时拨打"120"，送医院抢救。

三、失能老人的移动

（一）正确使用拐杖

1. 两点式：同时出右拐和左脚，然后出左拐和右脚。

2. 三点式：两拐杖和患肢同时伸出，再伸出健肢。

3. 四点式：先出右拐杖，而后左脚跟上，接着出左拐杖，右脚再跟上。始终为三点着地，是最安全的步法。

4. 跳跃法：常为永久性残疾者使用。先将两侧拐杖向前，再将身体跳跃至两拐杖中间处。

5. 上楼梯法：健侧肢体先上，然后患侧与拐杖同时上。

6. 下楼梯法：两拐杖先同时下到较低的台阶，再移动患肢将重心下移，然后健侧肢体跟上。

（二）床—轮椅移动技术

床—轮椅移动前应主动评估老人的身体状况，操作过程中积极与老人沟通，对采取的动作进行说明，最大限度地发挥老人自身的功能，为促进老人自立、自理的运动能力提供合适的方法。

1. 床—轮椅移动技术的原理

正常的运动技能由神经、骨骼、关节、经络的相互关系构成。照护者在支撑基底面的同时降低重心，安定骨盆，尽量接近被照顾者，将身体接触面积缩小，不扭曲身体，保持肩和腰的水平状态，应用杠杆原理进行水平移动以达到安全、节力的原则。

2. 轮椅的类型

（1）固定式轮椅：结构简单，但是不用时占用空间较大，上、下床不方便。

（2）折叠式轮椅：目前使用最广泛。车架等可以折叠，便于携带和运输。折叠式轮椅的扶手或脚踏板具有可拆卸的优点。

（3）躺式轮椅：靠背能从垂直向后倾斜直至水平，脚踏板也能自由地变换角度。

（4）手推型轮椅：由他人推动的轮椅，轮椅可以前后皆采用直径相同的小轮，以降低造价和减轻重量。主要作为护理用椅。

（5）运动型轮椅：是根据比赛而设计的特种轮椅，质量轻，在室外应用时能快速行走。

（6）电动轮椅：为满足不同程度病残者的需要，电动轮椅有不同的控制方式。手或前臂有部分功能者，可选用手或前臂进行操作的电动轮椅；对于手或前臂丧失功能者，可选用下颌进行操作的电动轮椅。此种轮椅电钮或遥控杆非常灵敏，轻微接触即可操作。

3. 床—轮椅移动的目的

协助老人安全、舒适地从床上移动到轮椅上，再从轮椅移动到床上，尽可能发挥被照护者的残存功能，促成自立、正常生活。

4. 床—轮椅移动的操作

（1）物品准备：床、轮椅、束腰带、根据天气情况备毛毯。

（2）个人准备：六步洗手法洗手。

（3）沟通解释：阿婆（公），今天天气很好，我们出去晒晒太阳。评估老人意识是否清晰，病情有无变化；评估失能老人的残存功能，解释动作要领，取得配合。

（4）操作过程：

① 检查轮椅的安全性：把轮椅打开，先顺势检查坐垫、靠背、扶手；刹车打开—刹住—推一下，确认是好的；保险带搭扣扣上，拉一下检查是好的；轮胎是否有气；脚踏板放下、翻起，确认是好的。毛毯放椅背上备用。

② 放置轮椅：健侧床头或患侧床尾。放床尾时，轮椅背与床尾平齐呈30°～45°角，面向床头；车闸制动。

③ 照护者S形折叠被子，顺势将老人的腿放在被子上；协助老人穿好衣服，向床边移肩膀、移臀、移脚并屈膝穿鞋；照护者人靠床沿，防止老人坠床，一手从老人腋下，另一手从颈部伸至老人身后，十指相扣将老人抱起坐稳，左腿放于老人的两腿间、两手提老人裤腰带，协助老人站立，评估询问老人有无头晕；以健足为轴心回转，老人扶轮椅扶手，将老人移至轮椅并坐于椅面中部；左手扶着老人保护，右手将老人脚放在脚踏板上；照护者检查老人坐姿，从老人身后平移，尽量向后靠，使他坐稳，系好安全带，盖毛毯。

④ 松刹车，推轮椅。缓慢推行，推行过程嘱老人抓紧扶手，尽量靠后，勿向前倾或自行下车。推行速度宜慢，上坡时，往前推；下坡时，尤其当心，照护者观察身后无障碍物要往后退（即车在高位、人在低位）；过门槛时，翘起前轮先过，再推后轮过。

⑤ 安全下轮椅，将轮椅推至床尾，面向床头；固定车闸，翻起踏板；踩稳地

面,协助站起;坐上床沿,移至床上。

（5）注意事项:

① 保护好患侧肢体,照护者的膝盖要顶住老人患侧肢体。

② 注意节力原则。

③ 尽可能发挥老人现存的功能。

第三节　失智症老人的居家照护

据上海市居家照护的调查显示,即便是上海这样的国际大都市,也只有不到5%的认知障碍老人可以得到专业的机构照护,绝大部分认知障碍老人仍然是居家照护。居家照护资源主要是认知障碍老人的配偶、兄弟姐妹、子女、邻居或朋友等,以女性为主;家庭照护者长期承受着包括心理、生理、社交和经济等多重负担的压力。

一、常见的认知障碍

认知障碍是指认知过程异常,包括感知觉障碍、注意障碍、记忆障碍、思维障碍、语言障碍、定向力障碍和智能障碍。

（一）感知觉障碍

1. 感觉障碍:感觉系统对外界刺激不能产生正常的感觉反应称为感觉障碍。外界刺激作用于感觉器官后,经过传入神经通路到达大脑感觉中枢,这一通路的任何部位出现异常均可产生感觉障碍。由感觉细胞及传入神经损害产生的感觉异常属于神经系统症状,常见于神经系统的疾病。由中枢神经功能异常产生的感觉异常则主要见于精神疾病。常见的感觉障碍有感觉过敏、感觉减退和内感性不适等。

（1）感觉过敏:指对外界刺激的感受性增强,如对皮肤的轻触感到难忍的疼痛,多见于神经衰弱、癔症、更年期综合征及神经系统器质性疾病。

（2）感觉减退:指对外界刺激的感受性降低,如对强烈的疼痛、难闻的气味只有轻微的感觉,常见于入睡前瞌睡状态、抑郁状态和意识障碍的病人。

（3）内感性不适:即体感异常,指机体存在难以描述、难以忍受的不舒适感觉,性质和部位难以确定,如感到挤压、游走、虫爬、气往上冲等,多见于神经症、癔症、抑郁症和精神分裂症等。

2. 知觉障碍:知觉障碍主要由中枢神经的病理性损害和(或)功能障碍所致,可以出现在意识障碍时,也可以在意识清晰时出现,主要包括错觉和幻觉。

(1)错觉:是对客观事物歪曲的知觉,分为生理性错觉和病理性错觉。在光线暗淡、恐惧、紧张、暗示或期待的状态下,产生的错觉属生理性错觉,如杯弓蛇影,一般通过验证可被很快纠正或清除。若错觉产生后个体不但不能纠正,且常有恐怖色彩,称为病理性错觉,多出现在谵妄状态时。

(2)幻觉:指没有现实刺激作用于感觉器官而出现的知觉体验,是一种虚幻的知觉。如没有人讲话时听见讲话的声音,幻觉是一种常见而严重的知觉障碍,多见于精神疾病病人。意识清晰时出现幻觉通常是精神疾病的象征。

(二)注意障碍

注意障碍主要表现为注意的范围、稳定性和强度的改变。当个体因躯体疾病、心情压抑或沉溺于某些事件时,都可能出现注意范围缩小或注意力涣散等现象。常见的注意障碍包括注意增强、注意减退、注意涣散、注意转移和注意范围狭窄。

1. 注意增强:指在病态心理的影响下,个体特别容易为某种事物所吸引或特别注意某些活动。注意增强时有意注意和无意注意均可增强,常见于偏执型精神分裂症或神经症等。

2. 注意减退:即有意及无意注意的兴奋性减弱,病人的注意难以长时间集中于某一事物,注意的稳定性下降。常伴有记忆减退,见于疲劳状态、神经衰弱或脑器质性精神疾病等。

3. 注意涣散:指有意注意明显减退,注意力不易集中,病人的注意力可以很快活跃起来,但难以集中和保持较长时间,多见于神经衰弱和精神分裂症。

4. 注意转移:指无意注意明显增强,注意稳定性降低,注意对象受环境影响不断变换,多见于躁狂症。

5. 注意范围狭窄:指注意范围显著缩小,有意注意明显减弱,多见于痴呆病人。

(三)记忆障碍

记忆障碍指由任何原因引起的记忆能力的下降。引起记忆障碍的原因很多,如外伤、血管性、炎症、占位和代谢营养性疾病等皆可引起记忆障碍,也有心因性的记忆障碍。常见的记忆障碍包括遗忘、记忆减退、记忆错误和记忆增强等。

1. 遗忘：指对识记过的事物不能再认或回忆。遗忘分为两种：一种是永久性遗忘，即识记过的内容永远不能再认或回忆；另一种是暂时性遗忘，即对于识记过的内容一时不能再认或回忆，但在适当条件下记忆还可能恢复。临床上根据遗忘的表现又可分为：

① 顺行性遗忘：指对紧接着疾病发生以后一段时间的经历不能回忆，主要见于由各种原因引起的意识障碍者，如脑震荡、脑挫裂伤者回忆不起受伤后一段时间内的事。

② 逆行性遗忘：指对紧接着疾病发生以前一段时间的经历不能回忆，多见于脑外伤。

③ 进行性遗忘：指记忆的丧失随着病情的发展而发展，而不仅仅是存在某一时间阶段的遗忘，主要见于老年期痴呆。

④ 心因性遗忘：指与以往经历的某一特定时期有关的记忆丧失，通常这一时期发生的事件是不愉快的，具有高度选择性，主要见于癔症和应激性精神障碍。

2. 记忆减退：是指识记、保存、再认和回忆能力的普遍减退，较常见。早期往往是回忆减弱，尤其是对日期、年代、专有名词、概念等的回忆发生困难。严重时远记忆力也减退，如回忆不起个人经历等，见于神经衰弱、脑血管病和其他脑器质性损害者，也可见于正常老年人。

3. 记忆错误：指由于再现歪曲而引起的记忆障碍。常见的记忆错误有错构、虚构等。错构指对过去曾经历的事件在发生地点、时间、情节上出现错误的回忆，但病人仍坚信不疑，多见于脑部器质性疾病。虚构指病人对自己记忆的缺失部分，以虚构一套事情来填补，其内容多很生动、多变，常转瞬即忘，见于外性或中毒性脑病等。

4. 记忆增强：指病态的记忆增强，病人对过去很远的、极为琐碎的小事都能回忆出来，常包括许多细节。这种记忆增强实际并非记忆能力的增强，而是过分增强了对某事物的感知过程，多见于躁狂症、强迫症等。

（四）思维障碍

思维障碍是由于内、外因素的不良影响，破坏了人脑正常的活动规律或者扰乱了人们思维的逻辑过程，从而丧失了正确反映客观现实的思维能力。思维障碍的临床表现多种多样，大致可分为思维形式障碍和思维内容障碍两类。

1. 思维形式障碍：思维形式障碍包括联想障碍和思维逻辑障碍。思维是指将感知觉所获得的信息进行分析、综合、比较、抽象、概括的全过程，涉及概念的形成和掌握，在此过程中任何环节出现问题都可以将其归为联想障碍。联想障碍主要表现为思维活动的数量、速度、主题、连贯性等方面发生障碍，思维缺乏目的性，并且思维不能指导行动。常见症状有思维奔逸、思维迟缓、思维贫乏、思维散漫和思维阻滞等。

（1）思维奔逸：是一种兴奋性的联想障碍，指思维联想速度加快、数量增多及内容丰富生动，多见于躁狂症。

（2）思维迟缓：是一种抑制性思维联想障碍，与思维奔逸相反，以思维活动量显著减少，联想缓慢、困难，思考问题吃力，反应迟钝为主要表现，多见于抑郁症。

（3）思维贫乏：指病人思维内容空虚，概念和词汇贫乏，表现为少语，谈话言语空洞单调，回答简单，多见于精神分裂症，也可见于痴呆状态。

（4）思维散漫：表现为联想松弛、内容散漫，谈话没有中心、缺乏主题，多见于精神分裂症，严重时可发展为思维破裂。

（5）思维阻滞：也称思维中断，病人在意识清晰状态且无外界干扰的情况下，思维过程突然中断，多见于疲劳状态、神经症或精神分裂症。

思维逻辑障碍主要表现为逻辑推理过程的障碍，从概念的形成到逻辑基本规律的运用等各个环节都可发生障碍，还可有语法和文字结构的错乱，结果是思想变得十分荒谬离奇，脱离实际。思维逻辑障碍主要见于精神分裂症。

2. 思维内容障碍：思维内容障碍主要表现为妄想、强迫观念等。

（1）妄想：指一种于意识清晰状态下，在病理基础上产生的歪曲信念、病态的推理和判断。妄想具有如下特点：

① 信念的内容与事实不符，但病人坚信不疑。

② 妄想内容与切身利益、个人需要和安全密切相关。

③ 妄想具有个人特征，不同于集体所共有的信念。

④ 妄想内容受个人经历和时代背景的影响。临床上常见有被害妄想、关系妄想、影响妄想、夸大妄想、罪恶妄想、疑病妄想等。妄想是精神疾病最常见的症状之一。

（2）强迫观念（obsessive idea）：又称强迫性思维，指脑中反复不自主地出现同一内容的思维，明知没有必要，但又无法摆脱，因而感到苦恼，主要见于强迫症。

（五）语言障碍

语言障碍主要有失语和构音困难两种类型。

1.失语：失语由大脑皮质与语言功能有关的区域损害所引起，不同的与语言功能有关的皮质区域损害导致不同类型的失语。包括：

① 运动性失语：不能说话，或只能讲一两个简单的字，常用词不当，对答和复述均有困难，但能理解他人的语言和书面文字。

② 感觉性失语：不能理解他人的语言，自述流利，但内容不正常，发音用词错误，不能理解自己所言，严重时他人完全听不懂。

③ 命名性失语：称呼原熟悉的人名、物品名的能力丧失，但能叙述如何使用，他人告知名称时，能辨别对与错。

④ 失写：能听懂他人语言及认识书面文字，但不能书写，或写出的句子有遗漏、错误，抄写能力尚存。

⑤ 失读：丧失文字、图画等视觉符号的认识能力，不能识别词句、图画。失读和失写常同时存在，所以病人不能阅读，也不能自发书写或抄写。

2.构音困难：为语言表达阶段所包括的各结构的损害或生理过程失调所造成的语言表达障碍。主要由于发音的肌肉麻痹、共济失调或肌张力高所致。构音困难者发音不清但用词正确。

（六）定向力障碍

定向力障碍者不能将自己与时间、空间、地点和人物联系起来。一般来说时间定向力最先丧失，人物定向力最后丧失。定向力障碍一般在脑器质性疾病中多见，为意识障碍的重要标志，也可见于精神分裂症。

（七）智能障碍

智能障碍指智慧和能力的全面减退。智能受先天因素与后天环境的影响，因此智能障碍可分为先天性的精神发育迟滞与后天性的继发性痴呆两大类型。

1.精神发育迟滞：精神发育迟滞指先天、围生期或生长发育成熟以前（18岁以前），由于各种致病因素如遗传、感染、中毒、头部外伤、内分泌异常或缺氧等，致使大脑发育不良或受阻，智能发育停留在一定的阶段。随着年龄增长，病人的智能和社会适应能力明显低于正常的同龄儿童。

2.痴呆：指在脑发育完成以后，因为脑器质性病变造成的智能障碍。痴呆是一种后天获得的包括记忆、智能和人格全面受损的综合征。主要临床表现为分析、综合、判断、推理能力下降，记忆力下降、计算力下降，后天获得的知识丧失、工作和学习能力下降或丧失，甚至生活不能自理，并可伴有精神和行为异常。病变多呈进行性，常不易恢复或不能完全恢复。如治疗适当，可阻止继续发展。

二、失智症老人居家照护评估

包括对失智症老人、家庭、照护者和社会支持系统进行综合评估。

失智症老人不仅存在衰老导致的器官或系统功能下降，而且大多合并多种慢性疾病，如高血压病、糖尿病、心脏病、脑血管疾病等；疾病引起的认知功能减退及精神行为异常；离群独居所带来的心理影响和社会能力下降等。

1. 多数失智症老人居家生活，主要依靠家庭成员照护。家庭成员面临照护时间、照护技术缺乏等问题。

2. 家庭评估主要包括家庭居住环境评估、家庭成员情况评估，并对家庭经济状况、家庭生活方式与健康观念等情况进行评估。

3. 社会支持评估：评估老人现在居住的社区、退休前工作单位等与其生存生活密切相关的社会资源。是否存在歧视或受虐、文化差异、孤独等。

面对失智老人，根据个体不同的健康状态、性格、人生经历、人际关系，给予理解、支持，帮助老人过自己想过的生活，维护其利益，充分尊重老人和家属的选择权。

三、失智症老人长期照护措施

（一）居家环境的改造

失智老人安全环境的基本要点包括：

1. 如厕：在马桶两侧安装坐便扶手来解决起身、双腿肌力下降和平衡障碍的如厕问题，使用智能马桶解决认知障碍老人忘记冲水和便后清洗、擦拭等问题。

2. 洗浴：在浴室安装防滑的扶手、洗浴椅、防滑垫，以保障老人洗浴的安全需要。

3. 小区环境提供无障碍通道：设立无障碍通道和警示牌提醒老人避免滑倒。

4. 家庭智能安全锁使用：使用带有自动锁闭提醒的智能门锁、水、电、燃气安全阀等，避免安全隐患。

5. 提示信息牌：建议张贴明显的信息指示牌，方便老人找到不同的房间、物品;通过小区对特定老人的出入登记,佩戴卫星定位手表,防止走失。

（二）失智症老人的日常生活照护

失智症老人长期照护遵循三个原则:尊重并鼓励,承认老人的价值;维持现有自理能力;延缓病情发展。

1. 协助个人生活自理:穿衣、修饰、个人卫生、活动范围及辅具使用等。

2. 支持业余爱好:在家庭生活中,根据老人文化程度、过往经历和个人爱好,鼓励独立完成家务事、共同分享个人爱好、有计划安排文娱活动是居家照护的优势。

3. 参与家庭、社会活动:在老人身体条件允许情况下,鼓励老人参与购物、社会团体社交,包括如下情况。

（1）体育锻炼:进行规律的运动,有助于增强失智症老人的体质,维持社会功能,如散步、逛公园、打太极、保健操等;对于活动不便的老人,做一些肢体和手指活动,如摆动上肢、手指操等。

（2）家庭性活动:家人是失智症老人最重要的社会支持因素,与家人一起进餐、聊天、外出散步、购物、做简单的家务等,是他们最熟悉和最有安全感的体验。

（3）怀旧活动:在失智老人对远事尚有一定记忆时,通过一起翻看和谈论老照片、听唱老歌曲、看老电影、谈论往事、故地重游等方式,激发其对过去事件的回忆。

（4）能够增加感官和认知刺激的活动:根据失智症老人的喜好和现存的能力,安排老人参加感官和认知刺激活动,如唱歌、听音乐、跟随音乐打拍子、朗读、触摸花瓣、闻花香或香水的气味、给予按摩或情感性触摸、宠物陪伴等;开展折纸、剪纸、插花、编织、穿珠子、拼图、搭积木、写书法、画画、涂色等手工活动;与老人一起做简单的计算、识记物品并归类、棋牌等活动,避免强迫老人做难度大的计算,以便最大限度维持失智症老人的认知功能。

（5）保持环境稳定熟悉:熟悉安全的环境及规律的生活是他们的基本需求。失智症老人尽可能生活在自己熟悉的环境中,避免突然变换住所(如搬家、在子女家轮住、入住机构)及居室的布局和物品改变;必须变换住所时,尽量在居室内保留他们熟悉或喜欢的物品,如小件家具、老照片、图画、纪念品,帮助老人辨识周围环境。

（三）基本生活照护措施

失智症老人用餐、如厕、沐浴三大基本生活护理是否妥善，直接影响老人生活品质及精神行为症状是否出现。

1. 用餐：失智症老人用餐，不仅仅是为了摄取均衡的营养成分，还可以通过用餐，使其感到安全、快乐、满足，利于情绪稳定。

（1）就餐环境：应安静，关掉电视机、收音机等有噪音的设备。餐桌的布置应该简单，只放用餐必须的物品，减少装饰品，避免转移注意力。

（2）用餐安全：老人不能正确感知食物的温度，应该给予温度合适的食物，以免烫伤或太凉；食物的选择应该考虑个体的吞咽能力，不要给予软而黏的食物，如汤圆、粽子等，以免噎食；要有人陪伴用餐，随时处理突发情况。

（3）食物选择：应该灵活，食物种类不宜超过三种，方便老人选择。

（4）用餐时间：用餐时间要充裕，不要催促。

（5）行为改变：失智症老人在疾病的不同时期，会出现不同的行为改变。

① 忘记是否吃过饭：看到别人吃东西时，就索要食物吃，忘记已经用过餐，抱怨没有吃到足够的食物。

② 过度进食：不会感知自己该吃多少，有无吃饱，一看到食物就吃，一开始吃就停不下来，吃完为止。

③ 不肯进食：进食时牙关紧闭，把吃进嘴里的食物吐出来。

（6）针对失智症老人的行为改变，采取相应的应对措施：

① 应对忘记是否吃过饭的措施：可给予小一号的勺子，尽可能延长用餐时间；可以转移注意力，带老人去做一些活动，等其他人快吃完时开始吃，吃完以后及时清理餐桌，视野内看不到食物。

② 过度进食的应对措施：定量给予食物，吃完以后把注意力转移至其他事情。

③ 不肯进食的应对措施：查找不肯进食的原因，排查或确认老人口腔是否疼痛不适，或者食物的口味、温度等是否合适。根据原因调整应对策略。

2. 饮水：失智症老人感觉退化，对口渴的感知较一般人更弱，往往自己感觉不到口渴。加之个体言语表达能力下降，即使感到口渴，也不能够用常人能够理解的方式表达。有研究显示超过1/3的阿尔茨海默病患者存在饮水不足问题。饮水不足会导致精神行为症状、尿路感染，甚至谵妄等严重问题。照护者应该为老人制订饮水计划，定时提醒老人饮水，将水放在老人的视野内也能够起到提醒饮水的作用。

3. 如厕：以帮助老人到厕所大小便为目标，减少或延迟老人尿失禁、穿成人纸尿裤的时间。痴呆早期可以自行如厕，有时需要提醒。随着病情进展开始出现大小便失禁，一般小便失禁早于大便失禁出现。

（1）大小便失禁的原因：认知功能减退，感知不到便意，控制不住便意或者有便意但不知道怎么处理；一时找不到厕所；来不及走到厕所或来不及脱下裤子。

（2）突然出现的尿失禁可能是尿路感染的症状，需要注意的是：

① 及时提醒：观察排便习惯与规律，可以通过记录出入量的形式归纳、总结排便与喝水、吃饭的规律，及时提醒如厕，必要时协助老人转移至厕所。

② 轻松找到厕所：将厕所图案贴到门上，标识清楚，方便辨认；直接将厕所门打开，给老人直观的提示；坐便器与背后墙壁的颜色有明显的反差，便于个体识别厕所位置；厕所门口装有夜灯，厕所内的夜灯直射坐便器，方便夜间找厕所；将老人的床移到离厕所近的位置，减少到厕所的距离。

③ 合适的裤子：裤子不要太小或太宽松，裤腰处装松紧带，避免穿有拉链、纽扣的裤子，使裤子容易脱下来。

④ 尊重老人的尊严：开始出现尿失禁时，老人会很不安和内疚，感觉没有尊严，人会变得更加敏感。沟通时注意说话的语气要柔和，不要抱怨或不耐烦，此外还要注意肢体语言，不要让老人感到照护者有损其尊严。

4. 洗澡：是日常照护的难点问题。失智症老人往往不喜欢洗澡，但又不会表达，导致焦虑、烦躁甚至暴力行为。

（1）老人不喜欢洗澡的原因，一般是有过不愉快的洗澡经历或者怕水。照护过程中需要注意：

① 获取信任：洗澡前主动沟通互动，聊老人喜欢的话题，获取信任。

② 增加舒适感：浴室的环境温度要适宜，及时用浴巾包裹老人身体；热水器的水温调节在低温挡，以免烫伤。选择老人喜欢的洗发水、沐浴露味道，增加其亲切感。将淋浴龙头的水流调到温和喷水挡，避免太急的水流冲淋时的不适感。

③ 关注洗澡安全：浴室地面放置防滑垫，地面没有积水，将沐浴物品放在伸手可及处，以防跌倒。

（2）皮肤护理：及时清洗会阴，使局部皮肤清洁、干燥。干燥皮肤后抹上润肤露。

（四）生活小辅具的运用

1. 助行器使用：对于平衡功能障碍的老人应当使用一些必要的辅具，比如手杖、助行器等，尤其是在可能遇到不平整的地面、上下坡、台阶、湿滑等路况的情况下。

2. 提醒类辅具使用：认知障碍的老人选用语音相册等有助于对往事保持反复、正确记忆，以及智能药箱、物品寻找器、视频和语音通话设备等来辅助日常生活。

3. 佩戴定位器：利用智能手机对老年人进行地理位置实时定位和跟踪，历史运动轨迹回放，可防止失智老人走失。

4. 跌倒预警及呼救：包括跌倒预警、报警次数和老年人运动信息报表统计、真实跌倒事件一键呼救及时响应和搜救处理，做好预防跌倒的措施，另外发生意外情况时可及时得到帮助。

（五）失智症老人的常见异常行为表现及应对措施

精神及行为症状是失智症常见的症状群，也是失智症照护者最困惑的问题和最消耗照护者精力的问题。失智症老人因精神行为症状而受到社会的排斥和歧视，他们的家属常常存在病耻感。

1. 精神及行为症状照护的原则

（1）专业照护与家庭照护相结合。

（2）建立以老人为中心的适宜照护方法。

（3）定期评估效果，持续改进，精神行为症状的照护要贯穿疾病的全过程。

（4）非药物的照护是精神及行为症状的首选方案。

（5）保护老人的安全，远离危险品。

2. 精神及行为症状的识别与应对措施

识别与评估是缓解老人症状的前提。

（1）识别与评估内容：包括诱发因素、表现形式、持续时间、频率、强度及其对老人及照护者的影响。可以采用神经精神问卷（NPI）、老年抑郁量表（GDS）等工具评估。

（2）识别与评估的具体操作：积极寻找隐藏在背后的原因，理解并尊重老人，定期进行各项评估，建立监测机制，并制定风险控制方案，降低不良事件的发生概率。

（3）精神及行为症状的应对措施：

① 让老人保持日常活动，做他喜欢的事情，带他参加喜欢的活动。

② 如果某人或某事让老人不开心，远离这个人或这件事。

③ 当老人吵闹时，要观察是否有疼痛、便秘、尿失禁等症状。

④ 看看有没有新增加的药物。

⑤ 当老人做错事情不要责备或者表示不赞成，要尊重其想法；避免使用"蠢""笨"等词语。

⑥ 当老人出现幻觉、冲动行为时，尝试身体接触、拥抱，保持眼神的交流。

⑦ 和老人交流时，保持在同一高度，不要让他 / 她感觉你居高临下。

⑧ 说话速度要慢而且清楚，不要大声喊叫，以免让老人觉得你在嫌弃他 / 她，从而加速其抵抗行为。

⑨ 不要用手指指老人、责骂或者欺骗。

⑩ 知道哪些事情可能会惹怒老人，从而避免。

第四节　日常生活照护中的风险应对

一、跌倒

跌倒是失能老人最常见的问题之一。轻者可以出现组织损伤、骨折、关节脱白，重者可出现肢体瘫痪、意识障碍，甚至危及生命。

（一）跌倒的危险因素

1. 生理因素：随着年龄的增加，老人视觉、听力、触觉持续下降，各项功能损害和退化，使活动能力、反应能力、步态稳定性下降而增加跌倒的风险。

2. 疾病因素：病情的发展限制了老人的移动能力，阻碍老人的环境认知和判断力，而增加了跌倒的风险。脑卒中、直立性低血压、痴呆、抑郁症、昏厥、眩晕、惊厥、尿频、尿急、偏瘫、足部疾病、眼部疾病（如白内障、偏盲、青光眼）和骨质疏松都能导致跌倒和受伤。

3. 药物因素：一些药物如抗精神病药物、镇静催眠药、抗高血压药、利尿剂、血管扩张药、降糖药等，可引起患者头昏、眩晕、倦怠等，可增加跌倒的风险。

4. 环境因素：光线不足，地面不平、湿滑、有障碍物，上下楼梯，以及卫生间缺扶手，扶抱技巧不当，助行器使用不当或损坏，穿着不合适的鞋子或长裤等，都可能增加跌倒的危险性。

5. 心理因素：沮丧、抑郁、焦虑、情绪不佳等，可能会削弱老人的注意力，对环境危险因素的感知和反应能力下降。另外，既往有跌倒史的老人，因害怕跌倒，行动受到限制，使步态和平衡能力受到影响而增加跌倒的危险性。

6. 照护者因素：照护者如果不能全面了解跌倒的风险，就不能够给老人一个安全的看护照料。照护者了解具体风险和妥善的看护，包括如何预知问题、如何保持冷静和保持失能老人的平衡，就能有效避免或减少意外事件的发生。

（二）跌倒严重程度的判断

1. 轻度：如擦伤、挫伤、皮肤小撕裂伤（无须缝合）等，只需局部止血、包扎治疗与观察。

2. 中度：如扭伤、大或深的撕裂伤或皮肤撕裂、小挫伤等。需要冰敷、止血、缝合、包扎等医疗或护理处置。

3. 重度：如骨折、意识丧失、精神或身体状态改变等，必须住院治疗，创伤需要止血、缝合、包扎、固定、手术等医疗处置。

（三）跌倒的预防措施

1. 照护者应评估环境风险及生活方式，了解所患疾病，采取有效安全防范措施，保持老人身体安全。

（1）老人居室光线要充足。

（2）家居：地面平坦、防滑、宽敞，无障碍物；睡床及椅子高度合适。

（3）卫生间：地面保持干燥、防滑；有扶手的坐式马桶；澡盆低、盆底垫防滑垫，或者淋浴房有洗澡凳。

（4）夜间所需物品和便器准备好，放到便于取、放的位置。

2. 长期卧床、手术后或体弱老人，首次下床活动时，应身边保护或协助，先半卧位或坐位，观察10～30分钟，如无头晕、面色苍白、恶心等现象，再让老人下床活动。

3. 生活起居做到三个30秒：即醒后30秒再起床，起床后30秒再站立，站立30秒后再行走。老年人，尤其是使用抗高血压药物或直立性低血压者更应做到。

4. 离床活动的注意事项：

（1）穿防滑、合适的鞋子，衣裤避免过长、过大。

（2）站稳、起步应扶助，行走速度不催促；外出应陪护，避免去湿滑的地方。

（3）转身、转头时动作要慢。

（4）指导有需要的失能老人正确使用辅助工具，如助步器、拐杖、轮椅等，确保安全。

（5）鼓励老人适当运动，如太极拳、散步等，以增强平衡能力、步态稳定性和灵活性，从而减少跌倒的发生。

（四）在家中或公共场所跌倒的应急处理

1. 判断老人伤情，不要急于扶起，要分情况进行处理。

2. 意识不清者，立即呼叫他人帮忙拨打"120"急救电话。急需处理的情况有：

（1）有外伤出血时，立即止血、包扎。

（2）有呕吐时，将老人头偏向一侧，并清理口、鼻腔呕吐物，保持呼吸道通畅。

（3）有抽搐时，将老人移至平整软地面或身体下垫软物，防止碰、擦伤。必要时，臼齿处垫硬物，防止舌咬伤；不要用力掰老人抽搐的肢体，防止肌肉、骨骼损伤。

（4）如呼吸、心跳停止，应立即进行胸外心脏按压，口对口人工呼吸等急救措施。

3. 意识清醒者，需判断损伤相关情况：

（1）询问老人跌倒情况及对跌倒过程是否有记忆，如不能记起跌倒过程，可能为晕厥或脑血管意外，应立即护送老人到医院诊疗或拨打"120"急救电话。

（2）询问是否有剧烈头痛或检查老人是否出现口角歪斜、言语不利、手脚无力等提示脑卒中的情况。如有这些症状不能立即扶起老人，否则会加重老人脑出血或脑缺血，而应立即拨打"120"急救电话。

（3）有外伤、出血时，立即止血、包扎并护送老人到医院进一步处理。

（4）查看受伤肢体有无红、肿、疼痛、畸形等异常，常提示骨折；有无腰、背部疼痛，双腿活动或感觉异常、大小便失禁等，常提示腰椎损害。如无相关专业知识，不要随便搬动，以免加重病情，应立即拨打"120"急救电话。

4. 如老人试图自行站起，可协助老人缓慢起立、坐、卧休息，并观察确认无碍后，方可离开。

5. 如需搬动，保证平稳，尽量平卧休息。

6.发生跌倒,应及时告诉家庭成员,陪同到医院诊疗,查找跌倒发生的原因,落实防止跌倒措施。

二、烧伤和烫伤

失能老人感觉功能减退,对温度的敏感度降低,容易发生烫伤。

1.常见烧伤和烫伤的原因

烧伤、烫伤在日常生活、生产中常见,80%在家庭中发生。家用氧气罐、氧气瓶、制氧机的不正确使用;热水瓶、电熨斗、刚烧好的饭菜、洗澡水、家中存放易燃物、电源老化、电褥子等都是烧伤、烫伤的原因。烧伤、烫伤包括火焰、蒸汽、热水、热汤、强酸、强碱、高压电等引起的损伤。严重的烧烫伤不仅损伤皮肤,还可深达肌肉、骨骼,甚至引起全身变化危及生命。老人家庭中发生的烧伤和烫伤常发生于喂食、取暖、热水袋、洗浴等情况。

2.烧伤和烫伤的评估

烧伤严重程度的判断,主要依据烧伤的面积、深度、部位、年龄、有无合并伤,伤前的体质强弱,有无内脏器官性疾患等因素综合判断。

3.烧伤和烫伤的预防措施

(1)喂食时:饭菜不要盛太满,出锅后不急于端上餐桌,热水、热汤不急于喝,先试探热度。

(2)热水袋水温:小于50摄氏度,不超过3/4的容量;排尽空气,拧紧活塞,擦干后使用;放于大毛巾内或两层毛毯之间;定时检查水温及局部皮肤情况。

(3)洗澡时:水温适宜,先放冷水,后加热水调节水温。

(4)取暖器及电热毯:要注意安全须知、温度适宜及安全距离。

4.烧伤和烫伤院前的应急处理

烧伤急救的时候,谨记"冲、脱、泡、包、送"的五字要诀。冲,用清水冲洗烧伤创面,如流动的自来水冲,如没有自来水可将烧伤肢体浸入井水、河水中;脱,边冲边用轻柔的动作脱掉烧伤者的外衣,如果衣服粘住皮肉不要强扯,可以用剪刀剪开;泡,用冷水浸泡创面;包,用干净的床单或衣物包扎烧伤处;送,尽快送到具有救治烧伤的专科医院治疗。具体过程包括:

(1)脱离致伤因素:无论何种烧烫伤,都要迅速脱离致伤现场。因火焰烧伤的,要立即脱去着火的衣物,无法在短时间内脱掉者,应就地翻滚扑灭火焰。化学物质烧伤的,迅速将残留化学物质清除,包括脱去被污染、浸渍的衣物,用大量清水反复冲洗。

（2）保持呼吸道通畅：清除口、鼻腔分泌物和异物，注意有无呼吸道烧伤。

（3）镇静止痛：烧伤后疼痛剧烈的，必须及时给予止痛剂。

（4）补充液体：口服淡盐水。病情严重的，及时送医，静脉补液。

（5）经现场救护后，需迅速转送医院。

三、噎食

1. 噎食的定义

噎食是在进食过程中，由于各种原因导致吞咽反射迟钝，食物堵塞在咽喉部或卡在食管的狭窄处，甚至误入气管导致通气障碍、窒息。噎食一旦发生，严重威胁到人体的健康和生命。

2. 噎食的常见原因

（1）患者因素：随着年龄的增加，老人身体各器官机能减退，老年人神经反射性活动减退，咀嚼功能不良，唾液分泌减少可造成吞咽障碍，消化功能降低、呛咳、哽噎等。

（2）疾病因素：脑血管疾病、精神障碍、意识障碍的患者，咽反射迟钝，常因进食疏忽而出现噎食现象。

（3）其他：情绪不稳时进食、喂食不当、进食中癫痫发作等，也可能发生噎食。

3. 噎食的评估判断

进食时突然不能说话或终止进食，口中塞满食物，出现面色及四肢发绀、双眼直瞪、双手乱抓、四肢抽搐等，严重时可导致意识丧失、全身瘫痪、四肢苍白、厥冷、大小便失禁、呼吸停止，甚至窒息死亡。

4. 噎食的预防措施

（1）照护者应了解老人所患疾病，评估进食风险，采取有效防范措施。

（2）老人进食时选坐位或半卧位，头部抬高并偏向一侧；饮食宜少而精，易消化，少食多餐，保证足够营养；每口食物不宜过多；易呛咳的老人，食物加工成糊状，水分的摄入应混在食物中；应给予提示，细嚼慢咽、防止呛咳；酌情协助老人进食，防止噎食。

（3）将食物切成小块，煮软，禁止食用果冻、青团等容易噎住的食物。

5. 噎食的应急处理

（1）在家中一旦发生噎食，应立即停止进食，及时拨打"120"急救电话进行求救，同时鼓励老人连续用力咳出食物，或用手指抠出老人口腔内残留食物或假牙等异物。

（2）情况紧急时，可采用海姆立克急救法进行现场急救。

① 神志清醒的老人，取站立或坐位，低头张口，照护者从老人身后双手臂环绕腰部，一手握拳，拳心向内按压于老人胸廓剑突下和脐上的部位，另一只手握在拳头之上，双手快速用力向里、向上挤压腹部，反复实施，直至异物排出为止。

② 意识不清的老人，取仰卧位，照护者骑跨在老人髋部两侧，双手叠放用手掌根顶住老人腹部（脐上2横指），进而快速向内、向上有节奏地挤压腹部，反复实施，如异物已被冲出，迅速从口腔掏出清理干净。

③ 心脏停搏时，立即进行胸外心脏按压和人工呼吸。

④ 保持口腔清洁，做好口腔护理。

⑤ 安抚老人，取舒适卧位，指导老人进行缓慢的深呼吸。

四、误吸、呛咳

1. 误吸的定义

误吸是指食物或液体因某种原因误入呼吸道。误吸和呛咳是吞咽障碍的一种表现形式。

2. 误吸、呛咳的原因

失能、失智老人很多都有吞咽功能障碍，食管狭窄或胃食管反流会使饭粒或汤水刺激气管，导致呛咳。一般而言，误吸会引起呛咳，而呛咳可引起吸入性肺炎。喂食或进食过快、边进食边说话、视力下降、注意力下降也是主要因素。

3. 误吸、呛咳的预防措施

（1）对于经常进食呛咳或经常无原因肺部感染的老人，应及时进行吞咽功能检查，同时加强吞咽功能康复训练，促进吞咽能力的维持或提高。

（2）食物准备应避免固体、液体同服，应准备稠状食物，利于吞咽，可减少误吸。

（3）食物卡喉也是常见问题，对食物需要认真检查。

4. 误吸、呛咳的护理干预

（1）对于频繁发生呛咳的老人，照护者可用汤勺将少量食物送至舌根处，让老人吞咽,张口确认完全咽下无误后再送入食物。

（2）发生呛咳后,暂停进食,待呼吸完全平稳后,再喂食。

（3）进食体位:尽量取坐位,上身前倾15°进食。卧床老人进餐时取半坐位姿势,摇高床头。进食后保持半坐位姿势休息30分钟,不要过早放低床头,以免发生消化不良、食物反流导致误吸。

（4）对有呛咳的老人,合理调整饮食种类,以细、碎、软为原则,且温度适宜。

第三部分　社区康复护理

　　上海市卫生健康委的数据,上海户籍人口期望寿命是83.63岁,2018年上海市60岁及以上户籍人口已达503.28万人,80岁及以上户籍老年人口有81.67万人,老龄化程度已经达到34.4%。上海的老龄化就像一部高速列车,飞驰而来。

　　如何让老年人老有所养、老有所医、老有所学、老有所乐,一直都是上海市各级政府着力在做的民生实事。一个家庭,如果有一名老人失能或者患上认知障碍症,全家人的心思、精力都要扑到上面去。康复的最大障碍不是医疗水平,而在于医疗健康的价值观——不仅要活着,还要活得像从前一样。

　　康复是指综合协调地应用各种措施,消除或减轻病、伤、残者身心、社会功能障碍,以达到和保持生理、心理和社会功能方面的最佳状态,使病、伤、残者能提高生存质量并重返社会,包括训练患者适应环境、调整环境方便患者两个部分。康复医学包括基础理论、评定方法、治疗技术,目的是促进病、伤、残者康复。众所周知,机构康复,水平高,但不方便;上门康复,较方便,但质量低;只有社区康复,高效又方便。康复护理是在康复计划的实施过程中,由护士配合康复医师和治疗师等康复专业人员,对康复对象进行基础护理和实施各种康复护理专门技术,以预防继发性残疾,减轻残疾的影响,达到最大限度的功能改善和重返社会。康复护理的对象是有功能障碍的人。

　　无论护理对象是健康还是失能，也无论对象的失能程度有多大，都应该将服务对象作为一名生活中的人。当人在生命过程中健康时，使其维持和增进健康，遇到健康问题时给予帮助，使其减轻痛苦和恢复健康，从而维护人的生命全过程的权利和尊严。这是护理学的理念，康复护理就是在护理学理念的指导下，对于有功能障碍的人进行护理实践的一项活动和一种技术。其目标就是援助其发挥出最佳的健康潜能，从而恢复健康状态回归社会。

第七章　关于康复护理的基本理论知识

一、以世界卫生组织对健康的定义去理解康复护理

世界卫生组织（WHO）除了负责对全球卫生事务提供领导，拟定卫生研究议程外，还制定各种医疗卫生相关的规范和标准，阐明以证据为基础的政策方案，向各国提供技术支持以及监测和评估卫生趋势。因此，WHO的重要职能之一是制定、维护和实施国际卫生信息标准，以便提供一种协商一致、富有意义和有实用性的共同业务用语，提供给各国政府、卫生保健提供者和消费者参照使用。

脑卒中（中风）患者往往在急性期，就需要进行康复评估，给予相关的康复治疗。对那些中风后，存在偏瘫后遗症的患者而言，康复开始的时间越早越好。三个月内开始进行康复治疗的患者，恢复行走的可能性最大；进入半年后的平台期，恢复的效果开始变得缓慢，复原的可能性逐渐变小；等到一年以后，恢复变得更加困难，但如果接受康复治疗，仍然可以在部分功能恢复上获益。

WHO的数据表明，早期康复治疗是经循证医学证实的，是对降低致残率最有效的方案。在脑卒中幸存患者中，进行积极的康复治疗可使90%患者重新恢复步行和生活自理能力，可使30%患者恢复从事一些较轻的工作；相反，卒中患者如不进行康复治疗，上述两方面恢复的比例相应只有6%和5%。在2017年，由中华医学会神经病学分会、中华医学会神经病学分会神经康复学组和中华医学会神经病学分会脑血管病学组共同制定的《中国脑卒中早期康复治疗指南》中，也有相关专业性内容。

二、社区康复护理的基本概念

1. 社区

是指具有某种互动关系和共同文化维系力的人类生活群体及其活动区域，是人类生活的基本场所，是社会空间与地理空间的结合。社区是由社区的区位、人口、文化和社会活动构成。

2. 社区康复

是指在社区内利用和依靠社区的人力资源，根据社区内康复对象的康复需求，由康复对象及其家属参与的康复。社区康复对象是居住在社区内的所有病、伤、残者，老年人及其亚健康群体。

社区康复目标是使病、伤、残者和慢性病、老年病者的身心功能得到改善；使病、伤、残者在社会上能享受均等的机会；使病、伤、残者能融入社会。

社区康复内容包括提供病、伤、残的预防与宣教；普及残疾预防知识；参与残疾普查；提供非医疗服务，教育康复、职业康复、社会康复；提供各种康复服务，如康复评定、康复治疗与上级医院的转介、提供社区康复护理。

3. 社区康复护理

是指在社区中，以家庭为单位，对功能障碍者实施护理和功能训练，以达到最大限度康复，重返社会。社区康复护理具有服务范围广、服务形式灵活、服务对象参与性强、以全面康复为目标的特点，必须遵循全程训练、结合实际、重视心理、团结协作的原则。

三、康复护理学的相关理论

（一）奥瑞姆自理理论

详见第二部分第四章第四节。

（二）罗伊的适应模式

详见第二部分第四章第三节。

（三）纽曼的保健系统模式

详见第二部分第四章第五节。

（四）安德森（Anderson）模式

由安德森1994年作为康复模式发表的"整体性健康损伤和干预模式"强调了适应过程对护理对象的疗效及康复效果的预测所发挥作用的重要性。

安德森模型强调护士要应对每个护理对象个人的要求的适应反应的复杂性。

劳里(Lauri)等2004年提出了"老年人康复护理模式"。老年人康复护理的主要因素是患有健康或功能问题的患者和具备专业价值、知识与技术的专职护士。

四、失能老人尽量多活动的原理

1.预防各种并发症

因支气管管壁容易附着较多痰液不易咳出,长期卧床会增加呼吸道感染和坠积性肺炎的发生风险;预防压疮;防止骨质疏松;防止肌肉萎缩无力;增强心功能和肺活量;防止消化能力减退;预防便秘;预防下肢静脉血栓形成等。

2.失能老人应尽量减少卧床时间,尽可能下床活动

如果不能自主活动,就需要增加被动肢体活动。脑卒中后遗偏瘫患者要进行长期康复训练,纠正偏瘫、言语障碍、智力减弱等不同程度的残疾。大部分患者,经医院救治病情稳定后,要回家继续康复训练。

3.康复训练的目的

预防老人肌肉萎缩、关节僵硬、畸形或肢体失用性功能障碍,促进老人最大限度地发挥潜能,增强对外界刺激反应能力和心理承受能力,提高老人生活质量,早日回归社会,同时减轻社会和家庭负担。

4.根据奥瑞姆的自护理论,对失能老人采取康复护理

奥瑞姆将护理系统分为三个方面:全补偿系统、部分补偿系统和辅助—教育系统。根据老人的日常功能状态,该护理模式将服务对象分为三类:不能自理的、部分自理的、完全自理的。对不同状况的老人采取不同的护理系统服务模式。

(1)不能自理的老人——完全依赖型:

处于该功能状态的老人,没有能力进行自护活动,需要给予全面的护理帮助,即由护士和其照护者负责照顾以满足其全部需要。护士和照护者"替"这类老人做所有的事,代偿老人在自护上的无能为力。照护者一方面"协助"护士照顾老年人,承担部分护理活动;护士给照护者提供知识、技术等方面的照顾指导,"帮"照护者解决照顾中的难题,缓解照护者的压力与负担。与此同时,护士关注照护者本身的健康需求,给予帮助指导。

（2）部分自理的老人——部分依赖型：

处于该功能状态的老人，能够进行部分的自护活动。护士和照护者"帮"老人完成其不能进行自护的部分活动，老人则尽力完成本人所能独立完成的部分。照护者协助老人接受护士的帮助，护士在指导照护者照顾老人的同时，激发个体尽可能发挥本人的自护能力。

（3）完全自理的老年人——自理型：

处于该功能状态的老人，有能力完成自我照护活动，但是需要心理上的支持，知识、技术等方面的教育指导。护士对老人及其照护者通过健康教育等方式完善老人的自护能力。照护者可帮助老人进行一些健康咨询，共同促进健康。

这三个层面的护理系统是一个动态的系统，不是彼此孤立的，护士需要根据老人的状况进行不断调整。

第八章　常见问题的康复护理技术

一、疼痛

疼痛是一种不愉快的感觉体验,伴有实际或潜在组织损伤的情绪体验,是机体对有害刺激的一种保护性防御反应。疼痛已被列为继"体温、呼吸、脉搏、血压"之后的第五生命体征。对疼痛的处理首先要从医学和心理社会学的观点进行疼痛的定位,消除产生疼痛的因素,继而考虑其治疗措施。不要单纯区分疼痛是器质性的或心理性的,而应更广泛、更全面地考虑。进行心理评定是非常重要的,但个体往往有防卫或抗拒,担心对他们的疼痛产生怀疑。因此需要向老人作好解释,告知他们进行心理评估并非否定疼痛的存在。

（一）康复护理评定

康复评定:是在临床检查的基础上,对病、伤、残患者的功能状况及其水平进行客观、定性和(或)定量的描述(评价),并对结果作出合理解释的过程。

1. 一般评估

了解疼痛史的七信息:疼痛的部位、性质、强度、时间、缓解因素、日常生活的影响以及伴随的症状。

2. 疼痛强度评估

（1）语言评分法（verbal rating scale，VRS）:按从疼痛最轻到最重的顺序以0分（不痛）至5分（疼痛难忍）的分值来代表不同的疼痛程度,由患者自己选择不同分值来量化疼痛程度(见表8-1)。

（2）视觉模拟法（visual analogue scale, VAS）:以1条100毫米的水平直线,两端分别定为不痛到最痛,由被测试者在最接近自己疼痛程度的地方画垂直标记,以此量化其疼痛强度。

表 8-1　VRS——6 级评分法

0级	无疼痛	
1级	轻微疼痛	能正常生活睡眠
2级	中度疼痛	适当干扰睡眠,需用止痛药
3级	重度疼痛	干扰睡眠,需用麻醉止痛药
4级	剧烈疼痛	干扰睡眠较重,伴有其他症状
5级	无法忍受的疼痛	严重干扰睡眠,伴有其他症状或被动体位

（3）数字评分法（numeric rating scale, NRS）：是一个从0至10的点状标尺，0代表不痛，10代表疼痛难忍，由被测试者从上面选一个数字描述疼痛。

（4）长海痛尺评分法。医学临床上常选用长海疼痛尺（数值1～10）来评估患者的疼痛程度。

（5）术后疼痛评分法（Prince-Henry 评分法）：主要用于胸腹部手术后疼痛的测量。

（6）面部表情评分法（face pain scale, FPS）：由6种面部表情及0～10分（或0～5分）构成，程度从不痛到疼痛难忍，由被测试者选择图像或数字来反映最接近其疼痛的程度。

（二）康复护理措施

1. 减少或去除引起疼痛的原因,避免引起疼痛的诱因。

2. 疼痛药物的使用（WHO推荐的疼痛控制的三阶梯方案）：

（1）一阶梯为轻中度疼痛时采用非甾体消炎药,如阿司匹林、布洛芬等。

（2）二阶梯为如疼痛持续存在或加重时,采用弱阿片类药物,如可待因、曲马朵、布桂嗪等。

（3）三阶梯为如疼痛未缓解或出现重度疼痛时,采用强阿片类药物,如吗啡、哌替啶等。

3. 物理因子的使用：如冷疗、热疗；各种低频、中频、超声波仪器；高频电疗（短波、超短波、微波等）。

4. 传统中医镇痛疗法：如针灸、推拿、拔罐、贴敷、药熨、中药熏蒸等。

5. 心理康复护理：创造舒适的环境,分散注意力,减轻心理压力,如参加文娱活动等。

二、痉挛

痉挛是中枢神经系统损害后出现的以肌肉张力异常增高为特征的症候群,严重的痉挛会给患者带来很大的痛苦,妨碍自主运动的恢复,成为功能恢复的主要障碍。很多脑卒中患者,特别是有运动障碍的患者,后期的康复主要就是和痉挛打交道。对于痉挛最主要的是预防。康复过程中要让患者处于一个合适的、可控的肌张力状态,并且在肌张力增高以后,及时采取正确的抗痉挛措施。

(一)康复护理评定

常用改良Ashworth肌张力分级评定法:用于上运动神经元损伤肌张力增高的评定,通过被动活动关节来了解受累肌肉的张力情况。

(二)康复护理措施

保持抗痉挛体位,又称良肢位,以保持肢体的良好功能为目的,防止或对抗痉挛模式的出现,预防继发性关节挛缩、畸形或肌肉萎缩,防止压疮、肺炎及深静脉血栓的出现。每1~2小时变换一次体位,可避免肺部感染和压疮的出现。并且通过不断交替进行仰卧位、患侧卧位和健侧卧位,可使患者肢体的伸屈肌张力达到平衡,预防和减轻痉挛模式。

1. 仰卧位:头下垫枕,避免侧屈、过屈或过伸。患侧肩后部垫枕,避免肩后缩。患侧上肢置于体侧方,适当外展,肘关节保持伸展,前臂旋后,拇指指向外方。患侧臀下垫枕,避免臀部后缩。患侧下肢股外侧用枕头支撑,避免大腿外旋。患侧小腿或膝下避免垫枕,防止压迫下肢静脉、膝过屈或过伸。仰卧时间不宜过长。

2. 患侧卧位:头下垫枕,躯干稍后仰,其后方可垫枕支撑。患侧肩胛带充分前伸,肩关节前屈90°~130°。患侧肘关节自然伸展,前臂旋后,手呈背屈位。患侧髋关节自然伸展,膝关节可稍屈曲。健侧上肢自然放置,健侧下肢呈踏步状置于枕上。

3. 健侧卧位:头下垫枕,躯干保持垂直。上肢下垫枕,患侧肩胛带充分前伸,肩部前屈90°~130°,肘关节与腕关节保持自然伸展。患侧髋关节、膝关节自然半屈曲,呈踏步状置于枕上,患足与小腿尽量保持垂直位。本体位是患者最舒适的体位,对患侧肢体亦有益。

三、吞咽功能障碍

吞咽是一种反射动作,它使食物从口腔进入胃,这一过程涉及第Ⅴ、Ⅸ、Ⅹ、Ⅻ对脑神经,任何病变使吞咽的反射弧受到影响均可出现吞咽困难。吞咽障碍也是脑卒中后常见的并发症,其发生率50%,其中约1/3会发生误吸;其他如帕金森综合征病人、阿尔茨海默病病人、老年卧床病人,进食时也容易出现呛咳,引起吸入性肺炎。患者常表现为进食速度慢、吞咽费力、呛咳、喘息、喘憋、哽噎、食物通过受阻而出现口腔、鼻腔反流。

（一）康复护理评定

常用饮水试验来评定吞咽障碍,询问患者饮水呛咳史,用刻度杯盛30毫升温水,让患者喝下,观察其饮水经过,记录分几次饮用,有无呛咳,是否存在异常饮水方式,如含饮、吸饮、水从口内流出等。判断标准如表8-2。

表8-2　饮水试验评定吞咽障碍

Ⅰ级	一次喝完,无呛咳
Ⅱ级	分两次及以上喝完,无呛咳
Ⅲ级	能一次喝完,但有呛咳
Ⅳ级	分两次及以上喝完,且有呛咳
Ⅴ级	常常呛咳,难以全部喝完

判断标准:Ⅰ级,5秒内喝完为正常;Ⅰ级,5秒以上喝完和Ⅱ级为可疑障碍;Ⅲ级、Ⅳ级、Ⅴ级为吞咽障碍。

（二）康复护理措施

1.进食训练方法

包括进食时的体位姿势、进食一口量、食物的性状、入口的位置、进食的速度、进食后的口腔清洁。

（1）进食体位:保持躯干与床呈30°～45°的仰卧位,头前曲,健侧卧位;坐位时身体稍向前倾10°～15°,颈部稍向前弯曲。注意进餐环境适宜。

（2）食物的选择:选取不同性状的食物进食,先从糊状食物开始,慢慢过渡到半流质、半固体,最后再到流质、固体。吞咽障碍患者最容易安全吞咽的食物是糊状食物,因为糊状食物流速适中,易变形,质地均匀,黏性适中,不易粘在黏膜上。口饲食物的顺序：软食、半固体、固体、液体。

（3）食物在口中的位置：进食训练时，应把食物放置在口腔内最能感受到食物的部位，有利于食物在口腔中的保持和运送。最佳的位置是将食物放在健侧舌后部或健侧颊部，有利于食物的吞咽。

（4）进食的一口量及速度：选取浅口、圆钝、匙面小的汤匙喂食，一口量约3～4毫升，适当放慢速度，患者将上一口食物完全吞咽后，再喂食下一口。失能老人不宜使用吸管。

（5）进食协助：健侧带动患侧，慢慢吞下。做好口腔护理。

2. 鼻饲的方法

每次鼻饲前应先回抽，观察有无胃潴留。灌注前后用温开水20毫升冲净胃管。妥善固定，防止胃管滑脱。

（1）缓慢滴注法：间断分次或缓慢滴注。每日总量1 200毫升或遵医嘱。注入速度不宜过快。

（2）分次灌注法：

① 体位：抬高床头30°～60°或半卧位，头偏向健侧。

② 时间：匀浆每日分6次灌注，每2～3小时灌食一次。

③ 灌注量：每日总量1 500～2 000毫升，每次小于200毫升。

④ 温度：38～40摄氏度。

⑤ 饮食种类：混合奶和匀浆饮食。

四、排尿、排便障碍

在神经疾病康复中常见排尿、排便障碍，不论是脑损伤还是脊髓损伤，几乎都伴有不同程度的排尿、排便障碍。患者可能因此出现感染、结石，为此可能导致社交障碍。排尿障碍可分为尿失禁和尿潴留。尿失禁是指排尿失去意识控制，尿液不自主地由尿道流出；尿潴留是指膀胱充满尿液但是不能自主排出。排便障碍可分为大便失禁和便秘。大便失禁是指肛门括约肌不受意识控制而不自主排出粪便；便秘是指排便次数减少，排出的粪便干硬且排便不畅和困难。

（一）康复护理评定

排尿障碍常用膀胱残余尿量评定。

方法：排尿后立即导尿或用B超检查测定膀胱内的残余尿量。

结果：正常女性残余尿量不超过50毫升，正常男性残余尿量不超过20毫升。

残余尿量大于100毫升,需要采用导尿方法排尿。

(二)康复护理措施

1. 增加膀胱压力:可用双手挤压下腹部,但不能让腹肌收缩,因为腹肌收缩时,尿道括约肌同时收缩,不利于排尿。

2. 间歇性导尿:可避免长期留置导尿管引起的尿道、阴囊、膀胱并发症。

方法:制订饮水计划,一昼夜每4小时一次,限制饮水量,早、中、晚餐各饮水400毫升;早上10点、下午4点、晚上8点各200毫升;从晚上8点到次日早上6点不饮水。如两次导尿之间能自动排出100毫升以上的尿,且残留尿仅300毫升或更少,可以改为6小时导尿一次。如两次导尿之间能自动排出200毫升尿,且残余尿少于200毫升,可改为8小时导尿一次,达到自动排尿不多于每2小时一次,排尿后残余尿少于100毫升,终止导尿。

3. 膀胱功能训练:是根据学习理论和条件反射原理,通过患者的主观意识活动或功能锻炼来改善膀胱的储尿和排尿功能,从而达到下尿路功能的部分恢复,减少下尿路功能障碍对机体的损害。主要包括行为技巧、排尿意识训练、反射性排尿训练、代偿性排尿训练、肛门牵张训练和盆底肌训练。

4. 脑卒中患者应根据病情制订合理的饮食计划。多食高纤维素食物,多吃粗粮和杂粮,以增加维生素B_1的摄入,如五谷杂粮(小米、荞麦、山药、玉米、赤小豆、扁豆、南瓜杂粮粥等)。因为粗粮、杂粮含膳食纤维多,可以增加对肠道的刺激,有利于粪便排泄。同时,多补充富含纤维素的新鲜蔬菜及水果,如绿色蔬菜及苹果、香蕉、梨、柑橘等,保证充足的水分。

5. 养成良好的排便习惯。排便时注意力集中不要分心,不宜用力屏气,大便燥结时,切忌使劲排便,每次排便时间以10~20分钟为宜,不宜过长。病情允许可在床上进行排便训练,适当抬高床头20°~30°,使患者舒适。

6. 腹部按摩法:可帮助排便。按摩时用健手食、中、无名指深深地按在腹部,自右下腹盲肠部开始,沿着结肠蠕动的方向,即由升结肠、横结肠、降结肠,到乙状结肠进行按摩;或在乙状结肠部位,由近心端向远心端做环形按摩,每日2~3次,每次5~10分钟,可起到刺激肠蠕动、帮助排便的作用。

第九章　常见伤病的康复

第一节　脑卒中的康复

脑卒中是一组有很高发病率、致残率、病死率和复发率的疾病,是各种血管源性脑病引起的急性脑血液循环障碍性疾病。由于脑血管损害的性质不同,临床表现也不尽相同,分为出血和缺血两大类:第一类缺血性脑卒中,包括短暂性脑缺血发作,脑血栓形成,脑栓塞;第二类出血性脑卒中,包括脑出血和蛛网膜下腔出血。脑卒中常见的功能障碍为偏瘫、失语、知觉认知障碍、意识障碍等,致残后严重影响患者和家庭的生活质量,增加社会和家庭的负担。因此,对本病的积极预防和早诊早治、早康复尤其重要。

一、脑卒中后中枢神经系统功能康复的生理基础

1. 可塑性相关因素包括:
① 中枢神经的兴奋与抑制平衡被打破,抑制解除。
② 神经元的联系远远大于大脑的实际功能联系。
③ 原有的功能联系加强或者减弱。
④ 神经元的兴奋性改变,以及解剖结构的变化,包括新的轴突末梢发芽与新的突触形成。
2. 影响中枢神经系统可塑性因素包括:
① 内在因素,与脑损伤的程度、时间、速度与部位等有关。
② 各种干预因素:运动与训练,学习与思考,环境与感觉刺激。

二、主要功能障碍

1. 运动障碍:是脑卒中发生率最高、最常见的症状。其本质是锥体神经元

受损引起的运动模式异常。临床常表现为一侧肢体瘫痪,出现肌张力异常、肌群间协调紊乱、异常反射活动。运动功能恢复一般需经过三个时期:软瘫期、痉挛期和恢复期。

2. 言语障碍:脑卒中言语障碍的发生率达40%～50%,常表现为失语症、构音障碍,其中失语症的发病率较高。

3. 感觉障碍:大约65%的脑卒中患者存在痛温觉、触觉、本体觉等感觉功能不同程度的减退或丧失。主要表现为痛温觉、触觉、运动觉、位置觉、实体觉和图形觉减退或丧失。

4. 摄食和吞咽障碍:是脑卒中最常见的并发症之一。吞咽功能障碍常表现为液体或固体食物进入口腔、吞下过程中存在障碍或吞下时出现呛咳、哽噎。摄食和吞咽障碍患者容易发生吸入性肺炎、营养不良及水电解质紊乱等并发症。

5. 认知障碍:主要包括意识障碍、智力障碍、记忆力障碍、失认症和失用症等。

6. 日常生活活动能力障碍:日常生活活动能力(ADL)是指一个人为独立生活必须每天反复进行的、最基本的身体动作或活动,即衣、食、住、行、个人卫生等的基本动作和技巧。脑卒中患者存在运动功能、感觉功能、认知功能等多种功能障碍,导致日常生活活动能力不同程度的降低或丧失。

7. 心理障碍:常见的心理障碍包括抑郁、焦躁和情感障碍等。其中抑郁心理发生率占32%～46%。

8. 其他障碍:主要包括面神经功能障碍、误用综合征、废用综合征、延髓麻痹等。

三、康复护理评定

1. 神经功能损伤程度的评定:如格拉斯哥昏迷量表、脑卒中损伤程度评分等。

2. 运动功能评定:如Brunnstrom偏瘫功能评价法、简化Fugl-Meyer评定法、上田敏偏瘫功能评价、运动功能评定量表、改良Ashworth肌张力分级评定法等。

3. 平衡功能评定:如三级平衡法、Berg平衡评定量表等。

4. 日常生活活动能力(ADL)能力的评定:如Barthel指数和功能独立性评定(FIM)等。工具性日常生活能力(instrumental activities of daily living,IADL)以及参与社会生产社交活动能力(social activities level,SAL)用相应的评估量表表示。

5. 其他功能障碍的评定：如感觉功能评定、认知功能评定、失语症评定、构音障碍评定和心理评定等。

四、康复护理原则与目标

1. 康复护理原则：脑卒中患者的康复护理应遵循早期康复、循序渐进、多种方法、综合应用，系统管理、社会参与的原则。

2. 康复护理目标：分为短期目标和长期目标。

（1）短期目标：通过以运动疗法为主的综合措施，达到防止并发症，减轻后遗症，调整心理状态，促进功能恢复的目的。

（2）长期目标：通过促进功能恢复和使用补偿措施，使患者充分发挥残余功能，减轻残障程度，以达到生活自理，回归家庭和社会。

五、康复护理措施

（一）情志护理

中医学认为，脑卒中（即中风病）系平素气血亏虚，阴阳失调，加之忧思恼怒等导致气血运行受阻，或肝阳上亢、阴虚火旺导致气血逆乱所致。患者往往多疑、固执而易激动，有的甚至产生悲观情绪。因此，应及时调整患者的精神及心理状态，以稳定情绪，开导和安慰患者，树立起战胜疾病的信心。

（二）注意饮食调护

中医学认为，过食肥甘厚味、酒食无度皆可聚湿成痰，阻塞经络，不利于疾病的康复。因而，脑卒中患者饮食宜清淡，避免肥厚之品及辛辣刺激食物，注意营养调配、饮食有节，勿暴饮暴食。可多食新鲜水果蔬菜，补充适当蛋白质，包括动物蛋白质（如蛋清、瘦肉、牛肉、羊肉、鱼等）和植物蛋白质（如豆腐、豆芽等），绿茶、蜂蜜、牛奶豆浆、低糖天然果蔬汁、骨头蘑菇汤均可适量饮用。少吃油炸、油煎或油酥的食物，及猪皮、鸡皮、鸭皮、鱼皮等。烹饪时宜多采用清蒸、水煮、凉拌、炖等方式。少吃胆固醇含量高的食物，如动物内脏（脑、肝、腰子等）、肥肉、蟹黄等。另外，要控制盐的摄入。

（三）言语障碍的康复护理

由于患者语言交流障碍，不能和外界进行语言交流，因而心情烦躁，对他们来说，最大的愿望就是渴望重新获得与外界交流的能力，但语言的恢复有时比肢体功能的恢复更为艰难。由于疾病的影响,患者不仅言语不清,而且智力及记忆力也有所下降。因此,应早期训练、反复示范、耐心指导患者,从简单的字、词、句,再到短语、短句发展到较为复杂的和较长的句子,直至能自由交谈。

1. 康复目标

(1)长期目标:根据评定结果推测患者最终可能达到的交流水平,包括恢复原来的工作或者改变工作,参与社会活动、社区交往或回归家庭等。

(2)短期目标:将达到最终目标的过程,分成若干阶段逐步设定具体细致的目标,即根据失语症或构音障碍的不同类型、不同程度,选择合适的训练课题,设定可能达到的水平和预后所需的时间。

2. 失语症康复治疗的分类

(1)传统法:针对患者听、说、读、写等某一言语技能或行为,利用组织好的作业进行训练的方法,以认知刺激法(Schuell 刺激法)为代表。

(2)实用法:着重交流能力的改善,目的在于恢复患者现实生活中的交流技能的方法,包括交流效果促进法和泛化技术。

(3)代偿法:用次要大脑半球功能或体外仪器设备来补偿言语功能不足的方法,主要应用于重症失语或经其他言语治疗后效果不显著的患者,如视动作疗法、旋律吟诵疗法、手势或手语、增强或替换交流系统(交流板等)。

3. 失语症 Schuell 刺激疗法

Schuell 刺激法是指对损害的语言符号系统,应用强的、控制下的听觉刺激为基础,最大限度地促进失语症患者的语言再建和恢复。

(1)失语症 Schuell 刺激疗法主要原则(见表9-1)。

表 9-1　失语症 Schuell 刺激疗法的主要原则

刺激原则	说　明
利用强的听觉刺激	是刺激疗法的基础,因为听觉模式在语言过程中居于首位,而且听觉模式的障碍在失语症中也很突出
适当的语言刺激	采用的刺激必须能输入大脑,因此,要根据失语症的类型和程度,选用适当的控制下的刺激难度,要使患者感到有一定难度但尚能完成为宜
多途径的语言刺激	多途径输入,如给予听刺激的同时给予视、触、嗅等刺激(如实物)可以相互促进效果

续表

刺激原则	说　明
反复利用感觉刺激	一次刺激得不到正确反应时,反复刺激可能可以提高其反应性
刺激应引出反应	一项刺激应引出一个反应,这是评价刺激是否恰当的唯一方法,它能提供重要的反馈而使治疗师能调整下一步的刺激
正确反应要强化以及矫正刺激	当患者对刺激反应正确时,要鼓励和肯定(正强化)。得不到正确反应的原因多是刺激方式不当或不充分,要修正刺激

（2）失语症的对症治疗：

① 口语表达训练：包括听理解训练,以Schuell刺激法为核心,根据患者听理解障碍的严重程度选择合适的训练课题,如语音辨识、听词指图、听语记忆广度扩展、句篇听理解、执行口头指令、口语表达训练、言语表达技能训练、改善发音灵活度的训练、命名训练、扩大词汇的训练、复述训练、描述训练、日常生活能力交流训练等。

② 阅读理解和朗读训练：根据患者的功能水平（视觉匹配水平、单词水平、语句及篇章水平）,选择适当的阅读和朗读内容。

③ 书写训练：对于失写患者,训练时要循序渐进,训练顺序为临摹、抄写、自发性书写（看图书写、听写、功能性书写等）,书写训练中,可根据患者情况,选择不同的书写训练内容。

④ 治疗课题的选择：失语症绝大多数涉及听、说、读、写四种语言模式的障碍和计算障碍,但这些障碍的程度都是不同的,应按语言模式和严重程度选择课题。原则上是轻度和中度障碍患者以改善其功能和日常生活交流能力为目标,重症者则重点放在活化其残存功能,用其他方式进行代偿。

4. 构音障碍的康复治疗

构音障碍治疗的重点是针对异常言语表现,一般情况下,按呼吸、喉、腭和腭咽区、舌、唇、下颌运动逐个地进行训练。

构音器官评定所发现的异常部位,便是构音运动训练的出发点,多个部位的运动障碍要从有利于言语产生,选择几个部位同时开始;随着构音运动的改善,可以开始构音的训练。对于轻中度障碍的患者,训练主要以自身主动练习为主,对于重度障碍的患者,由于其无法进行自主运动或自主运动很差,更多地需要专业人员采用手法辅助治疗。

（1）呼吸训练：是改善发声的基础。先调整坐姿，常用的训练包括增加呼气时间的训练、呼出气流控制训练。

（2）放松训练：痉挛型构音障碍的患者，往往有咽喉肌群紧张，同时肢体肌肉张力也增高，通过放松肢体的肌紧张，可以使咽喉部肌群也相应地放松。放松训练的顺序应为下肢、躯干、上肢，最后是头颈部。

（3）发音训练：痉挛型构音障碍患者的喉运动异常主要是内收增强，而弛缓型则相反，内收减弱。可根据患者具体情况选择训练发音启动、持续发音、音量控制、音高控制和克服费力音的训练。

① 发音器官的运动训练：包括肌肉收缩的力量、时间，运动范围，运动速度和准确性与方向，对产生正常言语是至关重要的。运动性言语的各方面包括呼吸、发音、共鸣、发音动作和语调。

② 本体感觉神经肌肉促进法：本体感觉神经肌肉促进法是指通过感觉冲动的传入，增加神经元的兴奋性，引起肌肉收缩。包括感觉刺激、压力、牵拉与抵抗。

③ 语音训练：大部分构音障碍的患者表现为发音不清，有些患者能够正确读字、词，但在对话时单辅音不正确，应把重点放在发单音训练，然后再逐渐过渡到练习字、词、词组、语句朗读。

训练时注意：在朗读和对话时减慢说话速度，使患者有足够时间完成每个音的发音动作；可让患者朗读散文、诗歌等，有助于控制言语速度。

（4）非言语交流方法的训练：重度构音障碍的患者由于言语机能的严重损害，即使经过语言治疗，其言语交流也是难以进行的。

为使这部分患者能进行社会交流，语言治疗师可根据每个患者的具体情况和未来交流的实际需要，选择设置替代言语交流的一些方法并予以训练。

（四）运动功能障碍的康复护理

1. 软瘫期的康复护理

软瘫期是指发病1～3周内（脑出血2～3周，脑梗死1周左右），患者意识清楚或有轻度意识障碍，生命体征平稳，但患肢肌力、肌张力、腱反射均低下。这是由于锥体束突然中断，使肌肉牵张反射被抑制而出现软瘫，即锥体束休克。以不影响临床抢救、不造成病情恶化为前提，康复护理措施应早期介入。重点在于预防压疮、肺部感染、患肢关节挛缩、肌肉萎缩及泌尿系统感染，为下一步的康复功能训练做准备。

（1）床上良肢位摆放：是指为防止或对抗痉挛姿势的出现，保护肩关节及早期诱发分离运动而设计的一种治疗体位，是早期抗痉挛治疗的重要措施之一。临床常取健侧卧位（如图9-1）、仰卧位（如图9-2）、患侧卧位（见图9-3）。其中健侧卧位有利于患侧肢体的血液循环，减轻患肢的痉挛和水肿；患侧卧位可增加对患侧的知觉刺激，拉长整个患侧，减轻痉挛；仰卧位易增加压疮的危险性，特别是对年老体弱及消瘦的患者，应尽量少用。三种体位常结合应用。

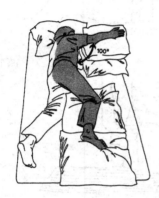
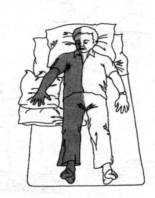
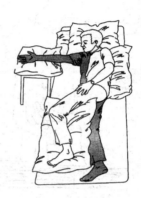

图9-1　健侧卧位　　　　图9-2　仰卧位　　　　图9-3　患侧卧位

（2）被动运动：早期被动运动，主要是为了预防关节活动受限，促进肢体血液循环和增强感觉输入的作用，一般按从大关节到小关节循序渐进，动作要轻柔缓慢。可在病后3～4天，病情较稳定时开始进行，对患肢所有的关节做全范围的关节被动运动，运动顺序为从近端关节到远端关节，动作宜轻柔缓慢，以患者能耐受为宜。重点进行肩关节外旋、外展和屈曲，肘关节伸展，腕和手指伸展，髋关节外展和伸展，膝关节伸展，足背屈和外翻。一般每天2～3次，每次5分钟以上。同时，可嘱患者注视患侧，通过视觉反馈和康复护理人员的言语刺激，增加患者主动参与的意识，促进主动运动的恢复（如图9-4，图9-5）。

（3）桥式运动：对于软瘫期长期卧床的患者，加强仰卧屈髋屈膝挺腹运动，可有效防止站立位时因髋关节不能充分伸展而出现的臀部后突，对避免偏瘫步态的出现意义重大。

①　双侧桥式运动：取仰卧位，患者头下垫一枕头，双上肢放于身体两侧，康复护理人员协助患者双腿屈曲，双足平踏于床面上，令患者伸髋将臀部抬离床面，同时保持双下肢稳定，持续5～10秒钟后慢慢放回床面（如图9-6）。

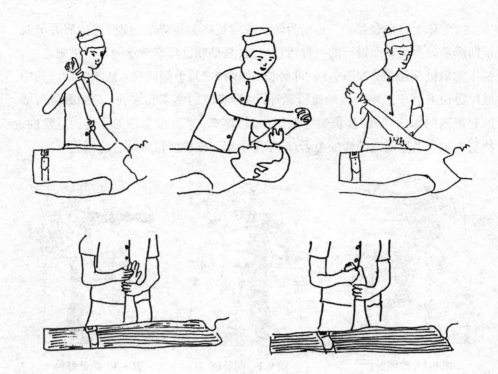

图 9-4   上肢关节的被动运动

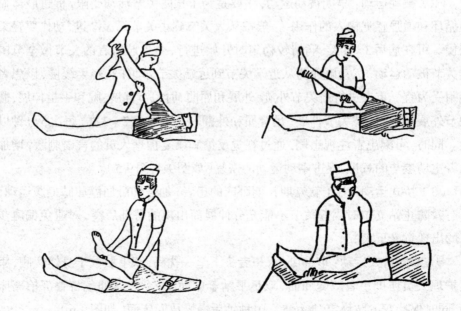

图 9-5   下肢关节的被动运动

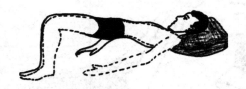

图 9-6　双侧桥式运动

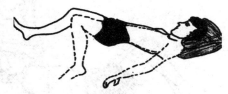

图 9-7　单侧桥式运动

② 单侧桥式运动：当患者能够完成双侧桥式运动后，可令患者悬空伸展健腿，仅依靠患腿支撑完成屈膝、伸髋、抬臀的动作（如图 9-7）。

③ 动态桥式运动：患者仰卧屈膝，双足踏于床面，双膝平行并拢，健腿保持不动，患腿做交替幅度较小的内收与外展动作，并学会控制动作的幅度与速度。

（4）按摩：对患肢进行按摩可促进血液、淋巴回流，有效防止和减轻患肢的水肿，有益于运动功能的恢复。按摩时应轻柔、缓慢、有节律，不可使用强刺激性手法。对肌张力高的肌群用安抚性质的推摩，对肌张力低的肌群则予以擦摩和揉捏。

2. 痉挛期的康复护理

一般在软瘫期 2～3 周开始，患侧肢体开始出现痉挛并逐渐加重，一般持续 3 个月左右。此期的康复护理目标是抑制痉挛、控制异常的运动模式，促进分离运动的出现。

（1）抗痉挛训练：

① 卧位抗痉挛训练：采用 Bobath 式握手上举上肢，使患侧肩胛骨向前，患肘伸直。仰卧位时双腿屈曲，Bobath 式握手抱住双膝，将头抬起，前后摆动使下肢更加屈曲。此外，还可以进行桥式运动，也有利于抑制下肢伸肌痉挛（如图 9-8）。

② 被动活动肩关节和肩胛带：患者仰卧，以 Bobath 式握手用健手带动患手上举，伸直和加压患臂，可帮助上肢运动功能的恢复，亦可预防肩痛和肩关节挛缩。

③ 下肢控制能力训练：卧床期间进行下肢训练可以改善下肢控制能力，为以后行走训练做准备。

a. 髋、膝屈曲练习：患者仰卧位，护士用手握住其患足，使之背屈旋外，腿屈曲，并保持髋关节不外展、外旋。等到此动作阻力消失后再指导患者缓慢地伸展

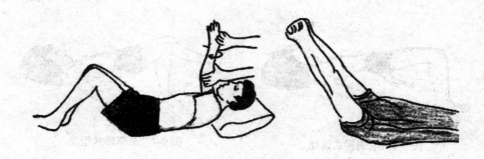

图 9-8　卧位抗痉挛训练

下肢,伸腿时应防止内收、内旋。在下肢完全伸展的过程中,患足始终不离开床面,保持屈膝而髋关节适度微屈。以后可将患肢摆放成屈髋、屈膝、足支撑在床上,并让患者保持这一体位。随着控制能力的改善,指导患者将患肢从健侧膝旁移开,并保持稳定。

b. 踝背屈练习:当患者可以控制一定角度的屈膝动作后,以脚踏住支撑面,进行踝背屈练习。护士握住患者的踝部,自足跟向后、向下加压,另一只手抬起脚趾使之背屈,且保持足外翻位,当被动踝背屈抵抗逐渐消失后,要求患者主动保持该姿势。随后指导患者进行主动踝背屈练习。

c. 下肢内收、外展控制训练:方法见动态桥式运动。

(2)坐位及坐位平衡训练:尽早让患者坐起,能防止肺部感染、静脉血栓形成、压疮等并发症,开阔视野,减少不良情绪。

① 坐位耐力训练:对部分长期卧床患者,为避免其突然坐起而引起直立性低血压,首先应进行坐位耐力训练。先从半坐位(约30°)开始,如患者能坚持30分钟并且无明显直立性低血压,则可逐渐增大角度(45°、60°、90°)、延长时间和增加次数。如患者能在90°坐位坐30分钟,则可进行从床边坐起训练。

② 卧位到从床边坐起训练:患者先侧移至床边,将健肢腿插入患腿下,用健肢腿将患腿移于床边外,患膝自然屈曲;然后头向上抬,躯干向患侧旋转,健手横过身体,在患侧用手推床,把自己推至坐位,同时摆动健肢腿下床。必要时护士可以一手放在患者健侧肩部,另一手放于其臀部帮助坐起,注意千万不能拉患肩。

3. 恢复期的康复护理

恢复期是康复治疗和各种功能恢复最重要的时期。此期康复目标是进一步提高运动功能及日常生活活动能力,最大限度地回归家庭、回归社会。

（1）床上训练:恢复期仍需反复做翻身、床上移动、床边坐起、桥式运动、抗痉挛等训练。

（2）坐位平衡训练:早期患侧肢体和躯干肌力尚弱,还没有足够的平衡能力,因此坐起后常不能保持良好的平衡状态,故应先进行平衡训练。

① 坐位静态平衡训练:是患者最先进行的相对容易完成的平衡训练。

训练时让患者无支撑下坐于椅子上或床边,双足平放于地上,双手放于膝部,保持稳定。开始训练时患者持续数秒后多易向患侧倾倒,康复护理人员可从旁稍加帮助,协助患者调整至原体位。此外,进行坐位平衡训练时,患者能通过视觉不断调整自己的体位。患者前面可放一面镜子,以弥补位置觉障碍的影响,使患者能通过视觉不断调整自己的体位。

② 坐位动态平衡训练:静态平衡完成好后,即可让患者取不同方向、高度的目标物或转移物品,由近渐远增加困难程度。

③ 坐位左右动态平衡训练:即在患者坐稳状态下,从前后左右各个方向给患者施加推力,而患者仍能尽快调整达到平衡状态。在给予推力的同时康复护理人员应注意保护患者以防止摔倒(如图9-9)。

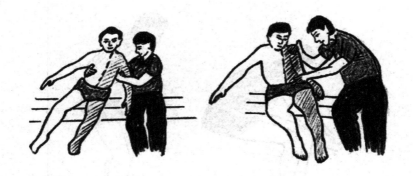

图 9-9　坐位左右动态平衡训练

（3）站位平衡训练:

① Ⅰ级平衡训练:让患者用下肢支撑体重保持站立位,必要时治疗师可用双膝控制患者下肢,或使用支架帮助固定膝关节。开始时两足间距可较大,以扩大支撑面提高稳定性;在能够独立站立后逐步缩小两足间距,以减小支撑面,增加难度。

　　② Ⅱ级平衡训练：开始时由治疗师双手固定患者髋部，协助完成重心转移和躯体活动，逐步过渡到由患者独立完成在平行杠内保持站立姿势和双下肢的重心转移训练（如图9-10）。

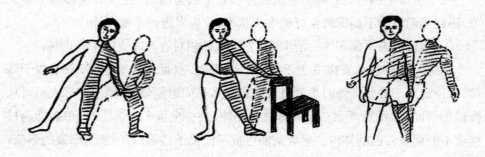

图 9-10　站位平衡训练

　　③ Ⅲ级平衡训练：让患者在站立位下进行转体抛接球、踢球训练或突然向不同的方向施加推力，训练其动态平衡能力，训练中要注意安全保护。

　　（4）坐位—站位平衡训练：指导患者双手交叉，让患者屈髋、身体前倾，重心移到双腿，然后做抬臀站起动作（如图9-11）。

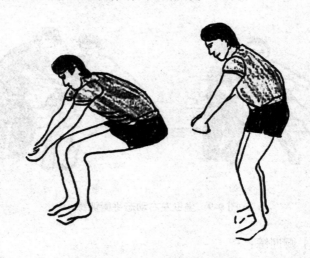

图 9-11　坐位—站位平衡训练

　　（5）步行训练：一般在患者达到动态站立平衡后，患腿负重达体重的2/3以上，患肢分离动作充分后，可进行步行训练。按照由易到难，由简单到复杂的原

则,将步行训练分为6个基本步骤:

① 单腿负重:负重是指肢体能够承受身体的重量而受力的状态,当患者的下肢关节、骨骼及肌肉足以承受身体的重量时,即可进行负重训练。此阶段的训练目的是提高下肢的支撑能力。一般单腿站立可从持续一分钟开始,逐渐延长时间。开始时,康复护理人员可从旁给予一定的扶持。

负重程度分为:a. 零负重:即患肢不能承受身体任何的重量,呈完全不受力状态;b. 部分负重:即患肢仅承受身体部分的重量,呈部分受力状态,通常遵医嘱,确定体重的百分比加诸患肢;c. 全负重:是指肢体承受身体全部的重量,此为行走训练必备的功能状态。

② 靠墙伸髋—离墙站立:其目的是提高伸髋肌力,促进髋部和躯干的控制能力,避免下肢步行时的连带运动,建立随意控制的步行模式。

方法:令患者背靠墙站立,脚跟离开墙面20厘米以上,然后向前挺髋,使背及臀部离开墙,仅以头肩撑墙,保持10秒,最后头肩用力向前,使身体全部离开墙面站稳。一般重复10次。

③ 患腿上下台阶:其目的是强化下肢肌力,促进下肢拮抗肌协调收缩,利于摆动相顺利完成屈髋、屈膝、迈步。

方法:健侧足踏在台阶下,患侧足踏在台阶上,将健腿上一台阶,使健足与患侧足在同一台阶上,站稳后再将健侧腿下一台阶回到起始位。练习患腿上下台阶,最好在靠墙伸髋的条件下。一般 10~20次/组,重复3~5组。

④ 患腿支撑伸髋站立,健腿跨越障碍:其目的是强化髋部和膝部控制,提高下肢支撑能力,抑制痉挛,打破协同运动模式,促进正确步行模式的建立。

方法:背靠墙站立,脚跟离墙20厘米,使髋向前挺出,同时健腿跨越障碍。一般10~20次/组,重复3~5组。注意健侧腿跨越障碍时,患髋必须保持充分伸展状态,不可后缩。

⑤ 靠墙伸髋踏步:其目的是在强化髋部控制的基础上,强化双下肢的协调运动,促进下肢精细运动的分离,提高步行能力。

方法:背靠墙站立,脚跟离墙20厘米,向前挺髋,同时做交替踏步的动作。

⑥ 侧方迈步、原地迈步:目的是使患者学会正确的重心转换,建立正常的步行模式,为独立步行做好准备。

方法:选择靠墙进行训练,其一端放置一面矫正镜,使患者能够看到自己的姿势、步态,以便及时矫正。先以左侧步行训练为例,令患者背靠墙,先将身体重心移至右腿,左脚提起向左侧方迈一步,再将身体重心移至左腿,右脚跟上放置于左脚内侧,如此往复,左右侧交替进行转移重心和迈步训练。当患者能够顺利完成左右重心转移后,即可进行前后原地迈步训练。

（6）上下楼梯训练:偏瘫患者应遵循健足先上、患足先下的原则。训练前应给予充分的说明和示范,以消除患者的恐惧感。步态逐渐稳定后,指导患者用双手扶楼梯栏杆独自上下楼梯(如图9-12)。

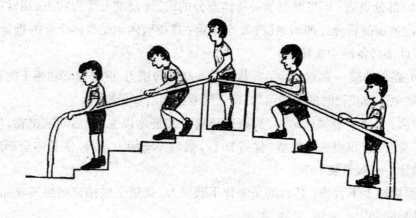

图 9-12　上下楼梯训练

（7）上肢控制能力训练:包括臂、肘、腕、手的训练。

① 前臂的旋前、旋后训练:指导患者坐于桌前,用患手翻动桌上的扑克牌,也可以选择在任何体位让患者转动手中的一件小物件(如图9-13)。

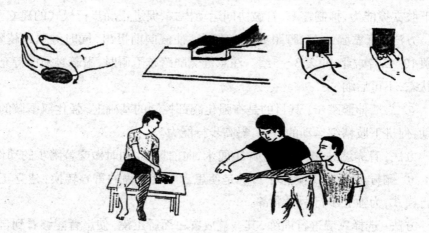

图 9-13　前臂的旋前、旋后训练

② 肘的控制训练：重点在于伸展动作上。患者仰卧，患臂上举，尽量伸直肘关节，然后缓慢屈肘，用手触摸自己的口，对侧耳和肩。

③ 腕指伸展训练：双手交叉，手掌朝前，手背朝胸，然后伸肘，举手过头，掌面向上，返回胸前，再向左、右各方向伸肘。

（8）手功能训练：指导患者反复进行放开、抓握和取物品训练，纠正错误的运动模式。

① 作业性手功能训练：通过编织、绘画、陶瓷工艺、橡皮泥塑等，训练患者双手协同操作能力。

② 手的精细动作训练：通过打字、搭积木、拧螺丝、拾小钢珠等动作，以及进行与日常生活活动有关的训练，加强和提高患者手的综合能力。

4. 后遗症的康复护理：后遗症期开始时间目前尚无一致看法。患者不同程度地留下各种后遗症，如肌力减退、痉挛、挛缩畸形、共济失调、姿势异常等。此期康复目标是防止功能退化，充分发挥患侧残存功能、健侧的潜能，尽可能改善患者周围环境以适应残疾，争取最大限度地回归家庭和社会。

后遗症期需要继续坚持康复的各项训练，加强健侧的代偿协调能力，指导患者正确使用辅助器具，改造家庭环境，如去除门槛，台阶改成坡道或加栏杆，蹲式便器改成坐式便器，厕所及浴室加扶手等。

（1）肩关节半脱位：早期应注意矫正患者肩胛骨的姿势，采取良好的体位摆放，同时鼓励患者经常用健侧手、臂帮助患臂做充分的上举运动，在活动中严禁牵拉患肩等，可有效地预防肩关节半脱位。如肩关节及周围结构出现疼痛，需立即改变治疗方法或手法强度。

（2）肩手综合征：又称反射性交感神经营养不良综合征，是脑血管病偏瘫常见的并发症之一，多见于脑卒中发病后1~2个月内，主要表现为突发的手部肿痛，下垂时更明显，局部皮温增高，掌指关节、腕关节活动受限等。肩—手综合征应以预防为主，早期即应保持正确的坐卧姿势，避免长时间手下垂；加强患臂被动和主动运动，以免发生手的挛缩和功能丧失，同时避免患侧手的静脉输液。

① 肩手综合征临床分期：临床分为三期。

第Ⅰ期：肩部疼痛，可为自发痛或活动时疼痛，运动受限。病人的手很快变得肿胀，并且关节活动明显受限。水肿以手背最显著，包括掌指关节及各个手指。手的颜色发生变化，呈粉红色或淡紫色。患手皮温较健侧高，有时潮湿。指甲变得比健侧更白或更不透明。被动运动易引起剧烈的疼痛为本综合征的一大特点。X 线检查多见手与肩的骨质改变（局部脱钙）。此期可持续数周至6个月，可治愈或转入第Ⅱ期。

第Ⅱ期：肩、手自发痛减轻和手肿胀消失，皮肤萎缩、手部肌肉萎缩逐渐加重。有时发生 Dupuytron 挛缩样手掌肌膜肥厚。手指的关节活动受限越来越明显。此期可持续3～6个月，不进行适当治疗则转入第Ⅲ期。

第Ⅲ期（又称后期）：皮肤、肌肉萎缩更加明显，手指完全挛缩，形成一种典型的畸形，患手的运动永久丧失。

② 肩手综合征的康复护理：

a. 体位摆放：无论患者处于何种体位，均要注意良肢位的正确摆放，避免长时间手下垂，避免腕部屈曲，减轻及消除患者手部的肿胀。

b. 物理治疗：包括冰疗、冷水—温水交替浸泡法、超声波疗法、气压治疗等。

c. 中医治疗：包括针灸推拿疗法、中药熏蒸等。

d. 药熨结合棍棒操：将小毛巾包裹好的药袋热熨治疗部位；进行热罨或往复移动并结合按揉（熨引手法有推、揉、擦、按等），力度应恰当。开始药袋温度高时，可采取提起、放下交替进行，手法宜轻快。随着药袋温度下降，手法可稍微重些，在主要穴位（肩髃、肩髎、肩贞、臑俞）停留时间可适当延长，达到活血化瘀、调和气血、通脉止痛的疗效。同时配合棍棒操训练（如图9-14），能明显缓解脑卒中后偏瘫侧肩痛，改善偏瘫侧肩关节活动障碍程度。

（3）废用综合征：由于在急性期时担心早期活动有危险而限制主动性活动，导致患者出现肌肉萎缩、骨质疏松、神经肌肉的反应性降低、心肺功能减退等症，加之各种并发症的存在和反复，致使患者的主动性活动几乎完全停止，久之即形成严重的"废用状态"。因此应鼓励早期患者利用健侧肢体带动患肢进行自我康复训练，促进患肢的功能恢复，预防或减缓健侧失用性肌萎缩的发生。

（4）误用综合征：是一种不正确的训练和护理所造成的医源性症候群。相当多的患者虽然认识到早期主动性训练的重要性，但由于缺乏正确的康复知识，一味地进行上肢拉力、握力和下肢的直腿抬高训练，或过早下地行走，结果不仅加重了抗重力肌的痉挛，严重影响其主动性运动向随意运动的发展，而且使联合反应、共同运动、痉挛的运动模式强化和固定下来，最终形成"误用状态"。因此，应早期进行正确体位摆放及抗痉挛训练，循序渐进，促进分离运动的恢复。一旦发现错误运动模式应及时纠正，从而预防误用综合征的发生。

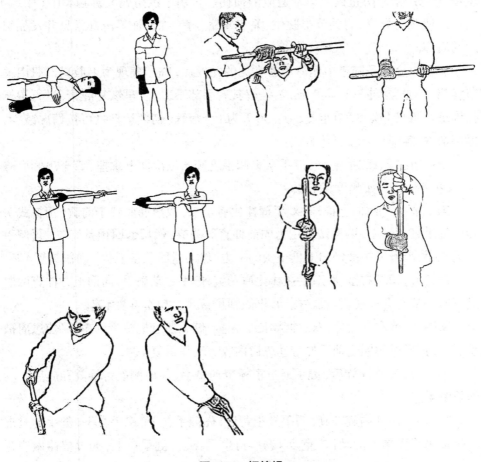

图 9-14　棍棒操

附件　棍棒操

棍棒操是长宁区天山中医医院康复科推广的康复项目,该棍棒操项目获得2012年上海市基层中医药适宜技术推广项目,适用于恢复期及后遗症期的康复护理。

根据中风分期采用不同的主动训练方式:软瘫期、痉挛期、后遗症期采用中风肩手操,恢复期推荐使用棍棒操。棍棒操是从中风患者上肢特点出发设计和编排的动作,简便易学,充分体现中医适宜技术简、便、验、廉的特点,能促进肌肉收缩,增强肌力,扩大关节活动范围,增加肢体功能活动。强调健手带动患手的主动、助动运动,防止被动运动造成的损伤。多用于预防或改善脑卒中(中风)后肩周肌张力异常、肩关节半脱位、关节挛缩、肩手综合征等肩部常见并发症引起的肩痛。

肩手综合征是脑卒中偏瘫患者常见的并发症,临床表现为上肢局部肌肉关节疼痛、肿胀、屈伸不利等特征,为缓解其肩手部不适,及早恢复健康,进行棍棒操训练。每日1次,每节重复4次,30天为1个疗程,初期运动量可按情况减少,循序渐进,逐渐加量。具体方法:

第一节,揉、拿、捏上肢,健手从患侧手腕开始依次向上拿捏,直至患侧肩峰下,拿捏6~8次,如此重复4遍。

第二节,向前、向上推棒,双手握棒比肩稍窄,双肘屈曲置于前胸(预备式);然后健手带动患手,两臂缓慢用力向前伸直肘关节,然后返回预备姿势;再健手带动患手,沿着下颌缓慢向上推至头的上方,然后返回预备姿势。动作重复4遍。

第三节,臂左右摆动,双手握棒比肩稍宽,健手带动患手,向前上方伸直两肘进行肩关节左右外展、内收的摆动,再回到预备式。动作重复4遍。

第四节,臂左右后伸,双手握棒比肩稍宽,健手通过棍棒带动患手,使患肩被动后伸,再通过健侧主动后伸带动患肩内收。动作重复4遍。

第五节,臂旋前旋后,健手通过棍棒带动患手,使患侧前臂旋前和旋后。动作重复4遍。

第六节,肩部内旋外旋,两手放于背后,先健手在上,患手在下,健手通过棍棒带动患手做搓背的动作,重复4遍。再患手在上,健手在下,通过棍棒做搓背的动作,重复4遍。

第七节,拍打三阴三阳,松开手套,取下棍棒,患手自然下垂,健手虚掌,从患侧手掌开始依次向上拍打手三阴经,直至腋窝部,拍4遍;再从患侧手背开始依次向上拍打手三阳经,直至患侧肩峰下,拍4遍。

本套棍棒操的关键技术环节在于它强调的是患者主动加助动的运动,在患侧肩关节正常活动范围内尽量保证每个动作做充分,坚决防止超越肩关节活动范围的被动运动,以免造成肩关节的拉伤。

5.康复辅具的使用

(1)照顾环境:

① 床高度必须适当。床太高,除了增加患者安全风险外,也会造成照顾者

上肢的负担；床太低，会造成照顾者必须弯腰进行工作，如更换尿布、替患者擦澡，容易使照顾者腰部受伤。最适合的照顾床高度，是照顾者身高的44%～46%比例，以身高160厘米的照顾者为例，床位最适合的高度就是70～74厘米之间。

② 轮椅形式适当。轮椅扶手及脚踏板不可拆或不可掀的时候，容易造成照顾者移位时臀部及脚部受伤，或者在搬运、抱起时更费力，要选择适当的轮椅，应选择踏板及扶手可以拆解或掀起的轮椅。

③ 照顾空间宽敞。所谓合适照顾空间，是指在床的三边各预留80厘米，且要保留床移动的弹性，进入浴室、厕所者，需在马桶一侧预留150厘米直径的净空间，以确保各式辅具的操作，否则除了无法合适摆放辅具，也会让照顾者姿势受到影响。

（2）移转位辅具：移转位辅具在欧美国家的医院及长期照护机构是非常重要的产品，为了避免错误的移转位方式伤害到患者及照顾者，英国自1993年起就已禁止照护员徒手搬运病患。移转位辅具的正确使用方式，就是要照顾的过程避免人力的抬、抱等动作，让照护者避免职业伤害，被照护者预防二次受伤，双方权益都应受到重视及保护。移转位辅具要在康复师指导下选择，包括：

① 自行移转位：可以选择适当的步行辅具，或者善用移位滑垫或移位滑板；

② 他人协助由坐姿站立时，善用移位腰带、移位转盘或转位辅助器；

③ 他人协助由坐姿平移时，善用移位腰带、移位板或移位滑垫（短）；

④ 他人协助由仰躺平移时，善用移位滑垫（长）或水平移位床椅，注意失能者的臀部位置与床的臀部区对齐，建议有两位协助者；

⑤ 他人协助由地面移位时，可选择轨道移位机，视需求搭配不同移位机吊带，可分为站立式、坐姿式，也有可协助自行操作模式。

（五）认知功能障碍的康复护理

1. 注意力的康复训练：训练目标是最大程度减少患者注意力分散的程度。

（1）猜测游戏：取一个玻璃球和两个透明玻璃杯，在患者的注视下将一杯子扣在玻璃球上，让患者指出有球的杯子，反复进行无误后，改用不透明的杯子重复上述过程。

（2）删除游戏：在纸上写一行大写的英文字母，让患者指出其中的一个，成功删除之后改变字母的顺序再删除规定的字母，患者顺利完成后将字母写得小些或增加字母的行数及字数再进行删除。

（3）时间感训练：要求患者按命令启动秒表，并于10秒时主动停止秒表，然后将时间逐步延长到1分钟。当误差小于1～2秒时，让患者不看表，用心算计算时间，以后逐渐延长时间，并一边与患者交谈一边让患者进行训练，要求患者尽量控制自己不因交谈而分散注意力。

2. 记忆力训练：记忆障碍是脑卒中患者最常见表现。研究表明，记忆障碍除了器质性病变的原因外，也与抑郁、焦虑不安、情绪紧张等异常情绪有关。因此，在对患者采取相应的记忆康复训练时，也应注重患者的情绪表达，特别对于异常情绪，应给予相应的重视和疏导。常见的训练方法有：

（1）PQRST法：此方法为一系列记忆过程的英文字母缩写。P：先预习（preview）要记住的内容；Q：向自己提问（question）与内容有关的问题；R：为了回答问题而仔细阅读（read）资料；S：反复陈述（state）阅读过的资料；T：用回答问题的方式来检验（test）自己的记忆。

（2）编故事法：把要记住的内容按患者的习惯和爱好编成一个小故事。训练过程中，应帮助患者建立固定的每日活动时间，让患者不间断地重复和练习；训练从简单到复杂，从部分到全部；每次训练时间要短，回答正确要及时给予鼓励。

3. 知觉训练：脑卒中知觉障碍主要表现为失认症和失用症。

（1）失认症

① 视觉扫描训练：移动左右两个不固定的光源刺激，让患者注视和追视光源。此外，还可将数字按顺序粘贴在木钉盘的每一个小孔的边上，让其按数字的顺序将木钉插入进行训练。

② 感觉觉醒训练：用手刺激患者患肢的手背，让患者指出被刺激部位。

（2）失用症

① 意念性失用：训练时可将日常生活中的动作逐步分解，在上一个动作即将完成时，提醒下一个动作，启发患者有意识地活动。如泡完茶后，通过做喝茶动作给予提醒下一个动作。

② 意念运动性失用：训练时可用简单的指令指导患者模仿各种躯体姿势和肢体运动，并将活动分成若干小动作，每个动作反复练习，掌握后再将各个动作组合起来，以完成某一项活动。如将刷牙等动作细化分解为拿牙刷、开牙膏盖、挤牙膏、关牙膏盖等动作，让其一一训练，熟练后再整合训练。

③ 肢体失用：训练肢体失用的患者时不宜将活动分解，而是应尽量使活动

在无意识的水平上整体地出现。如训练患者站起时,只给"站起来"的口令,而不必将起立动作分解。

④ 结构失用:是在日常生活中不容易被发现的一种症状,只有在特定的作业情况下,如绘画、建筑、手语、组装模型等时才能成为问题。训练时可让患者进行图表对拼,完成图形的组合等。

⑤ 穿衣失用:是指日常的自主性穿衣动作能力的丧失。训练时可将穿衣的过程写一个步骤说明图,即首先将套衫展开放在床上,确认袖子、领子、上下、左右、前后等,然后按先患侧后健侧的顺序穿衣,使患者逐渐养成自己穿衣的习惯。

⑥ 口颜面失用:训练时可让患者通过镜子有目的地进行面部动作的模仿练习。

（六）其他功能障碍的康复护理

如吞咽障碍、感觉障碍等康复护理可参照第二部分第六章。

（七）脑卒中后抑郁

脑卒中后抑郁病是急性脑卒中后常见并发症之一,是一种包括多种精神症状和躯体症状的复杂情感障碍性疾病。通常是由于躯体功能障碍所引发的精神异常,多由情志不舒、气机郁滞、脏腑功能失调所引起的一类病症。

临床表现主要为心情抑郁,情绪不宁,胸胁胀痛,或易怒喜哭,或咽中如物梗死,不寐等,以情志内伤为主要因素,病机发展以气郁为先,进而变生他郁,患者的精神异常又会对肢体康复的进展造成障碍。

1.康复评定

常用汉密尔顿抑郁量表、自评抑郁量表（SDS）、贝克抑郁问卷（BDI）等评定。

2.康复护理

（1）疾病知识的指导:学习疾病相关知识及预防复发的知识,提高对精神健康的重视意识及对精神疾病的正确认识,纠正不正确的看法,消除患者及家属的病耻感。

（2）指导家属管理并监督患者按时服用抗抑郁药物,定期门诊随访。

（3）保证患者足够的睡眠,去除生活中的危险品,如锐器、药物等,尽早识破患者在语言、行为、情感等方面所暴露的自杀倾向。

（4）五行音乐:音乐治疗是将音乐具有的生理、心理、社会功能,有目的、有计划地用于身心障碍的康复和机能改善,是一种特殊的心理治疗方法。中风后抑郁根据辨证分型可听适当的音乐,如肝郁脾虚证可多听角音和宫音,代表曲目有《高山》《喜洋洋》《孔雀东南飞》《梅花曲》;肝郁气滞症可多听羽音和商音,代表曲目《小霓裳》《咏荆轲》《二泉映月》《梁祝》。

（5）心理指导:尊重患者,及时引导患者谈出致病因素,帮助患者应付所遇到的心理危机。

六、康复护理指导

提供科学的护理和康复锻炼的方法,指导家属对患者加强情感支持,强调脑卒中患者的康复训练是长期、艰苦的,因而坚持不懈是至关重要的。定期随访指导,鼓励患者进行专业康复训练,把疾病造成的功能障碍降低到最小,同时成立或加入脑卒中俱乐部,组织同类患者,由康复成功者自己介绍经验,特别是如何配合训练的体会,增加自己康复的信心。

第二节　老年失智症的康复

老年失智症是指老年人认知领域中的记忆、注意、语言、执行、推理、计算和定向力等功能的一项或多项受损和(或)伴精神行为症状,导致日常生活能力下降,不同程度影响患者的社会功能和生活质量,严重时由于各种并发症导致患者死亡的一组疾病。其中,最常见的是阿尔茨海默病(Alzheimer's disease, AD)。

阿尔茨海默病是老年人最常见的一种起病隐匿、病因不明的大脑退行性病变。临床表现为持续性、进行性的多个智能功能障碍,包括记忆、语言、视空间能力、应用、辨认、执行功能及计算力等认知功能损害,可伴发情感或行为学症状,并出现人格和行为改变。下面,我们以阿尔茨海默病为例,来讲讲老年失智症的康复。

一、主要功能障碍

AD功能障碍简单地可以分为两大类:认知功能障碍和痴呆精神行为症状,并且影响日常生活能力。

1. 认知功能障碍

（1）记忆力减退：早期以近期记忆下降为主，患者往往记不清几天前甚至几分钟前发生的事情，但对很久以前发生的事情却记得清清楚楚。中期开始远期记忆慢慢受损，有的患者的记忆停留在某一段特殊的时期。到终末期，近、远期记忆严重受损，甚至完全丧失。患者对最亲近的人、物，包括配偶、子女、居住很多年的房子等都没有记忆。

（2）计算能力下降：尤其是进位、退位的加、减法。很多老年失智症患者最初引起家人注意是因为处理财务：比如天天去买菜，但是钱算不清楚了；忘记支付一直在支付的账单与购买物品不会正确计算钱。

（3）言语功能障碍：患者出现构词障碍、词不达意、言语表达不流畅、重复发没有意义的声音到终末期完全失语。

（4）其他认知功能障碍：定向力衰退，患者在熟悉的地方迷路；决策力受损，患者优柔寡断，依赖别人做决定；视、空间觉减退，患者不会辨别颜色，看物体视野缺损等。

2. 精神行为障碍

老年失智症合并精神行为症状时，可以出现在老年失智症的任何阶段，一般中期明显，晚期开始慢慢减弱。精神行为症状包括：抑郁、焦虑、妄想、幻想、错认等精神异常及重复、漫游、激惹行为、黄昏症候群、昼夜颠倒等行为异常。精神行为症状是老年失智症护理和康复的难点，是导致照护者负担与压力的主要来源，也是患者给自身及照护人员造成风险的主要原因。

3. 生活自理能力障碍

AD 各期随着认知能力下降，会出现不同程度的生活自理能力障碍，到终末期完全卧床。

二、康复护理评估

临床使用痴呆筛选量表；记忆功能评估；注意力评估；失认症评估和失用症评估。

1. 简易精神状态检查（mini-mental state examination，MMSE）

该量表共19项检查，包括时间定向、地点定向、即刻记忆、注意力和计算能力、短程记忆、物体命名、语言复述、阅读理解、语言理解、言语表达和图形描画等内容，是目前国内外最普及、最常用的痴呆筛查量表（见表9-2），但是不能用于痴呆的鉴别。

表 9-2　长谷川痴呆量表（Hasegawa dementia scale，HDS）

项目	内容	答错或拒绝回答	答对记分
时间定向	1.今天是几月？几日？星期几？	0	3
地点定向	2.这里是什么地方？	0	2.5
记忆	3.你多大年纪？（加减3年为正确）	0	2
	4.最近发生了什么事？（请事先询问知情者）	0	2.5
	5.你在哪里出生？	0	2
	6.中华人民共和国何时成立？（加减3年为正确）	0	3.5
常识	7.一年有几个月？	0	2.5
	8.现任国家总理是谁？	0	3
计算	9.计算100-7,93-7。	0	答对1个记2分，对2个记4分
数字铭记	10.逆读数字（6-8-2,3-5-2-9）	0	答对1个记2分，对2个记4分
物体命名和回忆	11.将纸烟、火柴、钥匙、表、钢笔5样东西逐一放在患者面前，令其说出名称，然后将物品隐藏，请患者回忆物品名称	0	答 对2个0.5分，对3个1.5分,对4个2.5分，对5个3.5分

总分：文盲＜16分,小学文化程度＜20分,中学以上文化程度＜24分,可评为痴呆(失智症)。

2. 记忆功能评估

韦氏记忆量表(Wechsler memory scale,WMS)是应用较广的成套记忆测验,也是神经心理测验之一。它共有10项分测验：A~C测长时记忆,D~I测短时记忆,J测瞬时记忆,MQ值表示记忆的总水平,有助于鉴别器质性和功能性记忆障碍。

3. 注意力评估

（1）视觉注意：包括视跟踪、形态辨认以及删字母测试。

（2）听觉注意：包括听认字母测试、背诵数字以及词辨认。

（3）声辨认：包括声音辨认和在杂音背景中辨认词。

（4）删字母测试：要求患者用铅笔以最快速度划去下面字母列表中的C和E(如图9-15)。

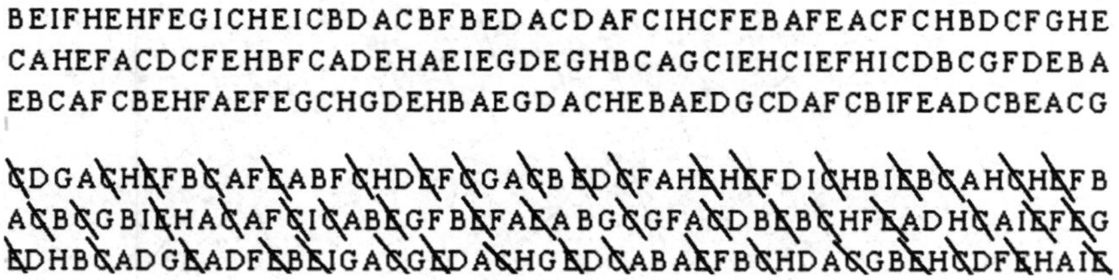

BEIFHEHFEGICHEICBD ACBF BED ACD AF CIHCFEB AFEACF CHBDCF GHE
CAHEFACD CFEHBF CADEHAEIEGDE GHBC AGCIEHCIEFHICDBCGFDEBA
EBCAF CBEHFAEFEGCHGDEHB AEGD ACHEBAED GCDAF CBIFEADCBEACG
CDGACHEFBCAFEABFCHDEFCGACBEDCFAHEHEFDICHBIEBCAHCHEFB
ACBCGBIEHACAFCICABEGFBEFAEABGCGFACDBEBCHFEADHCAIEFEG
EDHBCADGEADFEBEIGACGEDACHGEDCABAEFBCHDACGBEHCDFEHAIE

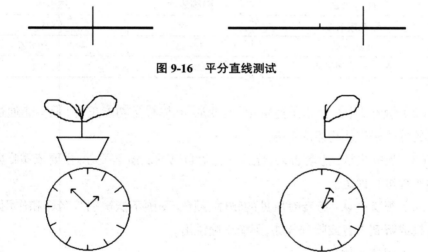

图 9-15　字母删除测试

4. 失认症评估

（1）单侧忽略：是指患者对脑损害部位对侧一半的身体和空间内的物体不能辨认的症状。常用的评定方法包括：平分直线（如图 9-16）；看图说物；绘图（如图 9-17）；删字（如图 9-18）；Albert 试验（如图 9-19，表 9-3）。

图 9-16　平分直线测试

图 9-17　绘图试验

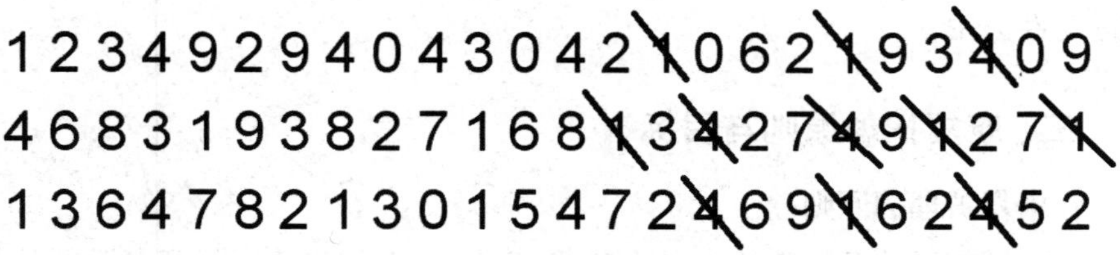

1 2 3 4 9 2 9 4 0 4 3 0 4 2 1 0 6 2 1 9 3 4 0 9
4 6 8 3 1 9 3 8 2 7 1 6 8 1 3 4 2 7 4 9 1 2 7 1
1 3 6 4 7 8 2 1 3 0 1 5 4 7 2 4 6 9 1 6 2 4 5 2

图 9-18　左侧忽略患者删字试验

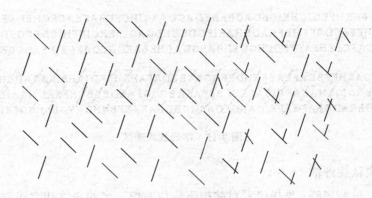

图 9-19　Albert 试验

表 9-3　Albert 试验的评分标准

评定级别	漏删线数	漏删线
无单侧忽略	1 或者 2	4.3%
可疑忽略	3～23	4.5%～56.8%
肯定有单侧忽略	≥23	≥56.8%

（2）触觉失认：是指虽然触觉、温度觉、本体感觉功能正常，但不能通过手触摸的方式来辨认物体的形态。

（3）疾病失认：患者否认自己有病，对自己的病漠不关心，主要依靠临床患者的表现进行评定。

（4）视觉失认：患者对所见的物体、颜色、图画不能辨别其名称和作用，但经触摸或听到声音或嗅到气味，则能正确说出。

5. 失用症评估

是指在运动、感觉、反射均无异常的情况下，患者不能完成某些以前通过学习而会用的动作。主要包括：结构性失用、运用失用、穿衣失用、意念性失用、意念运动性失用。

三、康复护理原则与目标

1. 康复护理的原则

（1）目前尚缺乏特殊的病因治疗措施，因此，对阿尔茨海默病患者生活上的照顾和护理显得极为重要。

（2）注意起居饮食习惯、营养和日常清洁卫生处理。

（3）鼓励患者参加社会活动，以缓解大脑功能衰退。

（4）服用改善认知功能和促进脑部代谢的药物时，要注意不良反应，症状改善后，宜及时停药。

2. 康复护理的目标

（1）对老人和家属进行老年失智症的健康教育，积极预防和延缓疾病的发生、发展。

（2）早期筛选出阿尔茨海默病患者，并遵医嘱对症治疗，以延缓疾病的进程。

（3）对生活自理能力有障碍的患者予以积极对症的康复治疗，提高患者的生活自理能力，提高生存质量，或者教会患者家属康复护理的要点。

四、康复护理措施

主要包括：运动功能训练，认知功能训练，以及提供心理支持、环境改造等。日常生活中需加强记忆功能训练活动、注意力训练、解决问题能力的训练、定向能力训练、失认症的训练及失用症的训练。

（一）居家认知功能维持训练

居家认知功能的维持训练是老年失智症非药物治疗的主要内容，通过认知功能维持训练可以有效改善失智老人的情景记忆功能障碍（核心症状）、心理情绪异常、精神行为症状（BPSD）及其他各种组合的机能障碍，提高失智老人生命质量（QOL）。

1. 遵循的基本原则

（1）以失智老人为中心，维护他们的尊严，采用与失智老人有效沟通的方式，尽可能从他们的视角来看问题。

（2）建立和谐、信赖的交流关系，尽量不直接否定，不批评，真心地关心，共情、倾听和安慰。

（3）失智症的进展是不可逆的，早发现、早训练以达到足够的日常生活和社会能力，延缓症状的进展是目前唯一可以达到的目标。

2. 根据患者的认知功能评估结果及可能病因，制定认知功能维持训练的目标；根据个体的个性、自身经历及周围条件、长期照护观察的情况，制定个体化的认知训练，以达到尽可能延缓认知恶化的趋势，维持或部分恢复受损的认知功能,尽可能利用残存的认知功能达到更高的日常生活能力和社会交往能力,从而提高患者的生活质量。

3. 失智症非药物治疗主要方法

(1)认知行为疗法:认知行为疗法是通过一些实际的操作方法来消退、抑制、改变和替代原来的不良行为,例如通过谈话、沟通,纠正老人的认知偏见、情绪状态和行为反应,找到适合自己的认知策略来改善原先的不良状态。

(2)情感治疗:包括回想疗法、确认疗法和现实定位,是适用于失智早期的策略方法,同时,在患者病情加重的过程中,生活质量和自理能力也会得到提高。对于失智老人尽量选择积极的或成功的事件作为情感支撑点进行回忆和确认,如用照片、物品、音乐、录音引导老人回忆和讨论,既可以抵抗记忆的不断消失,又可以通过分析和评价不断自我完善。

(3)认知训练:认知康复是将认知训练与老人生活场景相结合,尽可能提供多感观刺激,来改善认知和日常生活能力以及精神行为症状。认知训练就是针对不同的认知领域,通过记忆、注意、推理、加工等训练或日常场景式任务训练,延缓或逆转其认知衰退,是以作业或者活动为形式的认知训练,建议每天实施1~2次,每次20~40分钟(每20分钟休息5~10分钟),每周5~6天。

① 记忆力训练:经过反复叙述,以使事物重新形成或加深记忆痕迹。可采用的策略有:陪老人一起看老照片或查阅地图、回忆往事、鼓励老人讲述自己的故事或历史重大人物、事件等方式,帮助老人维持远期记忆;引导老人将图片、词组或者实物进行归类和回忆,提高其语义理解能力;利用简单的猜谜语、脑筋急转弯训练逻辑推理能力;采取记数字、询问日期、重述电话号码、回忆之前出示的钢笔、眼镜、钥匙等物品名称等方法,以提高其瞬间记忆能力;通过出示数种日常用品如钢笔、眼镜、钥匙等,5分钟后让老人回忆之前所出示的物品名称,或引导老人记忆一段信息,按一定间隔复述信息,反复进行并逐渐延长间隔时间等方式,训练其延迟记忆能力。

② 定向力训练:在与老人的交谈当中,涉及位置的内容时,应使用明确的方位词汇,比如上、下、左、右、前、后等,杜绝"这里、那里"等不明确的方位词汇。将住所改造成为老人熟悉的风格或区域划分,物品摆放形成相对固定的形式和位置,可以在区域或物品置放处贴上文字或图片标签,一旦确定下来则不要轻易作出更改,通过住所区域、物品方位的反复识记,提高老人的室内空间定向力。确定老人常去的几个地点,地点的选择以其感兴趣为原则,选择其精力体力相对

好的时间点,在一定的时间段内可反复多次地重复去往。陪同老人的照护者在此过程中可经常提示老人所处地点的名称和方位,以加强老人对于室外地点和空间的认知力。

③ 语言交流能力训练:提倡以老人能够接受的方式进行交谈和互动,帮助维持其口语和交流能力,在此过程中注重鼓励与表扬,遵循从易到难原则,可利用图卡命名和看图说话等方式锻炼表达能力;通过抄写听写、看图写字、写日记等锻炼书写能力;也可以通过朗读和歌唱激活其大脑相应功能。参加社区老年人活动,通过老人间的言语交流,维持和强化其语言能力,并有助于其社交能力的改善。

④ 视空间与执行能力训练:通过前述方位词汇的学习和固有强化,可逐步对老人实施识别与其身体位置有关的视空间训练,如高、矮、远、近等,然后再扩展至观察物体间的相对位置的训练,还可让老人临摹立体结构简图等以训练其视空间能力。

⑤ 计算能力训练:根据老人的文化程度及病情选择难易程度,循序渐进,以简单运算为佳,可结合具体的生活实例开展计算训练。

(4)认知刺激疗法:居家老人以家庭式小组开展包括实事讨论、词语联想、引导和辅助老人回忆评价往事,向老人提供目前的准确信息。

居家认知训练强调以老人为主体,遵循个性化和标准化相结合、独立训练与群体训练相结合,在这一过程中,老人、家属和照护者才是认知训练的主体,医疗和康复师则为辅助角色。

(二)精神行为症状应对措施

研究表明,90%的AD患者会出现精神行为症状(BPSD)。BPSD是AD照护的焦点和难点,许多老人因此住进养老、护理机构而离开自己相对熟悉的家庭。BPSD也是老人被身体约束、化学约束的主要原因。AD的BPSD包括抑郁、焦虑、妄想、幻想、错认等精神异常,及重复、漫游、激越行为,黄昏症候群、昼夜颠倒等行为异常。

1. 正确认识精神行为症状:对AD精神行为症状的认识也经过不同的阶段,开始时认为它是AD不可避免的症状,故多采用精神药物进行治疗。药物治疗抑制了精神行为症状的同时,也产生了嗜睡、乏力、精神萎靡等不良反应,患者认知能力减退,生活自理能力下降,跌倒等风险明显上升。随着对AD研究的深入,对AD的了解也越来越多,渐渐开始用以人为本的角度看待精神行为症状,认为它是患者对没有被满足的需求的反应。干预的方法也由药物治疗为主,转化为寻找患者诱发精神行为的诱发因素,然后进行个性化的干预。

2. 寻找行为背后的意义:精神行为症状是患者对自己没有被满足的需求的反应。AD患者没有能力用常人可以理解的方式表达他们正常的需求,精神行为问题是他们试图与别人沟通的方式。理解这些行为背后真正的意思,找出精神行为的触发因子是应对的关键。触发因子可以分为生理因素、情感因素、环境因素及其他复杂因素。

(1)生理因素:以疼痛最为常见,患者有时会因疼痛哭闹、尖叫,有时只是静静地躺在床上,拒绝任何人接近。疲劳是另一个重要原因。AD患者常有睡眠问题,导致白天无精打采。饥饿、口渴、视觉、听觉障碍也是常见诱因。

(2)情感因素:没有被满足的情感需求也常常诱发精神行为。患者认知能力下降,不能正确理解周围的事物,往往感到不安全或恐惧。患者有时会误解对他们的照护行为,比如洗澡,患者认为把他们带进浴室,脱下衣服威胁到他们的安全,但他们又没有能力用言语表达,往往采取暴力行为。

(3)环境因素:患者对周围环境的适应能力下降。他们所处的环境温度、湿度不合适,噪音太大或者太安静,找不到去卫生间或餐厅的路,背景音乐让他想起不愉快的经历等。

(4)其他复杂因素:常人看来简单不过的事情,对患者来说会复杂到难以胜任。比如冬天晨起时的穿衣,穿多少,哪一件穿在里面,哪一件穿在外面,哪一件穿在上面,哪一件穿在下面,都会引发患者的不安与急躁。

寻找行为背后真正意思,找出精神行为的触发因子需要经过整个护理团队长时间的努力,重点观察精神行为出现前的几分钟患者在干什么。同时还需要结合患者的生命故事,对患者越了解,越容易找到触发因子。

3. 个性化的干预措施:每一个AD患者都是独一无二的,老人的经历、学历、职业、性格、爱好不同,同一个问题的表现形式就可以完全不同。

4. 首先尝试非药物干预:了解患者精神行为症状的规律,可以提前安排患者参加一些辅助治疗活动,转移患者注意力,可以减少精神行为的出现。

5. 安静的私人环境:患者精神行为症状出现时,将患者带至安静的小房间,配上柔和的灯光及柔美的音乐,抚触柔软的物品(洋娃娃、抱枕),即使不说话,许多患者也会慢慢平静下来。

6. 药物治疗:经尝试多项非药物措施,精神行为症状未见好转,或者有伤人或自伤行为时,需要抗精神病药物治疗,需在精神科专科医师指导下,严格遵医嘱服药。

（三）辅疗性活动

通过为患者安排有意义的辅疗性活动,帮助患者打发时光,增加患者生活的乐趣;也可以转移患者注意力,减少精神行为问题的发生;活动也可以帮助患者家属找到可以跟患者一起做的事情,跟患者一起享受当下;活动也可以锻炼患者的认知及肢体功能,延缓病情进展。

1. 辅疗性活动基本原则

（1）活动的选择应该根据患者喜好安排;

（2）患者在活动中的参与度及愉悦程度比活动的结果更重要;

（3）活动安排可以跟患者日常生活结合;

（4）活动时要关注患者残存的功能而不是已经丧失的功能。

2. 常见辅疗性活动种类

（1）现实导向(reality orientation): AD 患者因认知功能减退,不愿意或不能够参与社交活动,与外界沟通减少,很容易与现实脱节。重新学习与自身密切相关的一些知识,可以改善患者对周围环境、事物的认知及处理能力,使其更有信心独立进行各种日常生活活动。现实导向选用与患者密切相关的信息,如日期、时间、地点、人物进行反复强化,持续性地刺激,或者选取患者熟悉的新闻,让患者发表看法,尽可能建立患者与外界的连接。

（2）音乐治疗(music therapy):是以音乐的实用性功能为基础,按照系统的治疗程序,应用音乐或音乐相关体验作为手段治疗疾病或促进身心健康的方法。研究证明,音乐刺激能影响大脑某些递质如乙酰胆碱和去甲肾上腺素的释放,从而改善大脑皮层功能。

音乐治疗的类型包括:音乐聆听、歌唱、乐器演奏、音乐律动等。音乐治疗的进行方式可以分为团体性和个别性。团体性活动的优点是可以促进患者的社交活动、表达能力及跟随音乐律动的肢体活动能力,也可以通过音乐怀旧。可以组织小组患者观赏一部大家熟悉的电影,然后组织大家一起回忆以前观看该电影时的情形,一起唱电影里的歌曲,并配合一定的手、足关节运动。个别性活动以唱歌及音乐聆听为主。

设计音乐治疗时须根据患者的年龄、生活经历和个人偏好选择患者喜欢的音乐。

（3）怀旧治疗（reminiscence therapy）：通过回顾过去事物、经验及想法，帮助患者增加幸福感，提高生活品质及对环境的适应能力。AD患者近期记忆衰退明显，远期记忆留存较久，怀旧就是利用患者的远期记忆回顾生命过程。怀旧治疗的进行方式分为团体治疗及个体治疗。团体怀旧治疗不仅可以为患者提供社交机会，与他人建立有意义的关系及支持系统，降低孤独感，而且可以与其他人分享经验，刺激患者更多思考。怀旧治疗运行成本低，团体怀旧治疗在护理和养老领域中更容易推广。

团体怀旧治疗以小组的方式，主题设计根据患者以往的经历，结合患者目前身体、心理状况，设计不具危险性的话题，组织患者讨论。怀旧治疗可结合患者的生活背景及经验，运用一些患者熟悉的老物品、老照片、老歌曲、老家具、老电影等，帮助患者尽快走进过去的时光。患者通过回忆过去，重新评估自己的价值观，重享过去的荣耀与愉快。

怀旧治疗需要事先评估患者的经历，避免患者回忆压力性事件。

（4）芳香治疗（aroma therapy）：使用挥发性植物精油来促进身心健康、预防疾病和影响情绪。精油通过吸入、按摩、涂抹、口服等方式进入体内，研究发现精油通过促进神经传导来抑制乙酰胆碱酯酶的分泌，从而提高体内的乙酰胆碱含量，减缓认知功能的退化。用于AD的精油一般为薰衣草、柠檬香蜂草、迷迭香等。薰衣草精油可以舒缓镇静，睡前滴2～3滴在枕头上可以促进睡眠；柠檬香蜂草精油具有镇定和放松作用，有柠檬香蜂草香味的房间配上柔和的灯光、舒缓的音乐，可以使有激越行为的患者很快地平静下来。迷迭香精油焕发身心活力，改善记忆，一般用于认知训练之前。

芳香治疗使用时要注意评估患者对使用精油的过敏史。未经稀释的精油不能直接接触患者皮肤。

（5）感官刺激（sensory stimulation）：以声音、光影、香味、颜色等为媒介，刺激患者的听觉、视觉、味觉、触觉、温度觉、嗅觉等多种感觉器官，以激发患者的感官功能及学习动力。AD患者因认知能力退化，缺少适当的感官刺激，往往表现出情感淡漠、学习能力下降，产生负面情绪及行为。研究表明：感官刺激对AD的精神行为、认知功能、焦虑抑郁情绪、言语表达能力等有正向效果。感官刺激活动的设计，可以是将酸、甜、苦、辣的食品装在不同容器内，让患者品尝并辨认是什么味道，来自哪种食物，以刺激患者的味觉。可以将不同材质的物品，如丝绸、麻布、棉花、毛绒等装在不同的袋子中，让患者伸手去摸，猜出里面是什么物品,以刺激患者的触觉。也可以将大自然的风声、雨声、雷声、海浪声录在一起,让患者辨别,刺激患者的听觉。随着电脑多媒体的广泛应用,感官刺激的形式越来越多样化,不仅可以同时结合声、光、影,还能结合音乐、香味,可以同时刺激多种感官。进行感官刺激前应该评估患者的喜好和习惯,以便设计符合患者的活动。

（6）动物治疗（animal therapy）:以经过训练的动物为媒介,通过人与动物的接触与情感交流,改善患者的生理健康、情绪障碍、认知与社交能力。AD患者可以通过动物的陪伴、触摸,减少其孤独、焦虑、抑郁情绪,减少精神行为的发生。通过与动物的互动游戏,提升患者肢体活动能力,微笑、言语表达能力,专注力及社交能力。通过为动物喂食,产生责任感与成就感。动物治疗常用的动物是狗和鸟。

在进行动物治疗时,要注意动物需要经过训练,然后筛选动物的性格及对人的友善度,以免患者在与动物互动过程中受伤。同时也要注意动物的清洁卫生,保证动物疫苗接种及驱虫。鸟类还需在禽流感等传染病的流行季节避免与患者接触。

参考文献

［1］唐钧,冯凌,王君.长期照护:概念框架、研究发现与政策建议［J］.河海大学学报(哲学社会科学版),2018,20(1):8-16.

［2］杜鹏,董亭月.促进健康老龄化:理念变革与政策创新——对世界卫生组织《关于老龄化与健康的全球报告》的解读［J］.老龄科学研究,2015(12):3-10.

［3］杨晓霖.美国叙事医学课程对我国医学人文精神回归的启示［J］.西北医学教育,2011,19(2):219-226.

［4］郑洁皎,俞卓伟.脑卒中康复分级训练指导［M］.上海:复旦大学出版社,2010.

［5］孙熠,薛阳阳,应丹丹,等.失能老人的健康需要对其卫生服务利用的影响［J］.中华医院管理杂志,2014,30(2):141-144.

［6］唐钧.中国老年服务的现状、问题和发展前景［J］.国家行政学院学报,2015(3):75-81.

［7］陈冰.“叙事医学与医疗专业改革”座谈会纪实［J］.现代医院,2014,14(6):1-4.

［8］闵司晨.国外叙事医学情报的发展与启示［J］.中华医学图书情报杂志,2015(2):21-23.

［9］金卉.城市失能老人长期照护方式选择的影响因素分析:基于杭州市的调查［J］.中共杭州市委党校学报,2015(2):66-72.

［10］史铁生.病隙碎笔［M］.长沙:湖南文艺出版社,2012.

［11］杨晓霖.医学与叙事的互补:完善当代医学的重要课题［J］.医学与哲学:人文社会医学版,2012,33(6):12-14.

［12］丁杨,孔祥国.叙事教学法视角下医学生医学叙事能力的培养［J］.中国继续医学教育,2014,6(3): 105-107.

［13］阿德勒,普罗科特.沟通的艺术:看入人里 看出人外［M］.黄素菲,译.北京:世界图书出版公司,2015.

［14］杜娟,钱晨光,徐薇,等.北京市某城区失能老人家庭照顾者的抑郁情绪现况调查［J］.中国心理卫生杂志,2014,28(7): 506-511.

［15］陈锦秀,刘芳.康复护理技术全书［M］.北京:科学出版社,2018.

致　谢

　　《失能者家庭照护指南》是合作的产物。书的形式和内容是通过医师、康复师、护士、照护者、患者通力合作才得以构建，是依靠集体劳动才得以完成的。

　　作为一本针对"失能"的医学类人文科普读物，它离不开疾病本身。"失能"不仅仅是一个生理病理过程，而且还是一段经历，对个人、对家庭都会产生长远影响。本书旨在通过叙事医学的人文情怀，对失能者及其家庭多一些关怀，特别是境遇理解。在照顾失能患者过程中，更要摒弃只有病、没有人，只有公共指征、没有个别镜像，只有医疗技术、没有切身关爱，只有证据、没有故事等现象；在康复与护理的过程中，多一些理解、敬畏与拯救。

　　值得说明的是，本项目是长宁区科学技术委员会立项项目。首先感谢长宁区卫生健康委员会（原长宁区卫生与计划生育委员会）对于"以失能者长期照护家庭为对象的叙事医学教育探索"项目（编号CNKW2016Y27）的关注与关心。

　　其次，感谢天山中医医院康复科崔晓主任及她的临床团队的大力支持和配合，感谢长宁区精神卫生中心护理部沈妙莉主任的帮助。

　　最后，也特别要感谢那些接受医学叙事的康复中的失能人员及其家属的理解与配合。尽管一些人不愿意签署自己的真实姓名，但是他们的诊疗、康复经历也会给医务人员、医学生、社会人士以情景的再现，使更多家庭通过本书叙事故事的形式，走入这样一个群体。会有那么一天，失能照护理念与知识，就像家庭准备要小孩的时候，人人都去学习、研究怎么怀孕、育儿、教育，全家动员起来，包括已经有经验的爷爷、奶奶、外公、外婆都会动员起来一样，未来，当父母退休了，或者家中老人过了七十或八十大寿，我们会主动找来这本书看一看——老年人会有哪些生理、心理变化，如何主动去适应、应对他们生理、心理、社会适应能力减退过程中的变化。同时，本书也以一种特殊的方式，提醒年轻一代，在追求事业与理想生活的过程中，预防疾病，保持健康的身体和生活。